# 国家公共营养师职业培训辅导教材


主　编　糜漫天

副主编　张乾勇　朱俊东　石元刚

编　者　王　斌　王　建　石元刚　许红霞　朱俊东　陈　卡
李明秀　张　婷　张乾勇　易　龙　杨小伶　郎和东
周才琼　周　永　唐　勇　常　徽　糜漫天




重庆大学出版社

**内 容 提 要**

本书作为国家公共营养师职业考试的辅导教材，全面系统地介绍了营养学的基本理论、公共营养师应该具备的技能，尤其强化公共营养师基本技能的训练，对指导公共营养师考试有积极意义，具有很强的理论性和实践性。不仅适合有志于从事此专业的人士，也适合普通人了解和学习一些常识性的营养知识。

**图书在版编目(CIP)数据**

国家公共营养师职业培训辅导教材/糜漫天主编
—重庆：重庆大学出版社，2011.1(2023.3 重印)
ISBN 978-7-5624-5971-2

Ⅰ.①国… Ⅱ.①糜… Ⅲ.①营养学—医药卫生人员
—资格考核—自学参考资料 Ⅳ.①R151

中国版本图书馆 CIP 数据核字(2011)第 023178 号

**国家公共营养师职业培训辅导教材**
GUOJIA GONGGONG YINGYANGSHI ZHIYE PEIXUN FUDAO JIAOCAI
主 编 糜漫天
副主编 张乾勇 朱俊东 石元刚
策划编辑：余筱瑶
责任编辑：李定群 龙沂霖 版式设计：余筱瑶
责任校对：夏 宇 责任印制：张 策
*
重庆大学出版社出版发行
出版人：饶帮华
社址：重庆市沙坪坝区大学城西路 21 号
邮编：401331
电话：(023) 88617190 88617185(中小学)
传真：(023) 88617186 88617166
网址：http://www.cqup.com.cn
邮箱：fxk@cqup.com.cn (营销中心)
全国新华书店经销
POD：重庆新生代彩印技术有限公司
*
开本：787mm×1092mm 1/16 印张：21.5 字数：523 千
2011 年 1 月第 1 版 2023 年 3 月第 6 次印刷
ISBN 978-7-5624-5971-2 定价：38.00 元

# 主编简介

糜漫天：第三军医大学教授，医学博士，博士生导师；国内知名营养学专家；享受国务院政府特殊津贴和军队特殊人才岗位津贴；军队“三星人才”，获全军“育才奖”金奖；重庆市首批学术技术带头人、重庆市“322 人才工程”一层次人员；中国科协七大代表、重庆市第三次党代会代表、重庆市政协第三届委员会委员，重庆市政府特聘科技顾问。

先后发起和组织了“西部营养健康工程”“西部区域性营养论坛”“营养进社区”“营养进家庭”等一系列在国内有影响的大型营养科学普及教育活动。

现担任中国营养学会学术委员会副主任委员、中国营养学会常务理事、全军营养医学委员会主任委员、重庆市营养学会理事长等学术职务。

# 前　言

膳食营养与人民生活息息相关，合理营养是健康的基础。随着我国经济的发展和人们生活水平的提高，人们对营养与健康也日益重视，科学饮食、合理营养、促进健康已经成为社会的基本需求。但是，我国居民营养知识匮乏，营养人才奇缺。为了普及传播营养知识，培养专业营养人才成为当前我国社会的迫切需求。

为了推动公共营养师职业培训和职业技能鉴定工作的顺利开展，在公共营养师从业人员中推行国家职业资格证书制度，中国就业培训技术指导中心组织专家编写了《国家职业资格培训教程——公共营养师》。近年来，全国范围内进行了大量的公共营养师职业培训和技能鉴定，相当一部分学员对公共营养师的鉴定考试还比较陌生，在学习过程中难以熟练掌握公共营养师要求的基本技能。我们结合目前公共营养师职业培训和技能鉴定所使用的教材《国家职业资格培训教程——公共营养师》基础知识、国家职业资格三级和国家职业资格四级的要求，组织有多年的公共营养师职业培训经验的有关专家，编写了《国家公共营养师职业培训辅导教材》。

《国家公共营养师职业培训辅导教材》紧扣《国家职业标准——公共营养师》，参照《国家职业资格培训教程——公共营养师》的内容，结合我们多年的公共营养师职业培训经验，分析公共营养师职业技能鉴定中学员常犯的错误，在我们日常教学讲义的基础上精简编写而成，并给出了大量的技能训练案例，每一章后面都给出了相应的思考题，以便学员更好地理解和掌握《国家职业标准——公共营养师》要求的相应内容。

《国家公共营养师职业培训辅导教材》分为四篇。第一篇为基础理论，包括五章，分别是概述、营养学基础、食物营养与食品加工基础、食品卫生基础、膳食营养指导与疾病预防；第二篇为公共营养师三级技能；第三篇为公共营养师四级技能，分别涵盖了《国家职业资格培训教程——公共营养师》国家职业资格三级和国家职业资格四级的相关知识点和能力要求；第四篇为附录，包括中国居民膳食营养素参考摄入量、食物成分速查表、食物成分表，学员在学习和技能练习过程中可以很方便地查阅。

本书适用于三级和四级公共营养师培训，是三级和四级公共营养师职业技能鉴定的辅导用书。《国家职业资格培训教程——公共营养师》的技能部分按国家职业资格等级的不同分开出书，一些学习三级的学员手中只有《国家职业资格培训教程——公共营养师》国家职业资格三级这本教材，而三级要求的技能又涵盖了四级的内容，涉及四级的有关内容。如 Z 评分等儿童营养状况评价的相关知识，很多学三级的学员就不知道到哪里查阅相关知识。一些学四级的学员感觉四级要求的技能有限，如 24h 回顾法等基本膳食调查方法都未作要求，不能满足实际工作的需要，很想多掌握一些营养学的基本技能，《国家公共营养师职业培训辅导教材》不失为三级和四级公共营养师学员的补充教材。

由于编撰时间比较仓促，编者水平有限，书中难免有错误和不妥之处，欢迎读者提出宝贵的意见和建议。

编　者

2010 年 11 月

# 目 录

## 第三篇 公共营养师四级技能

## 第四篇 附录

# 第一篇　基础理论

# 第一章　概　述

## 第一节　营养与健康概述

### 一、健康是人类永恒的追求

**（一）健康是人生的第一大财富**

《联合国人类发展报告》指出，健康是人的权利与尊严。健康是一种节约，健康是一种和谐，健康是人生的第一大财富。

问题："关注健康在口头上，忽视健康在行动上。"许许多多的人把健康当口号，现实生活中却忽视健康问题，只有当健康出现问题或失去健康后，方才意识到健康的重要。所以，今天许多人是"病死"而非"老死"，可悲！

建议：小细节铸就大健康，关爱健康就应注意生活中的方方面面。

**（二）影响健康的因素**

世界卫生组织（World Health Organization，WHO）认为：影响健康的因素8%取决于医疗条件，17%自然环境和社会条件，15%取决于遗传，60%取决于生活方式。

生活方式好的人患高血压、心脏病、中风、癌症、糖尿病的风险要低至少50%。

WHO认为，只要控制吸烟，膳食合理并进行适宜的体力活动，约80%的心血管疾病、糖尿病和40%的肿瘤都可以预防。

**（三）不健康的生活方式——不好的行为或习惯**

问题：现实生活中，生活方式不健康的大有人在。包括饮食、生活、起居不规律。比如，过度吸烟、酗酒，经常熬夜、夜生活频繁、睡眠不足，身体活动不足和缺乏体育锻炼、长时间看电视、打麻将、斗地主、网聊和打游戏，三餐不规律、膳食不平衡、能量摄入过多，经常在外就餐等，这些在节日期间尤为明显！

问题：便捷的交通与通讯工具，办公自动化、优越的生活和工作环境；城市化进程加快，绿地减少、活动场地有限;生活节奏加快、生活压力剧增、竞争激烈,个人可以支配时间减少,这些都影响我们的健康!

今天,上班族已经成为"坐班族"了,"白领""职业人士""商界人士""政府公务员"等群体都成为了亚健康的主体人群。

建议:积极倡导健康的生活方式。遵循世界卫生组织健康四大基石,即"合理膳食、适量运动、戒烟限酒、心理平衡"。此外,还应注重睡眠质量。笔者认为,归纳起来可以叫"健康五大基石"。

每年的9月1日已被确定为"全民健康生活方式日"。

**(四)慢性疾病已成为人类健康的主要威胁**

目前,慢性病造成的死亡占所有死亡的60%以上,并正在年轻化。而不健康饮食和缺乏身体活动是慢性病最主要的原因!

2004年5月第57届世界卫生大会通过"饮食、身体活动与健康"的全球策略。倡导人们健康饮食、适量运动,以降低慢性疾病发生。

## 二、营养科学的重要性

**(一)营养与健康——21世纪的热门话题**

健康是人类永恒的追求,健康是财富,健康是未来,健康是节约,健康是美好生活的需要。

人类社会为生存抗争,当解决了温饱,不再为食物匮乏而担忧后,人们仿佛忘记了许多,包括健康。现在人们开始关注营养、谈论营养与健康话题,逐渐认识到人类的诸多疾病是"吃"出来的!食物是人类生存的基础,同时也是维持健康的基础!获得营养、安全的食品是人的基本权利!

我国3 000年前就有"食医",也逐渐形成了我国的"食疗"文化。2 000多年前的战国至西汉时代编写的中医经典著作《黄帝内经·素问》就有:"五谷为养、五畜为益、五果为助、五菜为充",这是早期营养学的思想。

"食疗"的观点认为就食物功能而言,"用之充饥则谓之食,以其疗病则谓之药"。古希腊名医(Hippocrates希波克拉底)就曾说过:"让食物成为你的药物,而不要让药物成为你的食物。"

何为营养?"营"——谋求,"养"——养生,两个字组合在一起是"谋求养生"之道的意思。

营养(nutrition):指机体从外界摄取食物,经过机体的消化、吸收、代谢后,参与构建组织器官或满足机体的生理功能和体力活动需要的系列生物学过程。

营养素包括:

1)蛋白质。

2)碳水化合物(糖)。

3)脂类。

4)维生素(如维生素A、维生素C、维生素D、维生素E、维生素$B_2$……)。

5)矿物质(钙、铁、锌、硒、碘……)。

6)植物化学物(大量存在于植物性食物中,如番茄红素、胡萝卜素、花青素……)。

人体的健康有赖于大约50种营养物质！人体的63%是由水构成的，另外有22%的蛋白质、13%的脂肪及2%的矿物质和维生素。

在人的一生中，会吃掉数十吨的食物！而科学合理的搭配食物有助于获得平衡膳食，进一步促进健康。

**（二）改善营养是国家战略问题**

获取食物是基本人权问题。

食物匮乏、营养不足将影响国民素质、降低劳动力资源、影响经济发展和社会进步。

发展中国家由于营养问题每年经济损失占国内生产总值的3%～5%。

日本在《饮食教育基本法》中提出，为了达到确保全体国民的身心健康，为了全体国民能健康的有生气地度过一生、拥有丰富的性格、培育具有生存能力的目的，饮食是最重要的。日本再一次将“饮食教育”放在生存的基本以及“知识教育”“品德教育”和“体育”的基础位置之上。

2006年11月24日，日本政府发布“饮食与生活”白皮书，对越来越多的日本人无法养成健康饮食习惯发出警告，要求按时进餐、保持营养均衡。

营养失衡带来弊端：现在的年轻一代发育更好了，但身体素质降低了！肥胖、超重的越来越多、疾病也正逐步“年轻化”！

日本、欧美等发达国家已经将国民营养改善上升到国家战略的高度来看待。

**（三）当前我国居民膳食营养与健康状况**

中国人的饮食很不科学，膳食结构问题大。摄入多、消耗少，膳食结构不合理，吃出了很多毛病。

1. 我国居民膳食结构存在三大严重问题

（1）肉油过多

1）中国人爱吃猪肉：猪肉中饱和脂肪酸（动物油）的比例远远高于禽肉（鸡、鸭等）。

2）中国人炒菜爱放油：烹调用油特别多。

3）畜肉类及油脂消费过多：2002年，我国城市居民每人每天油脂消费量，由1992年的37 g增加到了44 g。加之动物性食物消费量增加，脂肪供能比达到35%，已超过国际卫生组织推荐的上限，部分发达地区某些人群脂肪供能超过40%。

（2）米面及杂食偏少

我国居民谷物消费逐渐降低了，有的“富裕人士”根本就不吃或少吃米或面。

（3）奶类和豆类食物消费过低

1）我国人均乳类消费不足世界平均水平的1/5。

2）有人研究发现，每天喝两袋牛奶至15岁，身高比不喝牛奶者平均高出4.8 cm。

3）2004年乳及其制品世界人平均消费98 kg，我国14 kg，北京这样的大城市也不过60 kg。

4）美国人从奶制品获得的钙占了总摄入量的52%，而我国城市只有11%，农村更是低得可怜。

5）由于我国居民奶类、豆类及其制品摄入量过低，导致国人钙摄入水平始终偏低，1992年与2002年的全国人均钙摄入量相比，10年间没有太多变化。

2. 我国膳食结构如何在变

1）越来越油：我们吃的肉比40年前多10倍。

2）人们吃的水果、蔬菜越来越少。

3）越来越甜：我们的膳食正在慢慢变甜。

4）越来越淡："淡"食逐步受到人们偏爱，但我们的人均日食盐消费量仍然比国际卫生组织推荐的5 g高很多。

5）我国"膳食"进入"慢性疾病时期"。

**（四）贫富对膳食结构、营养和健康有重要影响**

1）国内外实践表明：人均国内生产总值由1 000美元增至3 000美元的时期是居民膳食结构迅速变化的关键时期。

2）国家有关部门对10个城市的调查发现：家庭收入越高，食物结构越差、营养过剩、某些类型的营养不良则越严重。

3）今后10年将是我国居民膳食结构迅速变化的重要时期。

无论是高收入发达国家还是低收入发展中国家，与膳食质量不佳相关联的疾病，正由高收入群体转向低收入贫困人群。在中国（2000年9省调查），有6.9%的家庭出现营养不良个体与超重成员共存现象。食物摄入本应充足的城市，营养缺乏依然存在，而食物相对匮乏的农村出现了"营养失衡"。

对于营养不良每投入1元，可节约健康开支6元。若营养不良被得以控制，那么每年能节省医疗费168亿元。

2005年02月24日国家卫生部王陇德副部长在《人民日报》上发表了题为《中国人需要一场膳食革命》的文章。

问题：部分居民膳食结构不科学！

影响：导致我国慢性病患者逐年增加！

对策：科学饮食"八字方针"，即"调整、维持、控制、增加"。

①调整：调整进食顺序，如饭前水果（低能量食物，只有同重量面食能量的1/4，约是猪肉等的1/10）。

②维持：维持高纤维素膳食并使食物多样化。

③控制：控制肉类、油脂、盐的摄入量。

④增加：增加水果、奶、谷物及薯类食物的摄入。

**（五）食物结构变化与疾病**

慢性病：主要死因。慢性病包括心血管病、中风、癌症、慢性呼吸道疾病和糖尿病。慢性病造成的死亡占总死亡的60%（正逐渐年轻化）。

1. 有哪些危险因素

1）潜在的社会和环境决定因素：全球化、城市化、老龄化。

2）常见的可纠正的危险因素：不健康饮食、缺乏躯体锻炼、吸烟。

3）不可改变的危险因素：年龄、遗传。

4）中间危险因素：血压升高、血糖升高、血脂异常、超重/肥胖。

2004年5月，第57届世界卫生大会议通过"饮食、身体活动与健康"的全球策略。会议指出：当前，慢性非传染性疾病在全球范围的流行和增长，已成为人类健康的主要威胁。健康饮食和缺乏身体活动属于慢性病最主要原因，在很大程度上造成全球疾病的负担、死亡和残疾。

中国居民营养与健康现状：营养缺乏依然存在，营养过剩将对居民健康造成更大危害。

经济损失：

①专家估计，到2010年我国用于慢性病的治疗费用将高达5 880亿元。

②因为慢性病导致的间接损失有可能更高。

③2007年全国卫生总费用高达11 289.5亿元，2008年达12 218亿元。

2. 一组触目惊心的国人健康数据——都是吃出来的

营养过剩导致超重和肥胖人群大幅度增加。目前，我国成人约有2亿人超重，肥胖的人数已超过6 000万人，成人超重和肥胖的人数比例分别为22.8%和7%。大城市超重和肥胖现象尤为严重，成人超重和肥胖的人数比例分别为30%和12.3%，儿童的肥胖也已达到8.1%。总体来看，与1992年相比，我国成人超重率上升了39%，肥胖率上升了97%。与膳食相关的高血压、糖尿病、高血脂等慢性疾病发病率逐年上升，患者年龄不断下降。其中，高血压偏高、血脂异常各有近1.6亿人，糖尿病患者超过2 000万。在某些地区和某些人群中营养过剩的问题已显得十分突出。

2002年对100位营养学家关于“国人十大营养问题”调查显示，前5位的分别是肥胖（87%）、营养与心脑血管疾病（82%）、糖尿病（75%）、高脂血症（71%）和能量过剩（70%）。

2001年，国际卫生组织宣布：全世界因营养过剩而死亡人数，首次超过营养不良而死亡的人数！

2002年全国营养与健康调查：

①我国超重、肥胖比例分别为22.8%和7.1%。

②估计现有超重人数2亿，肥胖人数6 000多万。

③大城市超重和肥胖比例分别为30%和12.3%。

④与1992年比，成人超重上升39%，肥胖上升97%。

⑤儿童肥胖率已达8.1%。

为何肥胖、营养相关慢性病增加如此快？

①食物结构改变：动物性食物摄入上升快。

②膳食西化：“快餐文化”的进入。

③工业化：机械化和劳动的低能量消耗。

④城市化：电视和其他久坐活动，在外就餐增加。

⑤食品加工商业化：高脂、高糖食物。

⑥膳食习惯个性化：食物选择个性化。

⑦缺乏营养知识。

3. 预防营养相关慢性病，控制体重是关键

国际卫生组织的报告显示，在世界范围内，超重已成为危害居民健康前10位的危险因素之一，而在发展中国家，超重、肥胖是前五位健康危险因素。能量摄入过多、消耗少是超重肥胖的根本原因。能量蓄积是一长期过程，控制体重增长也要长期坚持。

每天几元钱，营养全满足：有人测算，18～49岁轻体力劳动的成年男性合理营养（能满足蛋白质、脂肪、维生素$B_1$、$B_2$、烟酸、钙、铁、锌、硒、维生素A、C、E，共13种营养素需要）所需要最低食物支出（每人每天）是：2000年3.23元，2005年3.48元，2010年4.25元，2020年9.20元。

管住你的嘴、动起你的腿是控制体重的关键措施。

有研究显示,中国人每天减少4% ~5%能量摄入,就可以阻止90%居民由正常的BMI(Body Mass Index,体质指数)水平发展为肥胖;

每天少吃40 g米饭、25 g水饺或5 g豆油,减少188.3 kJ能量,90%居民控制体重;

每天少吃70 g米饭、40 g水饺或9 g豆油就可以减少摄入329.7 kJ能量,阻止90%的正常BMI人发展为超重。

每天增加步行10 ~15 min,走800 ~1 000 m(1 000 ~1 200步),就可以消耗188.3 kJ的能量,每天增加步行20 ~30 min,约为2 000 m(2 000 ~2 200步),就能消耗329.7 kJ。这与限制食物摄入起到同样作用。

维持能量摄入和能量消耗平衡的简易法则:"两大体、一精确"。"两大体"是指大体估计每日饮食的结构比例和量,大体估计每日运动消耗量;"一精确"是指至少每两周称一次体重。(注:引自国家卫生部前副部长王陇德院士报告)

## 三、科学营养、促进健康

1992年国际卫生组织出台的《维多利亚》宣言指出:健康四大基石是合理膳食、适量运动、戒烟限酒、心理平衡。

### (一)启动营养教育,教会国人如何"吃"

科学的饮食、平衡膳食并不需要花费很多钱。最新研究显示,合理营养并不必须使收入增加,两者是可协调的!

营养失衡现象折射出中国居民营养知识的普遍缺乏:营养知识缺乏已从"隐患"转为严重的现实问题!

农村人卖掉鸡蛋买饮料给小孩,实际上是将营养高的食品换成营养低的食品。其实就地取材就可以解决营养问题!

中国传统膳食有其科学性的一面,不能摈弃!中国传统的膳食结构以谷物为主,副食主要是新鲜蔬菜,食物不作精细加工,动物性食物食用量小,茶为大众饮料,烹调大多使用植物油。国外专家认为该类膳食是预防"文明病"的最佳食物。

### (二)为了你及家人的健康,请注意以下3点问题

1)"科学营养"不要计较几斤几两,但也不能随心所欲。

2)做到享受"美食"与"讲营养"的和谐统一。

3)改变行为并不容易,但为了健康,请你改变不好的生活方式和行为方式!

# 第二节　医学基础概述

## 一、概述

人体是在神经体液的调节下,各系统彼此联系、相互协调,构成的一个有机体;系统是由能共同完成某种生理功能的若干个器官构成;器官是指不同的组织结合在一起,而构成具有一定形态和特定机能的脏器;组织是结构和功能相同或相似的一些细胞和细胞间质一起构成的;细胞是构成人体的基本单位。

**(一)细胞是组成人体和其他生物体的基本结构和功能单位**

1. 细胞的基本结构

(1)细胞膜又称质膜

液态镶嵌模型的基本内容:以液态的脂质双分子层为基架,其中镶嵌着不同生理功能的蛋白质。

(2)细胞核

DNA、基因:储存、复制和传递遗传信息,控制蛋白质合成。

(3)细胞质

细胞膜和核之间的部分,除细胞基质外,有大量的有形结构叫细胞器。其中,包括内质网、高尔基复合体、线粒体、溶酶体、过氧化物体,等等。

根据内质网是否附着核糖体而分为滑面内质网和粗面内质网,前者与糖原、类固醇物质的合成有关,后者为蛋白质的合成场所。

高尔基复合体与细胞内一些物质的积聚、加工和分泌颗粒的形成有关。

线粒体是氧化供能的场所,动力工厂。

溶酶体是细胞内的重要消化器官。

2. 生命活动的基本特征

细胞或生物体最基本的生命活动是新陈代谢和兴奋性。

合成代谢与分解代谢是物质代谢的两个相互对立而又统一的过程。物质代谢进行过程中,相伴随而进行的能量的储存、释放、转移和利用的过程称为能量代谢。

反应的两种表现形式:兴奋和抑制。

**(二)组织**

结构和功能相同或相似的一些细胞和细胞间质一起构成组织。

人体有四大组织,包括:

1)上皮组织:具有保护、分泌、吸收和排泄等功能。

2)肌组织:骨骼肌、平滑肌、心肌(横纹肌,有部分自主节律性,不受躯体神经支配,受植物神经支配,属不随意肌)。

3)神经组织。

4)结缔组织。

(三)**系统**

人体有十大系统,都与营养有密切关系。

1)运动系统:包括骨(红骨髓随年龄增加,逐步被黄骨髓取代)、骨连接、骨骼肌。

2)循环系统。

3)呼吸系统。

4)消化系统。

5)泌尿系统。

6)生殖系统。

7)神经系统。

8)内分泌系统。

9)感觉器官。

10)免疫系统。

## 二、循环系统

包括心血管系统(心脏、动脉、毛细血管、静脉)和淋巴系统(淋巴管道和淋巴器官)。

(一)**血液的主要生理功能**

1. 运输功能

血液的运输是机体物质运输的主要手段。

2. 维持稳态

维持机体的酸碱平衡。

3. 防御机能

含有白细胞、淋巴细胞、巨噬细胞、各种免疫抗体和补体系统。

4. 止血机能

含有凝血因子。

血液组成:血浆约占55%,血细胞占45%(包括红细胞$4.0\times10^{12}$/L~$5.5\times10^{12}$/L,白细胞$4\times10^9$/L~$10\times10^9$/L),血小板$100\times10^9$/L~$300\times10^9$/L。

(二)**血液的物理特性**

1. 颜色

颜色取决于红细胞及其所携带氧气的多少。

2. 密度

一般为1.050~1.060,与血细胞的数量和血浆的成分有关。红细胞的血液密度约为1.115,白细胞约为1.070。

3. 黏滞性

黏滞性是指液体流动阻力的大小。其高低主要取决于血液中血细胞的数量和血浆的成分,通常其值是水的3.5~5.5倍。

4. 红细胞沉降率

把掺有一定抗凝剂的血液，静置于一根细长玻璃棒中，观察一定时间内红细胞在血浆中的沉降距离，即为红细胞沉降率(erythrocyte sedimentation rate, ESR)。男性为：2 ~ 8 mm/h，女性为：2 ~ 10 mm/h，它是临床诊断的重要指标之一。

(三)**血浆**

血浆为淡黄色液体。主要由90%的水和100多种溶质(蛋白质、脂类、糖类、氨基酸、维生素、矿物质、气体、激素、各种细胞代谢产物和电解质)组成。在矿物质中阳离子 $Na^+$ 浓度最高，阴离子 $Cl^-$ 浓度最高。

血浆的酸碱平衡：正常人的血浆的pH值为7.35 ~ 7.45。

血浆渗透压：血浆晶体渗透压是由血浆中的晶体物质决定的血浆渗透压，在维持细胞的正常形态和机能方面起重要作用；而血浆胶体渗透压是由血浆蛋白产生一小部分血浆渗透压，胶体渗透压直接影响血液和组织液之间的水交换，对维持正常血量具有重要作用。

(四)**淋巴循环**

1. 淋巴液的生成

在血液和组织液的交换过程中，从毛细血管滤出的液体量与重吸收回毛细血管的液体是不相等的。正常情况下，滤出的液体量中大约90%被重吸收回毛细血管，其余约10%的液体则进入毛细淋巴管成为淋巴液。其意义在于：平衡回收组织液和蛋白质，运输脂肪，防御屏障作用。

2. 淋巴液的回流

当组织液进入淋巴管后，内皮细胞收缩封闭内皮细胞的空隙，同时淋巴管收缩或受到挤压，将淋巴管液推向前进。从毛细淋巴管到较大的淋巴管，管内的压力从低到高逐渐递增。淋巴管舒张时，可使舒张部位的管内压略低于收缩部位或静息部位；当淋巴管收缩时，又可使收缩部位的管内压略高于舒张部位或静息部位。淋巴管中的单向瓣膜，使淋巴液不能倒流。这些都保证了淋巴液在淋巴管中从低压到高压逆向流动。

## 三、免疫系统

机体免疫系统是由免疫器官、免疫细胞和免疫分子所组成。营养不良不仅影响免疫器官的发育、免疫细胞的分化，对免疫分子的表达、免疫应答过程的信号传递也有显著的影响。

(一)**免疫器官**

1. 中枢免疫器官

也称一级免疫器官，是淋巴细胞产生、分化和成熟的场所。

(1)胸腺

T淋巴细胞分化、成熟的场所。

胸腺：由皮质和髓质组成来源于骨髓的前T细胞称胸腺细胞(thymocytes)，在此分化、成熟。

(2)骨髓

人类B淋巴细胞分化、成熟的场所(鸟类为法氏囊)，也是T、B细胞的发源地。前B细胞在骨髓特定内环境中分化、成熟。

2. 外周免疫器官

也称二级免疫器官，是成熟 T、B 细胞定居及产生免疫应答的场所。

(1)淋巴结

由皮质、副皮质和髓质三部分组成。

(2)脾

脾是人体最大的免疫器官，具有捕获抗原的能力。

(3)黏膜相关淋巴组织

正常成人黏膜表面积达 400 $m^2$，是病原体(抗原)入侵机体的主要门户，黏膜相关淋巴组织(MALT)在防御外来抗原的侵袭中发挥极其重要的免疫防护功能。MALT 包括肠道集合淋巴结(peyer's patches)、扁桃腺、增殖腺和阑尾等。

**(二)免疫细胞**

免疫细胞(immunocytes)指所有参与免疫应答或与免疫应答有关的细胞，包括淋巴细胞(T、B)、NK 细胞、抗原递呈细胞、单核吞噬细胞和其他免疫细胞。

免疫细胞中 T、B 淋巴细胞具有特异性抗原受体，受抗原刺激后能活化、增殖、分化产生特异性免疫应答，所以 T、B 细胞又称免疫活性细胞(immuneompetent cells，ICC)。

**(三)免疫分子**

包括免疫球蛋白、补体、细胞因子等。

**(四)免疫应答**

非特异性免疫系统：皮肤、黏膜、单核—吞噬细胞系统、补体、溶菌酶、黏液、纤毛等。

特异性免疫系统：T 淋巴细胞介导的细胞免疫应答反应和 B 淋巴细胞介导的体液免疫应答反应。

**(五)营养不良对免疫功能的影响**

1. 细胞免疫功能

营养不良时裸细胞增加，它只有很少量的 Fc 受体和 C 受体，对 T 细胞的功能有抑制作用。

2. 体液免疫功能

免疫球蛋白 IgM、A、G、D、E 含量相对正常或增加，营养不良时免疫球蛋白的合成不受影响，而并发感染时免疫球蛋白合成增加而分解减少。营养不良时免疫球蛋白的产生受影响较小，这对机体的防御有重要意义。

但是分泌型免疫球蛋白 A(sIgA)显著减少：黏膜局部的免疫功能大大降低，尤其是肠道，肠道屏障的效能显著减弱。

营养不良时对大多数适量抗原的抗体应答是正常的，表明 B 细胞的功能相对正常。

## 四、内分泌系统

内分泌系统与神经系统在功能上紧密联系、相互作用，共同实现对机体各器官的调节，维持内环境的相对稳定。

机体重要的内分泌腺有脑垂体、甲状腺、甲状旁腺、胰岛、肾上腺和性腺等。现在认为,机体许多器官、组织都有内分泌的功能,故有胃肠内分泌、心脏内分泌、肾脏内分泌和神经内分泌等。

(一)**激素**(Hormone)

1. 概念

由内分泌腺或散在的内分泌细胞所分泌的,经血液或组织液传递,发挥其调节作用的高效能的生物活性物质。

2. 分类

(1)含氮类激素

肽类和蛋白质类激素主要有:下丘脑调节肽、降钙素、胃肠激素等。

胺类激素:有肾上腺素、去甲肾上腺素、甲状腺素。

(2)类固醇(甾体)激素

由肾上腺皮质和性腺分泌的激素,如皮质醇、醛固酮、雌激素、孕激素、雄激素等。

(二)**下丘脑—腺垂体—靶腺轴**

1. 下丘脑

2. 垂体

腺垂体激素有:生长素、催乳素、褪黑素、促甲状腺素、促肾上腺皮质激素、促性腺激素(卵泡刺激素和黄体生成素)。

神经垂体不含腺体细胞,不能合成激素,是储存和释放激素的部位。视上核主要合成抗利尿激素,而室旁核主要合成催产素。

3. 甲状腺

甲状腺激素是以碘和酪氨酸为原料,在甲状腺腺泡细胞内合成的。

甲状腺激素主要有:四碘甲腺原氨酸(T4),三碘甲腺原氨酸(T3)。

4. 肾上腺

(1)肾上腺皮质的内分泌

肾上腺皮质由三层上皮细胞组成,从外向内依次为:球状带、束状带和网状带。

球状带:盐皮质激素(醛固酮)。

束状带:糖皮质激素(皮质醇)。

网状带:性皮质激素(少量的雄性激素和微量的雌二醇,亦可分泌皮质醇)。

这3类激素都是固醇衍生物,故统称为甾体激素。肾上腺皮质激素代谢灭活的主要场所是肝脏。

糖皮质激素具有抗胰岛素的作用。糖皮质激素分泌不足时,可出现糖原减少和低血糖;分泌过多则血糖升高,甚至能引起类固醇性糖尿。

皮质醇分泌过多,则会引起生长停滞、肌肉消瘦、皮肤变薄、骨质疏松、淋巴组织萎缩及创口愈合延缓等现象。

皮质醇分泌过多,动员脂肪重新分布形成“满月脸”“向心性肥胖”(Cushing 综合征)。

盐皮质激素具有排钠、保钾和浓缩尿液的作用。

(2)肾上腺髓质的内分泌

肾上腺髓质激素的合成:肾上腺素(E)和去甲肾上腺素(NE),以 E 为主;这 2 种激素与交感神经系统活动紧密相连,有利于机体与不利情况斗争。

5. 胰岛

胰岛中有:A 细胞,分泌胰高血糖素;B 细胞,分泌胰岛素;D 细胞,分泌生长抑素;PP 细胞,分泌胰多肽。

1965 年我国首先人工合成胰岛素。

(1)胰岛素主要作用

1)促进糖利用,降低血糖。

2)促进脂肪合成,抑制脂肪分解。

3)促进蛋白质合成、抑制蛋白质分解。

4)促进机体生长(需与 GH 共同作用时效果才明显)。

(2)胰高血糖素的作用

胰高血糖素的作用与胰岛素相反。

(3)甲状旁腺

甲状旁腺合成、分泌甲状旁腺激素(PTH),它与甲状腺 C 细胞合成、分泌的降钙素(CT),以及 1,25-二羟维生素 D3 共同调节钙磷代谢,维持血钙、血磷的正常水平。

## 五、消化系统与食物消化吸收

消化是指食物在消化道内被分解为能被吸收的小分子物质的过程。吸收是指食物经过消化后,透过消化道黏膜进入血液和淋巴循环的过程。消化吸收是由消化系统来完成的,消化系统包括消化道和消化腺。

消化道:口腔、咽、食道、胃、小肠、大肠、肛门。

消化腺:唾液腺、肠腺、胰腺、肝脏、胃腺、小肠腺。

### (一)唾液及其作用

1. 唾液的主要来源

主要来源于三对唾液腺:腮腺、颌下腺、舌下腺。

性质:中性、无色、无味。

成分:99% 为水分,有机物有黏蛋白、球蛋白、淀粉酶、溶菌酶。

2. 唾液的作用

1)润滑、溶解食物,引起味觉。成分:水、黏蛋白。

2)清洁和保护口腔。成分:水、溶菌酶。

3)消化淀粉。成分:淀粉酶。

4)使食物成团,利于吞咽。成分:水、黏蛋白。

3. 唾液分泌的调节

(1)条件反射性分泌

在进食之前,食物的形状、颜色、气味和进食环境乃至语言文字的描述,所引起的唾液分泌。

(2)非条件反射性分泌

在进食过程中,食物对口腔黏膜机械性、温度和化学性的刺激所引起的唾液分泌。

**（二）胃的结构与功能**

1. 胃的分区

1）贲门腺区：与食管连接处1～4 cm环状区。

2）泌酸腺区：包括胃底、胃体大部分和胃体的远端。

3）幽门腺区：胃窦。

2. 胃内腺体的分泌

1）贲门腺：由黏液细胞分泌黏液为主。

2）泌酸腺：壁细胞分泌盐酸、内因子；主细胞分泌胃蛋白酶原，黏液细胞分泌黏液。

3）幽门腺：黏液颈细胞分泌碱性黏液。

成年人胃液分泌量1.5～2.5升/日。

3. 胃液的性质、成分和作用

性质：纯净、无色酸性液体，pH0.9～1.5。

成分：无机物主要是 $HCl$、$K^+$、$Na^+$；有机物包括胃蛋白酶原、胃蛋白酶、黏蛋白、内因子。

盐酸的作用包括：

1）杀菌。

2）激活胃蛋白酶，并提供作用环境。

3）刺激其他消化液的分泌。

4）促进铁、钙的吸收。

胃蛋白酶缘由主细胞合成，无活性，在进餐或迷走神经兴奋时释放入胃。

黏液—碳酸氢盐屏障：由黏液和 $HCO_3^-$ 构成，保护胃黏膜。

内因子：是由壁细胞分泌的一种糖蛋白，与维生素 $B_{12}$ 的吸收有关。

4. 胃的蠕动与排空

（1）胃蠕动的生理意义

1）粉碎食物并与胃液充分混合。

2）推进胃内容物入十二指肠。

（2）胃的排空及其控制

胃的排空是指胃内食糜由胃排入十二指肠的过程；胃排空的动力来自于胃运动造成的胃与十二指肠的压力差。

食物的排空速度与食物的物理性状和化学组成有关。三大营养物质的排空时间的长短顺序是脂肪＞蛋白质＞糖类。

**（三）小肠及小肠内消化**

1. 胰液

（1）胰液的分泌

由胰腺外分泌部分泌，成年人日分泌量1～2 L。

（2）胰液的性质成分和作用

胰液是无色、无嗅的碱性液体，pH 7.8～8.4。

胰液的成分包括：水、$HCO_3^-$、$Na^+$、$K^+$、$Ca^{2+}$、$Cl^-$；消化酶有胰淀粉酶、胰蛋白酶、胰脂肪酶等。

$HCO_3^-$ 的作用：①中和胃酸；②提供肠腔中酶作用的pH环境。

碳水化合物水解酶:胰淀粉酶可以将淀粉分解为糊精、麦芽寡糖、麦芽糖。

脂类水解酶:胰脂肪酶可以将甘油三酯分解为甘油一酯、脂肪酸、甘油。

蛋白质水解酶:胰蛋白酶和糜蛋白酶可以将蛋白质分解为多肽和氨基酸。胰蛋白酶原的激活因素有肠致活酶、胃酸、胰蛋白酶及组织液。

胰蛋白酶抑制物:与胰蛋白酶结合,形成无活性的化合物,防止胰腺的"自身消化"。

胰液是最全面、消化力最强的一种消化液,缺乏时,影响蛋白质和脂肪的消化和吸收,对糖类影响不大。

2. 胆汁

(1)胆汁的性质和成分

胆汁是由肝细胞合成和分泌的,直接分泌的叫肝胆汁,为金黄色,弱碱性,pH 值 7.4,在胆囊储存的叫胆囊胆汁,为棕黄色,弱酸性,pH 值为 6.8。

胆汁中无机物主要是水、碳酸氢盐、$Na^+$、$K^+$、$Ca^{2+}$;有机物包括胆盐、胆固醇、胆色素、卵磷脂等,但是没有消化酶。

(2)胆汁的作用

1)作为乳化剂促进脂肪的消化。

2)运输脂肪分解产物。

3)促进脂溶性维生素的吸收。

4)中和部分胃酸。

5)促进胆汁的自身分泌:胆盐的肠—肝循环。

(3)胆汁分泌与排出的调节

食物是促使胆汁分泌和排放的自然刺激物,刺激胆汁分泌和排放作用强弱顺序是高蛋白食物 > 高脂肪的混合食物 > 糖类。

成人每日胆汁分泌量 800 ~ 1 000 mL。

(4)胆盐的肠肝循环

胆盐进入小肠后,90% 以上被回肠末端黏膜吸收,通过门静脉又回到肝脏,再生成胆汁分泌入肠,这一过程称为胆盐的肠肝循环。其意义在于:①作为合成胆汁的原料;②刺激肝脏分泌胆汁。

3. 小肠液

包括十二指肠黏膜下层的十二指肠腺分泌的碱性黏液和全部小肠黏膜层的肠腺分泌的酶类等成分。

(1)小肠液的性质、成分

性质:弱碱性液体,pH7.6,成人分泌量 1 ~ 3 L/d 。

成分:水分、$Na^+$、$K^+$、$Cl^-$、$Ca^{2+}$,有机物主要是黏蛋白、肠致活酶、肽酶、蔗糖酶、麦芽糖酶、肠脂肪酶。

(2)小肠液的作用

进一步充分消化食物;中和和稀释胃液;保护肠黏膜。

**(四)大肠内消化**

大肠液为碱性, pH 8.3 ~ 8.4,成分主要是黏液、$HCO_3^-$ 和黏液蛋白,具有保护肠黏膜和润滑粪便的作用。大肠液无消化酶,但大肠内的细菌可分解食物残渣,并能合成 B 族维生素和维生素 K。

**(五)吸收**

1. 吸收的机制

(1)被动转运

1)滤过作用:主要取决于膜两边的流体静压差。

2)扩散作用:当两边的流体静压差相同而溶质浓度不同时,溶质分子从膜的一边扩散至另一边。

(2)主动转运

主动转运是逆浓度梯度或化学梯度,需消耗细胞代谢的能量的转运方式。

(3)交换扩散

当两种离子通过上皮细胞转运时,一种为逆浓度梯度的主动运输,同时伴随另一种离子顺浓度梯度或电化学梯度而被动的转运,此为离子通过上皮细胞层的交换扩散。

2. 各种物质的吸收部位

口腔几乎无吸收作用,胃吸收酒精和少量水分,十二指肠和空肠能吸收维生素、矿物质以及糖、蛋白质、脂肪的分解产物,回肠吸收胆盐、维生素 $B_{12}$,大肠吸收水分和部分无机盐。

小肠是吸收营养素的主要器官,小肠有利吸收的条件包括:①具有巨大的吸收面积;②含有多种消化酶,使食物被充分消化成小分子的物质;③食物在小肠内停留的时间长;④绒毛运动可加速血液和淋巴液的流动,促进吸收。

## [思考题]

1. 简述营养科学的重要性。
2. 我国居民的膳食结构的利与弊。
3. 营养相关慢性病的主要危险因素有哪些?
4. 激素分为哪几类?分别包括哪些激素?
5. 免疫细胞、免疫活性细胞的概念。
6. 简述唾液、胃液、胰液、胆汁各自的组成和作用。
7. 生命活动的基本特征是什么?哪些细胞器与物质代谢密切相关?
8. 简述各种营养物质被吸收的主要部位。

# 第二章 营养学基础

## 第一节 能 量

正如汽车行驶需要汽油作动力一样,生命的存在也需要能量作为动力,没有能量就没有生命。太阳能是所有生命的最终能量来源,但人体却不能直接利用太阳能。植物通过光合作用直接利用太阳能,而人体则是通过“植物—动物—人”或“植物—人”的食物链传递方式间接利用太阳能。

### 一、能量单位

传统的能量单位是卡(calorie,cal)和千卡(kilocalorie,kcal),现要求使用国际通用单位:焦耳(joule,J)、千焦耳(kilojoule,kJ)和兆焦耳(megajoule,MJ)。

两种能量单位的换算关系:

$$1\ \text{kcal} = 4.184\ \text{kJ},\ 1\ \text{kJ} = 0.239\ \text{kcal},1\ \text{MJ} = 239\ \text{kcal}$$

### 二、能量来源

#### (一)产能营养素

人体所需的能量并不是直接存在于食物中的物质,而是由碳水化合物、脂肪和蛋白质在体内经过分解代谢所释放出来的。因此,以上三种营养素统称为“产能营养素”。

#### (二)食物的热价

食物中每克产能营养素在体内氧化所产生的能量称为“食物的热价”或“能量系数”“生理热价”,能量系数是经物理热价推算而得到的。

物理热价是每克产能营养素在体外燃烧时所产生的能量,通常采用“弹式测热计”进行测定。碳水化合物、脂肪和蛋白质的物理热价分别为:17.15 kJ(4.1 kcal)、39.54 kJ(9.45

kcal)、23.64 kJ(5.65 kcal)。

碳水化合物、脂肪在体内氧化时与体外燃烧一样，终产物都是 $CO_2$ 和 $H_2O$，故所产生的能量也相同。

蛋白质在体外可以完全燃烧，但在体内氧化时则不完全。每克蛋白质在体内氧化时生成的尿素、肌酐等不完全氧化产物，在体外可以进一步燃烧，并释放出 5.44 kJ(1.3 kcal)的能量，故：

$$1\ \text{g 蛋白质在体内氧化时所产生的能量} = (23.64 - 5.44)\text{kJ} = 18.20\ \text{kJ}$$

此外，食物中的三大产能营养素在消化道的消化吸收率并非是100%，一般混合膳食中碳水化合物、脂肪和蛋白质的消化吸收率分别为98%、95%和92%。故三种产能营养素在体内氧化实际产生的能量，即"生理热价"分别为：

1 g 碳水化合物：

$$17.15\ \text{kJ} \times 98\% = 16.81\ \text{kJ}(4.0\ \text{kcal})$$

1 g 脂肪：

$$39.54\ \text{kJ} \times 95\% = 37.56\ \text{kJ}(9.0\ \text{kcal})$$

1 g 蛋白质：

$$18.20\ \text{kJ} \times 92\% = 16.74\ \text{kJ}(4.0\ \text{kcal})$$

**(三)能量来源的合理分配**

3 种产能营养素在体内的功能不仅仅是提供能量，还有其他特殊的生理功能，不能互相代替，三者提供的能量在总能量供应中应保持一个恰当的比例，即能量来源的合理分配。按照我国传统的饮食习惯，成年人碳水化合物、脂肪和蛋白质的适宜供能比分别为：55%～65%、20%～30%和10%～15%。

## 三、能量消耗

一般成年人的能量消耗，包括基础代谢、体力活动消耗和食物热效应三个途径。对于儿童、孕妇、乳母等还要满足其特殊生理需要，如儿童、青少年应满足其生长发育的需要，孕妇则要保证胎儿正常生长需要，而乳母应考虑分泌乳汁的需要。

**(一)基础代谢**

1. 基础代谢与基础代谢率

基础代谢是指维持人体基本生命活动的最低能量需要，即在无任何体力活动及紧张思维活动、全身肌肉松弛、消化系统处于静止状态的情况下，用以维持体温、心跳、呼吸等最基本生命活动的能量消耗。

单位时间、单位体表面积($m^2$)的基础代谢能量消耗，即为基础代谢率(basal metabolism rate，BMR)。中国人的正常基础代谢率见表2.1。

2. 基础代谢能量消耗的确定

(1)体表面积计算法

我国赵松山于1984年提出一个适合中国人的体表面积计算公式：

$$\text{体表面积}(m^2) = 0.006\,59 \times \text{身高}(cm) + 0.012\,6 \times \text{体重}(kg) - 0.160\,3$$

基础代谢能量消耗 = 体表面积($m^2$) × 基础代谢率($kJ/m^2h$ 或 $kcal/m^2h$) × 24 h

**表 2.1 中国人的基础代谢率**

| 年 龄/岁 | 男 性 | | 女 性 | |
|---|---|---|---|---|
| | $kJ/m^2h$ | $kcal/m^2h$ | $kJ/m^2h$ | $kcal/m^2h$ |
| 1 | 221.8 | 53.0 | 221.8 | 53.0 |
| 3 | 214.6 | 51.3 | 214.2 | 51.2 |
| 5 | 206.3 | 49.3 | 202.5 | 48.4 |
| 7 | 197.7 | 47.3 | 200.0 | 45.4 |
| 9 | 189.9 | 45.2 | 179.1 | 42.8 |
| 11 | 179.9 | 43.0 | 175.7 | 42.0 |
| 13 | 177.0 | 42.3 | 168.6 | 40.3 |
| 15 | 174.9 | 41.8 | 158.8 | 37.9 |
| 17 | 170.7 | 40.8 | 151.9 | 36.3 |
| 19 | 164.0 | 39.2 | 1 485 | 35.5 |
| 20 | 161.5 | 38.6 | 147.7 | 35.3 |
| 25 | 156.9 | 37.5 | 147.3 | 35.2 |
| 30 | 154.0 | 36.8 | 146.9 | 35.1 |
| 35 | 152.7 | 36.5 | 146.4 | 35.0 |
| 40 | 151.9 | 36.3 | 146.0 | 34.9 |
| 45 | 151.5 | 36.2 | 144.3 | 34.5 |
| 50 | 149.8 | 35.8 | 139.7 | 33.9 |
| 55 | 148.1 | 35.4 | 139.3 | 33.3 |
| 60 | 146.0 | 34.9 | 136.8 | 32.7 |
| 65 | 143.9 | 34.4 | 134.7 | 32.2 |
| 70 | 141.4 | 33.8 | 132.6 | 31.7 |
| 75 | 138.9 | 33.2 | 131.0 | 31.3 |
| 80 | 138.1 | 33.0 | 129.3 | 30.9 |

(2)Harris-Benidict 公式计算法

男性：

66.5 + 13.8 × 体重(kg) + 5.0 × 身高(cm) − 6.8 × 年龄(岁)

女性：

655 + 9.5 × 体重(kg) + 1.8 × 身高(cm) − 4.7 × 年龄(岁)

3.影响基础代谢的因素

1)体表面积:与其体表面积呈正比例关系。

2)年龄:婴幼儿和青春期较高,成年以后随年龄增加,逐渐降低。

3)性别:在年龄和体表面积相同时,一般男性高于女性。

4)内分泌:甲状腺激素影响较大,甲状腺功能亢进时,基础代谢明显增加。

5)其他:环境温度、应激状态、疾病、种族等。

### （二）体力活动能量消耗

它代表高于基础代谢水平的体力活动所产生的能量消耗。通常情况下，体力活动的消耗约占总能量需要的15%～30%。在所有能量消耗的组成部分中，体力活动能量消耗的变异最大。肌肉活动越强，能量消耗越大；肌肉活动持续时间越长，能量消耗也越大。

### （三）食物热效应

食物热效应也称为食物特殊动力作用，是指人体在摄食过程中，由于要对食物中的营养素进行消化、吸收、代谢转化等生理活动，故需要额外消耗能量，同时引起体温升高和能量消耗增加的现象，就是食物的热效应现象。

蛋白质的热效应最高，要消耗其本身所产生能量的30%～40%；其次是碳水化合物，为其本身所产生能量的5%～6%；脂肪最低，为其本身所产生能量的4%～5%。食用混合膳食时，食物热效应占全日总能量消耗的6%～10%。

## 四、能量需要量的确定

通常采用基础代谢结合体力活动水平情况来估算能量需要量，其公式为：

能量需要量＝基础代谢能量消耗×体力活动水平（physical activity level，PAL）

基础代谢能量消耗可按照前述的体表面积计算法或Harris-Benidict公式计算法进行确定，PAL值按照2001年中国营养学会推荐的体力活动水平分级进行确定（见表2.2）。

表2.2　中国营养学会建议的我国成人活动水平分级

| 活动水平 | 职业工作时间分配 | 工作内容举例 | PAL | |
|---|---|---|---|---|
| | | | 男 | 女 |
| 轻 | 75%时间坐或站立<br>25%时间站着活动 | 办公室工作、修理电器钟表、售货员、酒店服务员、化学实验操作、讲课等 | 1.55 | 1.56 |
| 中 | 40%时间坐或站立<br>60%时间特殊职业活动 | 学生日常活动、机动车驾驶、电工安装、车床操作、金工切割等 | 1.78 | 1.64 |
| 重 | 25%时间坐或站立<br>75%时间特殊职业活动 | 非机械化农业劳动、炼钢、舞蹈、体育运动、装卸、采矿等 | 2.10 | 1.82 |

## 五、能量参考摄入量标准

能量平衡与体重控制密切有关，故能量摄入与能量消耗之间应保持动态平衡。中国营养学会按照年龄、性别和体力活动情况给不同的人群制订了能量的摄入量标准，如成年（18～50岁）男、女的摄入量标准为：

轻体力劳动：男2 400 kcal，女2 100 kcal。

中等体力劳动：男2 700 kcal，女2 300 kcal。

重体力劳动：男3 200 kcal，女2 700 kcal。

# 第二节 蛋白质

蛋白质是构成人体一切细胞和组织结构的最重要组成成分,没有蛋白质就没有生命。蛋白质主要含有碳、氢、氧、氮等元素,是高分子有机化合物。

## 一、蛋白质的分类

蛋白质的分类方法有多种。

**(一)按化学结构分类**

可将蛋白质分为单纯蛋白质与结合蛋白质两大类。前者如清蛋白、球蛋白、谷蛋白等;后者如核蛋白、糖蛋白、脂蛋白等。

**(二)按蛋白质形状分类**

可将蛋白质分为纤维状蛋白质和球状蛋白质。前者多为结构蛋白,是形成机体组织的物质基础,如胶原蛋白等;后者多为功能性蛋白,如酶、激素、抗体等。

**(三)按营养价值分类**

可将蛋白质分为,完全蛋白质、半完全蛋白质和不完全蛋白质。

## 二、氨基酸

氨基酸是组成蛋白质的基本单位。每个蛋白质分子都是由许多氨基酸以肽键联结起来,并形成特定空间结构的大分子。

**(一)氨基酸分类**

构成人体蛋白质的氨基酸有20种,可分为必需氨基酸、条件必需氨基酸和非必需氨基酸三大类。

1. 必需氨基酸

必需氨基酸是指人体不能自行合成或合成速度不能满足机体的生理需要,必须由食物供给的氨基酸,包括异亮氨酸、亮氨酸、苏氨酸、苯丙氨酸、色氨酸、赖氨酸、蛋氨酸、缬氨酸共8种;对于婴儿而言,组氨酸亦是必需氨基酸,故其必需氨基酸为9种。

2. 条件必需氨基酸

条件必需氨基酸又称半必需氨基酸。半胱氨酸和酪氨酸在体内分别由蛋氨酸和苯丙氨酸转变而成,如果膳食提供的半胱氨酸和酪氨酸的量比较充足,则人体对蛋氨酸和苯丙氨酸的需要减少,这类可减少人体对某些必需氨基酸需要量的氨基酸,称为条件必需氨基酸。

3. 非必需氨基酸

应该注意的是,非必需氨基酸不是说人体不需要的氨基酸,而是指人体可以自身合成,不需要从膳食中直接供给的氨基酸。

### （二）氨基酸模式及限制氨基酸

1. 氨基酸模式

氨基酸模式是指蛋白质中各种必需氨基酸的构成比例。通常将色氨酸含量定为1，分别计算出其他几种必需氨基酸的相应比值，这一系列的比值就是蛋白质的氨基酸模式。人体和常见食物蛋白质的氨基酸模式见表2.3。

**表2.3　人体蛋白质和几种食物蛋白质的氨基酸模式**

| 氨基酸 | 人体 | 鸡蛋蛋白 | 牛奶 | 牛肉 | 大豆 | 面粉 | 大米 |
|---|---|---|---|---|---|---|---|
| 异亮氨酸 | 4.0 | 3.3 | 3.4 | 4.4 | 4.3 | 3.8 | 4.0 |
| 亮氨酸 | 7.0 | 5.6 | 6.8 | 6.8 | 5.7 | 6.4 | 6.3 |
| 赖氨酸 | 5.5 | 4.3 | 5.6 | 7.2 | 4.9 | 1.8 | 2.3 |
| 蛋氨酸+半胱氨酸 | 3.5 | 3.9 | 2.4 | 3.2 | 1.2 | 2.8 | 2.8 |
| 苯丙氨酸+酪氨酸 | 6.0 | 6.3 | 7.3 | 6.2 | 3.2 | 7.2 | 7.2 |
| 苏氨酸 | 4.0 | 2.7 | 3.1 | 3.6 | 2.8 | 2.5 | 2.5 |
| 缬氨酸 | 5.0 | 4.0 | 4.6 | 4.6 | 3.2 | 3.8 | 3.8 |
| 色氨酸 | 1.0 | 1.0 | 1.0 | 1.0 | 1.0 | 1.0 | 1.0 |

一般食物蛋白质中的氨基酸模式与人体蛋白质中的氨基酸模式越接近，那么这种食物提供的必需氨基酸利用价值就越高，其蛋白质的营养价值也越高。鸡蛋蛋白质与人体蛋白质的氨基酸模式最为接近，被称为参考蛋白质，可作为评定其他蛋白质质量的标准蛋白质。

2. 限制氨基酸

如果食物蛋白质所含的必需氨基酸中，有一种或几种的含量偏低，即会导致食物蛋白质中的其他必需氨基酸得不到充分利用，以致这种食物蛋白质的营养价值降低。那么这些含量偏低的氨基酸即被称为限制氨基酸。其中，含量最低的那一种称为第一限制氨基酸，余者类推。如大米、面粉蛋白质中赖氨酸的量最低，即为第一限制氨基酸。

3. 蛋白质互补作用

为了提高植物性蛋白质的营养价值，将两种或两种以上的食物混合食用，通过不同食物间的必需氨基酸互相取长补短的作用，进而提高膳食蛋白质的营养价值，称其为蛋白质互补作用。

蛋白质互补作用应遵循的原则：

1）食物的生物学属性相隔愈远愈好，这样才能保证不会发生缺乏同一种必需氨基酸的问题。

2）搭配的食物种类愈多愈好，这样必需氨基酸互补就会越完全。

3）各类食物要同时食用。

## 三、蛋白质的生理功能

### （一）构成和修补组织的原料

蛋白质是人体细胞、组织、器官的基本构成成分，对于生长期阶段人群来说它是形成新细胞和组织的重要原料，而对于成年人来说则主要是起到组织更新、修复和维持的作用。

### (二)参与构成重要的生物活性因子

人体要维持机体内环境的协调与稳定,并发挥各项生理机能,需要多种生物活性因子共同作用。而这些因子,如各种消化酶、激素、抗体、血红蛋白等的合成都必须以蛋白质为主要原料。

### (三)供给能量

蛋白质亦是人体能量的来源,但供能不是蛋白质的首要功能。一般情况下,人体以碳水化合物和脂肪供能为主,只有在碳水化合物和脂肪供能不足的情况下,才会成为供能的主体。

## 四、蛋白质的消化、吸收

### (一)蛋白质的消化

一般情况下,食物蛋白质水解成氨基酸及小肽后方能被吸收。由于唾液中不含水解蛋白质的酶,所以食物蛋白质的消化从胃开始,但主要在小肠。

1. 胃内消化

胃内消化蛋白质的酶是胃蛋白酶。胃蛋白酶是由胃黏膜主细胞合成并分泌的胃蛋白酶原经胃酸激活而生成的。

2. 小肠内消化

食物在胃内停留时间较短,蛋白质在胃内消化很不完全,消化产物及未被消化的蛋白质在小肠内经胰液及小肠黏膜细胞分泌的多种蛋白酶及肽酶的共同作用,进一步水解为氨基酸。所以,小肠是蛋白质消化的主要部位。蛋白质在小肠内消化主要依赖于胰腺分泌的各种蛋白酶。

### (二)蛋白质的吸收

经过小肠腔内和膜的消化,蛋白质被水解为可被吸收的氨基酸和2~3个氨基酸的小肽。过去认为只有游离氨基酸才能被吸收,现在发现2~3个氨基酸的小肽也可以被吸收。

氨基酸通过小肠黏膜细胞是由三种主动运输系统来进行的,它们分别转运中性、酸性和碱性氨基酸。具有相似结构的氨基酸在共同使用同一种转运系统时,相互间具有竞争机制,这种竞争的结果使含量高的氨基酸相应地被吸收多一些,从而保证了肠道能按食物中氨基酸的含量比例进行吸收。如果在膳食中过多地加入某一种氨基酸,由于这种竞争作用会造成同类型的其他氨基酸吸收减少。

### (三)氮平衡

氮平衡是反应机体摄入氮(食物蛋白质含氮量约为16%)和排出氮的关系。计算公式:

$$B = I - (U + F + S)$$

其中,各字母的含义如下:

B:氮平衡;I:摄入氮;U:尿氮;F:粪氮;S:皮肤等氮损失。

摄入氮和排出氮相等时为零氮平衡,如健康成年人应维持零氮平衡;摄入氮大于排出氮时为正氮平衡,如儿童、青少年、妇女怀孕期、疾病恢复期等应维持正氮平衡;摄入氮小于排出氮时为负氮平衡,在饥饿、疾病时容易出现,应尽量避免机体出现负氮平衡。

## 五、食物蛋白质的营养价值评定

食物蛋白质的营养价值，取决于其必需氨基酸的种类及含量。对蛋白质的营养价值评价多从“质”与“量”两方面入手。

**（一）食物蛋白质的含量**

利用凯氏定氮法进行测定。其原理是利用蛋白质含氮量相对固定（16%）这一特性，通过测定氮的含量，进而换算出蛋白质的含量。食物中蛋白质含量是否丰富是评定蛋白质食物营养价值的一个重要前提。

**（二）食物蛋白质的消化率**

蛋白质消化率，不仅能反映蛋白质在消化道内被分解的程度，还能反映消化后的氨基酸和肽被吸收的程度。

其计算公式为：

$$蛋白质消化率(\%) = [氮吸收量 \div 氮摄入量] \times 100\%$$

$$氮吸收量 = I - (F - F_m)，氮摄入量 = I$$

其中，I、F 分别代表食物氮和粪氮，Fm 为粪代谢氮。粪氮绝大部分来自未能消化、吸收的食物氮，但也含有消化道脱落的肠黏膜细胞和粪便中微生物含有的氮，后两者合称为粪代谢氮。如果在测定粪氮时忽略粪代谢氮不计，所得的结果即称为“表观消化率”；若将粪代谢氮计算在内的结果则称为“真消化率”。

**（三）食物蛋白质的利用率**

反映蛋白质利用率的指标很多，常用的有生物价、蛋白质功效比值合氨基酸评分。

1. 食物蛋白质的生物价（biological value，BV）

是用来评定食物蛋白质在体内被消化、吸收后的利用程度的营养学指标。计算公式：

$$BV = [氮储留量 \div 氮吸收量] \times 100$$

$$氮储留量 = I - (F - F_m) - (U - U_m)，氮吸收量 = I - (F - F_m)$$

式中，I、F、U 分别代表食物氮、粪氮和尿氮，Fm、Um 分别为粪代谢氮及尿内源氮。

2. 蛋白质功效比值（portein efficiency ratio，PER）

用出生后 21 ~28 天刚断奶的雄性大白鼠为试验，以含被测蛋白质 10% 的饲料饲养 28 天。试验期内动物平均每摄取 1 g 蛋白质所增加的体重克数，称为 PER，即

$$PER = 动物增加体重克数 \div 食用蛋白质克数$$

3. 氨基酸分（amino acid score，AAS）

氨基酸分是一种评定食物蛋白质利用率的化学指标。

计算公式如下：

$$氨基酸分 = [每克待评蛋白质中某种氨基酸(mg) \div 每克参考蛋白质中该种氨基酸(mg)] \times 100$$

式中，参考蛋白质是指较理想的蛋白质，如蛋清蛋白质。

## 六、蛋白质的来源与供给量

### (一)蛋白质的食物来源

蛋白质来源分为动物性和植物性两大类。一般来说,蛋白质含量丰富,且品质良好的食物有肉类、鱼类、蛋类、奶类、豆类、坚果类等。大部分植物蛋白的品质要次于动物蛋白质,但大豆蛋白除外。尽管动物性蛋白质的品质优于植物性蛋白质。但过量吃肉类不但无法维持健康,反而易导致疾病,特别是癌症、心血管疾病等慢性文明病。其主要原因是肉类还含有多量的饱和脂肪酸、胆固醇等。因此,采用动物性食物和植物性食物相互配合的方法,更有利于提高混合性食物蛋白质的营养价值,值得提倡和推广。

### (二)蛋白质的供给量

我国推荐的食物蛋白质日供给量为成年人每日每公斤(kg)体重 1 ~ 1.2 g 为宜,一般约为 70 g;儿童、孕妇、乳母应适当增加。

# 第三节 碳水化合物与膳食纤维

## 一、碳水化合物

碳水化合物是由碳(C)、氢(H)和氧(O)组成的有机化合物,它与蛋白质和脂肪合称为人体必需的 3 种宏量营养素。

碳水化合物构成地球上绝大多数生物的原料,因此碳水化合物也是构成我们大部分食物的主要成分,是人类最丰富的膳食能量来源,占总能量摄入量的 50% ~ 70%。

### (一)碳水化合物分类

碳水化合物分类见表 2.4。

**表 2.4 碳水化合物分类**

| 分类(糖分子 DP) | 亚 组 | 组 成 |
|---|---|---|
| 糖(1 ~ 2) | 单糖 | 葡萄糖、半乳糖、果糖 |
| | 双糖 | 蔗糖、乳糖、麦芽糖、海藻糖 |
| | 糖醇 | 山梨醇、甘露糖醇、木糖醇 |
| 寡糖(3 ~ 9) | 异麦芽低聚糖 | 麦芽糊精 |
| | 其他寡糖 | 棉籽糖、水苏糖、低聚果糖 |
| 多糖(≥10) | 淀粉 | 支链淀粉、直链淀粉、变性淀粉 |
| | 非淀粉多糖 | 纤维素、半纤维素、果胶、亲水胶质物(hydrocolloids) |

糖异生:由非碳水化合物转变为葡萄糖或糖原的过程,称为糖异生。非碳水化合物主要是乳酸、丙酮酸、甘油、丙酸盐及糖氨基酸,糖异生的主要场所是肝脏。

**(二)碳水化合物的消化吸收**

1)碳化合物消化的酶类:唾液淀粉酶、胰淀粉酶、α-淀粉酶。

2)碳水化合物吸收的主要部位:小肠的空肠。

**(三)碳水化合物的生理功能**

1)储存和提供能量。

2)构成机体组织及重要生命物质。

3)碳水化合物对机体某些营养素的正常代谢关系密切。

4)保肝、解毒。

5)保持饥饿时血糖的相对稳定。

6)促进肌肉组织乳酸的充分利用。

7)有利于肾脏排 $H^+$ 保 $Na^+$。

**(四)碳水化合物的食物来源与参考摄入量**

1. 食物来源

膳食中淀粉的来源主要是粮谷类和薯类食物。粮谷类一般含碳水化合物60% ~80%,薯类含量为15% ~29%,豆类为40% ~60%。单糖和双糖的来源主要是蔗糖、糖果、甜食、糕点、甜味水果、含糖饮料和蜂蜜等。

2. 参考摄入量

人体对碳水化合物的需要量,常以占总供能量的百分比来表示。中国营养学会根据目前我国膳食碳水化合物的实际摄入量和FAO/WHO的建议,建议膳食碳水化合物的参考摄入量为占总能量摄入量的55% ~65%。

**(五)血糖生成指数**(glycemic index, GI)

1. 血糖生成指数定义

食物血糖生成指数,简称血糖指数,指餐后不同食物血糖耐量曲线在基线内面积与标准糖(葡萄糖)耐量面积之比,以百分比表示,即

$$GI = \frac{\text{某食物在食后 2 h 血糖曲线下的面积}}{\text{相当含量葡萄糖在食后 2 h 血糖曲线下的面积}} \times 100\%$$

2. GI的意义

GI是用以衡量某种食物或某种膳食组成对血糖浓度影响的一个指标。GI高的食物或膳食,表示进入胃肠后消化快、吸收完全,葡萄糖迅速进入血液,血糖浓度波动大;反之则表示在胃肠内停留时间长,释放缓慢,葡萄糖进入血液后峰值低,下降速度慢,血糖浓度波动小。

常见糖类和食物的GI见表2.5和表2.6。

**表 2.5 常见糖类的 GI**

| 糖 类 | GI | 糖 类 | GI |
|---|---|---|---|
| 葡萄糖 | 100 | 麦芽糖 | 105.0 ±5.7 |
| 蔗糖 | 65.0 ±6.3 | 绵白糖 | 83.8 ±12.1 |
| 果糖 | 23.0 ±4.6 | 蜂蜜 | 73.5 ±13.3 |
| 乳糖 | 46.0 ±3.2 | 巧克力 | 49.0 ±8.0 |

**表 2.6 常见食物的 GI**

| 食物名称 | GI | 食物名称 | GI | 食物名称 | GI |
|---|---|---|---|---|---|
| 馒头 | 88.1 | 玉米粉 | 68.0 | 葡萄 | 43.0 |
| 熟甘薯 | 76.7 | 玉米片 | 78.5 | 柚子 | 25.0 |
| 熟土豆 | 66.4 | 大麦粉 | 66.0 | 梨 | 36.0 |
| 面条 | 81.6 | 菠萝 | 66.0 | 苹果 | 36.0 |
| 大米饭 | 83.2 | 闲趣饼干 | 47.1 | 藕粉 | 32.6 |
| 烙饼 | 79.6 | 荞麦 | 54.0 | 鲜桃 | 28.0 |
| 苕粉 | 34.5 | 甘薯(生) | 54.0 | 扁豆 | 38.0 |
| 南瓜 | 75.0 | 香蕉 | 52.0 | 绿豆 | 27.2 |
| 油条 | 74.9 | 猕猴桃 | 52.0 | 四季豆 | 27.0 |
| 荞麦面条 | 59.3 | 山药 | 51.0 | 面包 | 87.9 |
| 西瓜 | 72.0 | 酸奶 | 48.0 | 可乐 | 40.3 |
| 小米 | 71.0 | 牛奶 | 27.6 | 大豆 | 18.0 |
| 胡萝卜 | 71.0 | 柑 | 43.0 | 花生 | 14.0 |

## 二、膳食纤维

### (一)膳食纤维的定义

膳食纤维是指不被人体肠道内消化酶消化吸收,但能被大肠内的某些微生物部分酵解和利用的一类非淀粉多糖类物质及木质素组成。

膳食纤维的定义有两种:一是,从生理学角度将膳食纤维定义为哺乳动物消化系统内未被消化的植物细胞的残存物,包括纤维素、半纤维素、果胶、树胶、抗性淀粉和木质素等;另一种是,从化学角度将膳食纤维定义为植物的非淀粉多糖和木质素等。

### (二)膳食纤维的分类

膳食纤维可分为可溶性膳食纤维与非可溶性膳食纤维。前者包括部分半纤维素、果胶和树胶等,后者包括纤维素、木质素等。膳食纤维分类及主要食物来源(见表 2.7)。

表 2.7　膳食纤维分类及主要食物来源

| 种　类 | 主要食物来源 | 主要功能 |
| --- | --- | --- |
| 不溶性纤维 | | |
| 木质素 | 所有植物 | 正在研究之中 |
| 纤维素 | 所有植物(如小麦制品) | 增加粪便体积 |
| 半纤维素 | 小麦、黑麦、大米、蔬菜 | 促进胃肠蠕动 |
| 可溶性纤维 | | |
| 果胶、树胶等 | 柑橘类、燕麦制品、木耳、菇类、魔芋和豆类等 | 延缓胃排空时间、减缓葡萄糖吸收、降低血胆固醇 |

**(三)膳食纤维的主要特性**

1)吸水作用。

2)黏滞作用。

3)结合作用(有机化合物)。

4)阳离子交换作用。

5)细菌发酵作用。

**(四)主要生理功能**

1)有利于食物的消化过程。

2)降低血清胆固醇,预防冠心病。

3)预防胆结石形成。

4)促进结肠功能,预防肠癌。

5)防止能量摄入过剩和预防肥胖。

6)维持血糖正常,预防治疗糖尿病。

**(五)膳食纤维的膳食来源及参考摄入量**

1.膳食纤维的来源

在所有的植物中,膳食纤维可以说是无处不在,而含纤维最高的食物是未经加工的种子和谷粒,坚果类食物也是它的丰富来源。若以每1 000千卡能量食物中所含纤维为衡量基础,则绿叶蔬菜,尤其是白菜类是膳食纤维的最好来源。某些根茎类蔬菜,如萝卜和胡萝卜也是很好的来源。绿叶蔬菜和植物的茎的膳食纤维比含淀粉多的块根和块茎含量高。

2.富含膳食纤维的食品

1)粗糖:燕麦、荞殚、玉米渣、绿豆等。

2)蔬菜:如芹菜、韭菜、白菜、萝卜等。

3)菌藻类:如木耳、蘑菇、海带、紫菜等。

4)水果类。

5)魔芋(鬼子姜)、琼脂等。

3.膳食纤维的适宜摄入量

国际生命科学研究小组建议膳食纤维每日的适宜摄入量为20 g。

中国营养学会提出的不同能量摄取者膳食纤维的推荐摄入量:低能量24.13 g/d,中能量

29.36 g/d,高能量34.5 g/d。

中国居民膳食营养素参考摄入量规定每日膳食纤维摄入量为30.2 g最适宜。

然而据调查,我国成人平均每人每日的膳食纤维为13.3 g(中等为13.2 g,最高14.5 g),上海地区为9.1 g,天津为12.7 g,广东为8.6 g。这主要是我国目前使用的食物成分表中只有粗纤维的含量,不包括可溶性膳食纤维。

# 第四节　脂　类

脂类是由碳、氢、氧三种元素组成。营养学上重要的脂类主要有甘油三酯、磷脂和胆固醇类物质。脂类不仅是人体必需的产能营养素之一,也是构成人体组织细胞的重要组成成分。

脂类是脂肪和类脂的总称,是一大类具有重要生物学作用的化合物。其共同特点是溶于有机溶剂而不溶于水。正常人体内,按体重计算,脂类为14%～19%;肥胖者达30%以上。是人类最丰富的膳食能量来源,占总能量摄入量的20%～30%。按体重计算,脂类为14%～19%;肥胖者达30%以上。

## 一、脂类的组成和分类

### (一)组成

脂肪是由一分子甘油和三分子脂肪酸组成,故称三酰甘油或甘油三酯,约占脂类的95%。脂肪大部分分布在皮下、大网膜、肠系膜以及肾周围等脂肪组织,这些部位通常称脂库。人体脂肪含量常受营养状况和体力活动等因素的影响而有较大变动。多吃碳水化合物和脂肪其含量增加,饥饿则减少。当机体能量消耗较多而食物供应不足时,体内脂肪就大量动员,经血循环运输到各组织,被氧化消耗。因其含量很不恒定,故有“可变脂”或“动脂”之称。

### (二)分类

- 脂肪
  - 脂肪(甘油三酯):也称为中性脂肪,由三个脂肪酸分子与一个甘油分子酯化合而成。膳食中甘油三酯来源于动物和植物脂肪,如猪油、牛油、菜油、豆油、麻油。占食物脂类95%
  - 类脂(占食物脂类5%)
    - 固醇类(胆固醇、植物固醇)
    - 磷脂
      - 磷酸甘油酯(卵磷脂、脑磷脂)
      - 神经鞘脂(神经鞘磷脂)

脂肪分布在皮下、腹腔和肌肉纤维之间等脂肪组织及心、肾等内脏周围包膜中,称“储存脂”。当机体需要时可动用其而释放能量,并随膳食、能量消耗情况而变化较大,因此又称为“可变脂”。

类脂是组成细胞质膜、核膜等膜结构的主要成分,也是机体各器官组织,尤其是大脑神经组织,称“基本脂”,其含量一般不随机体营养状况变动,因此又称为“固定脂”。

## 二、脂肪酸

### （一）脂肪酸的命名

脂肪酸的化学式为 R-COOH，其中 R 为碳原子所组成的烷基链。

| | 甲基 | | | | | | | | 羧基 |
|---|---|---|---|---|---|---|---|---|---|
| | $CH_3$— | $CH_2$— | $CH_2$— | $CH_2$— | $CH_2$— | $CH_2$— | $CH_2$— | $CH_2$— | $CH_2$—COOH |
| △编号系统 | 10 | 8 | 9 | 7 | 6 | 5 | 4 | 3 | 2 | 1 |
| n 或 ω 编号系统 | 1 | 2 | 3 | 4 | 5 | 6 | 7 | 8 | 9 | 10 |

### （二）脂肪酸分类

脂肪酸
- 按碳链长短分：长链（≥14）、中链（8-12）、短链（≤6）链脂肪酸
- 按饱和程度分：饱和、单不饱和、多不饱和脂肪酸。不饱和脂肪酸按照双链的空间构型分为：顺式、反式脂肪酸

### （三）多不饱和脂肪酸

多不饱和脂肪酸（polyunsaturated fatty acid，PUFA）还可根据不饱和双链在碳链上出现的位置，即在第几个碳原子开始出现不饱和双键分为 ω-3，ω-6，ω-9 三型（或称 n-3，n-6，及 n-9 三型），其中又以前两者更为重要。

1. n-3 脂肪酸

1）α-亚麻酸（$C_{18}:3\omega_{3,6,9}$）。

2）二十碳五烯酸（$C_{20}:5\omega_{3,6,9,12,15}$）EPA。

3）二十二碳六烯酸（$C_{22}:6\omega_{3,6,9,12,15,18}$）DHA。

2. n-6 脂肪酸

1）亚油酸（$C_{18}:2\omega_{6,9}$）。

2）花生四烯酸（$C_{20}:4\omega_{6,9,12,15}$） AA。

### （四）必需脂肪酸

人体内可以合成多种脂肪酸，它们可以由氨基酸转变，也可以由糖类转变，但有的脂肪酸是人体不可缺少而自身又不能合成的，必须通过食物供给，称为必需脂肪酸（essential fatty acid，EFA）。

人体的必需脂肪酸有两种，即 ω-6 型的亚油酸和 ω-3 型的 α-亚麻酸。

必需脂肪酸的生理功能：

1）构成线粒体和细胞膜的重要组成成分。

2）合成前列腺素的前体。

3）参加胆固醇代谢。

4）参与动物精子的形成。

5）其他。

## 三、类脂

1)磷脂。

2)糖脂。

3)类固醇及固醇。

## 四、脂类的消化吸收

脂肪的消化主要在小肠,在胃里几乎不能被消化。

脂肪进入小肠后,在胰脂酶(胰腺分泌的消化脂肪的酶)与胆汁的作用下,将甘油三酯先分解成甘油二酯及一分子游离脂肪酸。脂肪必须先分解为脂肪酸及甘油三酯才能被小肠吸收。

## 五、脂类生理功能

1)储存和提供能量,一般合理膳食的总能量有20% ~30%由脂肪提供。

2)支持和保护内脏、维持体温恒定。

3)机体组织和细胞的构成成分。

4)提供机体必需脂肪酸。

5)使机体更有效的利用碳水化合物和节约蛋白质。

6)内分泌作用。

如瘦素、脂联素、肿瘤坏死因子、纤维蛋白溶酶原激活因子抑制物、血管紧张素原、雌激素、胰岛素样生长因子、白细胞介素6、8等。

7)营养学方面的作用:

①延长胃排空时间,增加饱腹感……刺激产生肠抑胃素。

②增加食品风味、感观性状。

③提供和促进脂溶性维生素吸收。

8)磷脂功能:

①构成细胞膜的重要成分。

②对脂肪的重要成分,对脂肪的吸收和转运以及储存脂肪酸,特别是不饱和脂肪酸起着重要作用是神经细胞的主要结构脂类,与脑功能密切有关。

## 六、脂类食物来源及供给量

### (一)膳食脂肪的来源

人类膳食脂肪主要来源于动物脂肪组织和肉类以及植物种子。

动物脂肪主要含饱和脂肪酸(40% ~60%)和单不饱和脂肪酸(30% ~50%),而多不饱和脂肪酸含量较少,植物油主要含不饱和脂肪酸(80% ~90%)。

亚油酸普遍存在于植物油中，在膳食中常见的α-亚麻酸来源于豆油和菜籽油。

（二）膳食脂肪的供给量

中国营养学会推荐，成人的脂肪摄入量应控制在总能量的20%～30%。必需脂肪酸的摄入量，一般认为应不少于总能量的2%～3%（婴儿需要量大于成人，应达3%）。多不饱利脂肪酸也不是越多越好，建议摄入的比例不超过总能量10%。

近年引人注目的n-3多不饱和脂肪酸EPA、DHA的需要量尚无定论，营养专家认为应占总能量供给量的0.5%左右，即可满足儿童生长发育和怀孕、哺乳期妇女的需要。

## 第五节 维生素

### 一、维生素概述

（一）维生素（Vitamin）的定义

维生素是维持机体正常生理功能和物质代谢所必需的一类微量低分子有机化合物。

（二）维生素的共同特点

1）体内不能合成或合成量不足，也不能大量储存，必须经由食物提供。

2）既不是构成组织的原料，也不提供能量。

3）常以辅酶或辅基形式参与酶的功能，调节物质代谢。

4）需要量少。

（三）维生素的命名

1）按照发现的历史顺序命名。如：维生素A、维生素$B_1$、维生素$B_2$、维生素C、维生素D、维生素E等。

2）按照生理功能和治疗作用命名。如：抗干眼病因子（维生素A）、抗癞皮病因子（烟酸）、抗坏血酸（维生素C）、抗皮炎因子（维生素$B_6$）等。

3）按照化学结构命名。如：视黄醇（维生素A）、硫胺素（维生素$B_1$）、核黄素（维生素$B_2$）等。

（四）维生素的分类

维生素分为脂溶性维生素和水溶性维生素两类。脂溶性维生素（fat-soluble vitamins）包括维生素A、D、E、K。水溶性维生素（water-soluble vitamins）包括B族维生素和维生素C。而B族维生素又包括维生素$B_1$、$B_2$、$B_6$、$B_{12}$、泛酸、尼克酸、叶酸、生物素等。脂溶性维生素与水溶性维生素特点（见表2.8）。

**表 2.8 脂溶性维生素与水溶性维生素特点**

| | 脂溶性维生素 | 水溶性维生素 |
|---|---|---|
| 化学成分 | 仅含碳、氢、氧 | 除含碳、氢、氧外,有的尚含有氮、钴或硫 |
| 溶解性 | 溶于脂肪及脂溶剂 | 溶于水 |
| 吸收排泄 | 随脂肪经淋巴系吸收,从胆汁少量排出 | 经血液吸收过量时,很快从尿中排泄 |
| 积存性 | 摄入后大部分积存在体内 | 一般在体内无非功能性的单纯积存 |
| 缺乏症状出现 | 缓慢 | 较快 |
| 营养状况评价及毒性 | 不能用尿进行分析评价,大剂量摄入(6~10 倍 RNI)易引起中毒 | 大多数可以通过血或/尿进行评价。几乎无毒性,除非极大量 |

### (五)造成维生素不足的主要原因

造成维生素不足的主要原因包括摄入不足和消耗增多两个方面(见表 2.9)。

**表 2.9 维生素不足的主要原因**

| 摄入不足 | 消耗增多 |
|---|---|
| 用于食物支出水平低 | 需要量增大 |
| 片面追求新潮食品 | 药物的拮抗作用 |
| 挑食、偏食、忌口 | 酗酒 |
| 烹调不当 | |
| 生活过于紧张 | |
| 消化道疾病 | |
| 存在抗维生素物质 | |

## 二、视觉维生素——维生素 A(视黄醇)

维生素 A 在高温和碱性环境中比较稳定,一般烹调和制罐过程中不易破坏,但在高温条件、紫外线照射下,易氧化破坏。油脂酸败的时候破坏严重。

婴幼儿和儿童维生素 A 缺乏的发生率远高于成年人。

肝脏是维生素 A 的主要储存器官,一般在肝脏中能储存 2~3 年,因此,维生素 A 缺乏在发达国家极少见,但是维生素 A 缺乏病目前仍是不发达国家中威胁人类健康,尤其是儿童的主要疾病之一。

我国 2002 年膳食调查结果:维生素 A 主要来源于植物性食物且摄入量仅达需要量的 60% ~70%。

### (一)维生素 A 生理功能

1)构成视觉细胞内的感光物质,维持正常暗视觉功能。缺乏:暗适应时间延长、夜盲症。

2)维持上皮细胞正常生长与分化,维持皮肤黏膜的完整性。缺乏:皮肤角化、干眼病、甚至失明。

初期上皮组织干燥,继而使正常的柱状上皮细胞转化为角状的鳞状上皮,形成过度角化变性和腺体分泌减少。最先受影响的是眼睛结膜和角膜。

①眼睛的结膜和角膜:结膜或角膜干燥、软化甚至穿孔以及泪腺分泌减少。

②皮肤改变:毛囊角化、皮脂腺、汗腺萎缩等。

③消化道:舌味蕾上皮角化,肠道分泌液分泌减少,食欲减退。

④呼吸道:上皮萎缩、干燥、纤毛减少,抗病能力减退,等等。

3)促进正常的生长发育与维护生殖功能。

4)维持和促进免疫功能。

5)抗癌作用。

6)抗氧化作用:类胡萝卜素是抗氧化物质。

**(二)维生素 A 营养状况鉴定**

1)血清维生素 A 水平:正常值 1.05 ~3.15 μmol/L。

2)改良的相对剂量反应试验(RDR):

$$\mathrm{RDR} = \frac{A_5 - A_0}{A_5} \times 100\%$$

3)血清视黄醇结合蛋白测定:正常值 23.1 mg/L。

4)暗适应功能检查。

5)眼部症状检测。

**(三)维生素 A 食物来源**

1)动物性食品(维生素 A):禽蛋、瘦肉、奶制品、动物内脏等。

2)植物性食品(类胡萝卜素):深色蔬菜和水果。

3)维生素 A 参考摄入量。

不同人群维生素 A 参考摄入量(见表 2.10)。

**表 2.10　维生素 A 参考摄入量(μgRE/天)**

| 人　群 | RNI | 人　群 | RNI |
|---|---|---|---|
| 0 岁 | 400 | 妊娠早期 | 800 |
| 1 岁 | 500 | 妊娠中期 | 900 |
| 4 岁 | 600 | 妊娠晚期 | 900 |
| 7 岁 | 700 | 乳母 | 1 200 |
| 男 14 岁 | 800 | | |
| 女 14 岁 | 700 | | |

视黄醇当量(retinol equivalents,RE):表示膳食或食物中全部具有视黄醇活性物质(包括维生素 A 和维生素 A 原)的总量(μg)。

1 μg 维生素 A = 1μgRE

1 IU 维生素 A = 0.3 μgRE

$$1\ \mu g \text{胡萝卜素} = 1/6\ \mu gRE = 0.167\ \mu gRE$$

$$\text{膳食或食物中总视黄醇当量}(\mu gRE) = \text{视黄醇}(\mu g) + \beta\text{-胡萝卜素}(\mu g) \times 0.167 + \text{其他维生素 A 原}(\mu g) \times 0.084$$

**(四)维生素 A 的毒性**

1)急性毒性:一次或多次连续摄入超过推荐剂量的 100 倍或儿童大于其推荐剂量的 20 倍则可导致恶心、呕吐、头痛、眩晕、视觉模糊等。

2)慢性毒性:长期服用剂量超过推荐剂量的 10 倍则可导致腹部疼痛、脱发、关节痛、生长缓慢、骨骼肌肉酸痛、停经、恶心、腹泻、皮疹、肝脏功能受损及脾脏增大等。

3)孕妇超过建议使用剂量的 3 ~4 倍就可能导致胎儿畸形、流产等。甚至一次服用剂量太大(超过需要量的 100 倍)也会导致如此。

4)婴幼儿每日摄入$(1.5 \sim 3) \times 10^4\ \mu gRE$,超过 6 个月,引起慢性中毒。表现为皮肤干燥或薄而发亮,有脂溢样皮炎或全身散在性斑丘疹,伴片状脱皮和严重瘙痒。唇和口角皲裂,易出血。毛发枯干、稀少、易脱发等。

胡萝卜血症:摄入富含胡萝卜素的食物(如胡萝卜、南瓜、橘子等)过多,以致胡萝卜素不能充分迅速在小肠黏膜细胞中转化为维生素 A 而引起。表现为皮肤黄染,此黄染多累及手掌、足底和皮脂腺丰富的前额及鼻尖等处皮肤,但巩膜无黄染。停止食用后,在 2 ~6 周内逐渐消退,不需特殊治疗。

## 三、阳光维生素——维生素 D

**(一)维生素 D 的两种来源**

1)内源性途径:皮肤中 7-脱氢胆固醇在阳光(紫外线)照射下可合成维生素 D。

2)膳食途径:奶酪、黄油、蛋黄、强化奶、海鱼等。

**(二)维生素 D 生理功能**

1)促进小肠黏膜对钙的吸收。

2)促进骨组织的钙化。

3)促进肾小球对钙、磷的重吸收。

4)其他。

**(三)维生素 D 缺乏症与中毒**

维生素 D 缺乏症与中毒的主要表现见表 2.11。

**表 2.11 维生素 D 缺乏症与中毒的主要表现**

| 缺乏病 | 中 毒 |
|---|---|
| 血清钙水平降低 | 所有维生素中毒性最大的一种 |
| 损害骨骼矿化作用 | 导致钙吸收大量增加 |
| 儿童佝偻病 | 高钙血症 |
| 成年人骨质疏松、骨质软化 | 钙沉积于器官中 |
| 手足痉挛症 | 肝功能损害 |

**（四）维生素 D 的参考摄入量**

11 岁以下儿童、50 岁以上人员以及孕妇、乳母维生素 D 的参考摄入量为 10 μg/d，11 岁以上到 50 岁以下的，成年男女维生素 D 的参考摄入量为 5 μg/d。

$$1\ \mu g\ 维生素\ D_3 = 40\ IU$$

中国营养学会 2000 年制定的“中国居民膳食营养素参考摄入量”建议我国儿童和成人的可耐受最高摄入量（UL）为 20 μg/d。

## 四、维生素 E（生育酚）

维生素 E 对热、酸稳定，对碱不稳定，对氧极为敏感，油脂酸败加速维生素 E 的破坏。故一般烹调过程损失不大。

膳食中维生素 E 以 α-生育酚为主，机体组织或食物中维生素 E 的含量用 α-生育酚当量（α-TE）来表示，即

$$\alpha\text{-TE(mg)} = 1 \times \alpha\text{-生育酚 mg} + 0.5 \times \beta\text{-生育酚 mg} + 0.1 \times \gamma\text{-生育酚 mg} + 0.02 \times \sigma\text{-生育酚 mg} + 0.3 \times \alpha\text{-三烯生育酚 mg}$$

**（一）维生素 E 生理功能**

1）抗氧化作用：“自由基清道夫”。

2）保持红细胞的完整性：临床用于治疗溶血性贫血。

3）调节血小板的黏附力和聚集作用。

4）与动物的生殖功能和精子生产有关。

5）其他。

**（二）维生素 E 与疾病的关系**

1）抗衰老，美化肌肤。

2）抗肿瘤。

3）预防心脑血管疾病。

4）防治糖尿病及其并发症。

5）延缓老年痴呆症和中枢神经系统功能失调。

6）维生素 E 与生殖系统。

**（三）维生素 E 的毒性**

在所有脂溶性维生素中毒性最低。每日摄入 100～800 mg 的维生素 E 持续 3 年，身体各器官及血液均未见异常现象。但超过 1 200 mg 时，个别人血凝时间延长，2 000～12 000 mg，少数人会发生皮炎，停止摄入，症状消失。过食维生素 E 还可造成关节炎。

**（四）维生素 E 食物来源**

玉米、坚果、绿叶蔬菜、植物油是维生素 E 的良好食物来源。肉类、水果、蛋类等中含量非常少。

**（五）维生素 E 的参考摄入量**

中国营养学会在 2000 年制定的“中国居民膳食营养素参考摄入量”建议：我国成年男女维生素 E 的适宜摄入量（AI）为 14 mg α-TE/d，可耐受最高摄入量（UL）为 800 mg α-TE/d。

## 五、凝血维生素——维生素K

成人一般不易缺乏维生素K,因为维生素K在自然界绿色植物中含量丰富,成年人可以自由摄取,且人体肠道中的某些细菌可以合成维生素K,供给宿主。

婴儿由于肝脏对凝血酶原的合成尚未成熟,母乳中维生素K的含量低以及新生儿肠道头几天是无菌的。因此,极易诱发维生素K引起的婴儿出血病和迟发性出血病。

## 六、维生素$B_1$(硫胺素、抗脚气病因子、抗神经炎因子)

维生素$B_1$溶于水,中性和碱性条件下遇热极不稳定,而在酸性环境下较稳定。

食物中维生素$B_1$以3种形式存在:游离形式、硫胺素焦膦酸酯和蛋白磷酸复合物。

人体内硫胺素主要以4种形式存在:TMP(一磷酸硫胺素)、TDP(二磷酸硫胺素)、TPP(硫胺素焦磷酸)和TTP(三磷酸硫胺素)。其中TPP含量最高(约80%),硫胺素与ATP形成的复合物,是硫胺素的活性形式,在体内构成α-酮酸脱氢酶体系和转酮醇酶的辅酶。

**(一)维生素$B_1$生理功能**

1)构成辅酶,维持体内正常代谢参与4种关键酶:

①丙酮酸脱氢酶。

②a酮戊二酸脱氢酶。

③a酮酸脱氢酶。

④转酮醇酶。

2)抑制胆碱酯酶活性,促进胃肠蠕动。

3)对神经组织的作用。

4)其他。

**(二)维生素$B_1$缺乏症(脚气病)**

脚气病主要损害神经—血管系统。临床上以消化系统、神经系统及心血管系统的症状为主。发病早期出现虚弱、疲倦、烦躁、健忘、消化不良或便秘和工作能力下降。

脚气病分为成人脚气病和婴儿脚气病。成人脚气病又分为:干型、湿型和混合型脚气病。

1)干型脚气病以多发性神经炎症状为主,表现为腱反射异常、上行性多发性周围神经炎、肌肉疼痛乏力、腓肠肌压痛、腿脚麻木,后期可见肌肉萎缩等。

2)湿型脚气病以心血管系统障碍的症状为主。心室扩大(主要右心室肥大)、心动过速、呼吸窘迫和下肢浮肿等。

3)混合型脚气病既有神经炎又有心力衰竭和水肿症状。

4)婴儿脚气病常发病在2—5月龄的婴儿,以心血管症状为主,早期表现为食欲不振、心跳快、水肿、烦躁,晚期表现为心力衰竭症状,容易被误诊为肺炎合并心力衰竭。多由母乳维生素$B_1$缺乏所致。

**（三）发生维生素 $B_1$ 缺乏的原因**

1. 摄入不足

精白米和精白面，食物中加碱，对食品进行放射、罐装、冰冻以及腌制、牛奶巴氏消毒等。

2. 需要量增加

孕妇、乳母、特殊工作环境（高温等）、神经高度紧张，以及引起代谢率增高的疾病等。

3. 机体吸收或利用障碍

腹泻、酗酒以及肝肾疾病、药物、红茶、咖啡、可乐、软饮料等。

**（四）维生素 $B_1$ 营养状况的评价**

1. 尿硫胺素负荷试验（饱和试验）

5 mg 硫胺素口服，测定 4 h 以内排出的尿液内硫胺素的含量。≥200 μg 为正常；100 ~ 199 μg 为不足；<100 μg 为缺乏。

2. 硫胺素和肌酐的比值

以 μg 硫胺素/g 肌酐比值来判定。≥66 为正常；27 ~ 65 为不足；<27 为缺乏。

3. 红细胞转酮醇酶活力系数（又叫 TPP 效应）

由于维生素 $B_1$ 缺乏的早期，该酶的活力便下降，故此法是目前评价维生素 $B_1$ 营养状况的较可靠的方法。

**（五）维生素 $B_1$ 食物来源**

粮谷类、奶类、瘦肉是维生素 $B_1$ 的良好来源，但过度加工的谷类含量降低。鱼类、蔬菜和水果中含量较少。

**（六）维生素 $B_1$ 参考摄入量**

中国营养学会建议我国成年男女维生素 $B_1$ 的推荐摄入量（RNI）分别为 1.4 mg/d 和 1.3 mg/d，可耐受最高摄入量（UL）为 50 mg/d。

## 七、维生素 $B_2$（核黄素）

酸性和中性环境中对热稳定，但在碱性环境中易被热和紫外线破坏。

膳食中大部分核黄素以黄素单核苷酸（FMN）和黄素腺嘌呤二核苷酸（FAD）辅酶的形式与蛋白质结合存在。FAD 在胃内先被转化为 FMN，FMN 在磷酸酶的作用下转变为游离核黄素后而被吸收，然后核黄素与 ATP 作用形成 FMN、FAD，参与体内氧化还原反应，同时也参与烟酸代谢。

**（一）维生素 $B_2$ 生理功能**

1）以辅酶形式参与体内生物氧化与能量代谢。

2）促进黏膜细胞正常生长。

3）预防缺铁性贫血。

4）参与维生素 $B_6$ 和烟酸的代谢。

5）其他。

**（二）维生素 $B_2$ 缺乏症**

“口腔—生殖系统综合征”表现为：口角炎、唇损害、舌炎、阴囊皮炎、脂溢性皮炎等。眼部症状:角膜缘从血管增生、充血并侵入角膜形成等。

**(三)维生素 $B_2$ 食物来源**

谷类、坚果、牛奶、鸡蛋、瘦肉、内脏、绿叶蔬菜为其主要食物来源。动物性食物如肝、蛋、肉、奶等含有丰富的核黄素。绿叶蔬菜中 $B_2$ 含量比根茎类和瓜茄类高,豆类 $B_2$ 含量也很丰富。

**(四)维生素 $B_2$ 的参考摄入量**

中国营养学会建议我国成年男女维生素 $B_2$ 的推荐摄入量(RNI)分别为 1.4 mg/d 和 1.2 mg/d。

## 八、维生素 $B_6$(吡哆醇、吡哆醛、吡哆胺)

**(一)维生素 $B_6$ 生理功能**

1)物质代谢酶的辅酶,参与氨基酸、脂肪代谢。

2)促进血细胞生成(血红蛋白合成)。

3)促进色氨酸转换到尼克酸。

4)间接作用于神经递质(5-羟色胺和去甲上腺素)合成。

5)参与神经鞘磷脂的合成。

6)促进 $VitB_{12}$、铁、锌的吸收。

7)促进体内抗体合成。

8)其他。

**(二)维生素 $B_6$ 缺乏症**

原发性缺乏很少见,缺乏症表现为:

1)氨基酸代谢异常。

2)小细胞性贫血。

3)继发癞皮病。

4)癫痫样惊厥。

5)忧郁、精神错乱。

6)口腔角炎。

7)唇干裂。

8)湿疹。

9)脂溢性皮炎。

**(三)维生素 $B_6$ 食物来源**

豆类、肉、禽蛋、鱼、谷类与面包等。含量最高的食物为白色肉类,其他良好的食物来源为肝脏、豆类、坚果类。水果中香蕉的含量非常丰富。

**(四)维生素 $B_6$ 的推荐摄入量(mg/d)**

中国营养学会建议我国成人维生素 $B_6$ 的适宜摄入量(AI)为 1.2 mg/d,UL 为 100 mg/d。儿童 UL 为 50 mg/d。

一般来说,维生素 $B_6$ 的需要量随蛋白质摄入量的增加而增加(0.016 mg 维生素 $B_6$/g 蛋白质)。

## 九、烟酸（尼克酸、维生素 pp、抗癞皮病因子）

烟酸可从食物中获取，也可由色氨酸在体内转化而来。平均 60 mg 色氨酸可转化生成 1 mg烟酸。

$$烟酸当量(mgNE) = 烟酸(mg) + 1/60\ 色氨酸(mg)$$

**（一）烟酸生理功能**

1）脱氢酶的辅酶，参与体内物质代谢和能量代谢。

2）与核酸合成有关，修复暴露部位被紫外线的损害。

3）降低血胆固醇水平，治疗高脂血症。

4）其他。

**（二）烟酸缺乏症**

癞皮病（pellagra）主要表现为“3D”症状：皮炎（dermatitis）、腹泻（diarrhea）、痴呆（dementia）。严重者可导致死亡（death），所以，有些学者又称之为“4D”症状。

**（三）烟酸食物来源**

1）肝、肾、瘦肉、鱼以及坚果中含量较丰富。

2）乳、蛋中含量虽然不高，但色氨酸含量较高，可转化为烟酸。60 mg 色氨酸可转化为 1 mg烟酸。

3）谷类中烟酸 80% ~90% 在种皮中。

4）玉米中含有大量的烟酸，但是以结合型为主，不易被人体利用，加碱可提高利用度。

**（四）烟酸的推荐摄入量**

一般来说，烟酸的需要量与能量的消耗量有密切的关系。能量消耗增加时，烟酸的需要量也增多。

中国营养学会建议我国成年男女烟酸的推荐摄入量（RNI）分别为 14 mg NE/d 和 13 mg NE/d，UL 为 35 mg NE/d。

## 十、叶酸（蝶酰谷氨酸、抗贫血因子、维生素 M）

**（一）叶酸生理功能**

1）是遗传物质合成必不可少的。

2）有助于红细胞成熟。

3）有利于体内蛋氨酸代谢。

4）与维生素 $B_{12}$一起有助于蛋白质的合成和利用。

**（二）叶酸缺乏症**

一般人群表现为衰弱、精神萎靡、健忘、失眠、胃肠道功能紊乱和舌炎等。

巨幼红细胞贫血：红细胞成熟受阻。

1）高同型半胱氨酸血症：增加动脉粥样硬化和脑中风发生风险。

2）新生儿神经管畸形：研究发现孕早期体内叶酸缺乏是导致神经管畸形的主要原因，妇女在孕前期至孕早期及时补充叶酸,可有效预防约70%神经管畸形的发生。

**(三)叶酸食物来源**

豆类、粮谷类、柑橘类、果汁、绿叶蔬菜、禽肉类、虾是叶酸的良好食物来源。

食物中的叶酸生物利用度为50%,而叶酸补充剂与膳食混合时生物利用度为85%,比单纯食物来源的叶酸利用度高。

膳食叶酸当量(DFE)(μg)=膳食叶酸(μg)+1.7×叶酸补充剂(μg)

**(四)叶酸的推荐摄入量**

中国营养学会建议我国成人叶酸的推荐摄入量(RNI)为400 μg DFE/d,孕妇为600 μg DFE/d,乳母为500 μg DFE/d ,UL为1 000 μg DFE/d。

## 十一、维生素(抗坏血酸)

**(一)维生素C生理功能**

维生素C对机体免疫系统的维护很重要,有助于胶原组织合成、增强膳食铁吸收。

1)抗氧化作用(清除自由基)。

2)作为羟化过程底物和酶的辅助因子,促进胶原的合成。

3)促进类固醇的代谢。

4)参与5-羟色胺和去甲肾上腺素的合成。

5)改善膳食铁、叶酸和钙的吸收利用($Fe^{3+} \rightarrow Fe^{2+}$)。

6)其他:增强机体抵抗力、解毒等。

**(二)维生素C缺乏症——坏血病**

症状因胶原形成降低,导致结缔组织形成不良和受损所致。

自饮食维生素C缺乏到发展成坏血病一般历时4~7个月。前驱症状:体重减轻四肢无力、衰弱、肌肉关节疼痛、牙龈肿痛、出血(全身任何部位可出现大小不等和程度不同的出血)等。

**(三)维生素C食物来源**

新鲜的蔬菜和水果是维生素C的良好食物来源,如柑橘、西红柿等。

**(四)维生素C的推荐摄入量**

不同人群维生素C的推荐摄入量(见表2.12)。

**表2.12 不同人群维生素C的推荐摄入量(mg/d)**

| 人 群 | RNI | 人 群 | RNI |
|---|---|---|---|
| 0岁 | 40 | 11岁 | 90 |
| 0.5岁 | 50 | 14岁 | 100 |
| 1岁 | 60 | 妊娠中晚期 | 130 |
| 4岁 | 70 | 乳母 | 130 |
| 7岁 | 80 | 50岁 | 100 |

# 第六节　矿物质

## 一、概述

### （一）矿物质分类

矿物质又称为无机盐、灰分，在体内至少含有20多种，根据其在体内含量及功能分类如下：

矿物质分类
- 常量元素（>0.01%）：钙、磷、钠、钾、氯、镁
- 微量元素（<0.01%）
  - 必需微量元素：铁、铜、钴、铬、碘、钼、硒、锌
  - 可能必需元素：硅、镍、硼、钒、氟
  - 有潜在毒性但低剂量可能具有功能作用：铅、镉、汞、砷、铝、锡、锂

### （二）矿物质的主要生理功能

1）构成人体组织的重要成分。

2）调节细胞膜的通透性。

3）维持神经和肌肉的兴奋性。

4）组成激素、维生素、蛋白质和多种酶类的成分。

### （三）矿物质缺乏

在我国人群中较易缺乏的矿物质主要是：钙、铁、锌、碘、硒。

## 二、常量元素

### （一）钙（Calcium，Ca）

1. 钙的分布

钙约占体重的2%，是人体中含量最高的矿物质。

钙的分布
- 99%→构成骨骼和牙齿
- 1%混溶池钙
  - 与柠檬酸螯合或蛋白质结合
  - 离子状态

2. 钙的生理功能

1）构成骨骼和牙齿：以羟磷灰石及磷酸钙两种形式沉积于骨基质，形成骨骼和牙齿。骨钙更新速率随年龄的增长而减慢。幼儿骨骼每1～2年更新一次，成人更新一次则需10～12年，40岁以后骨吸收大于骨生成，主要表现为骨量丢失。妇女绝经期后骨质丢失速度加快，易

致骨质疏松症。

2)调节离子跨膜运输,尤其在神经信号传递过程中。

3)参与肌肉收缩过程,有助于维持正常血压。

4)与激素、消化酶等的分泌有关。

5)参与凝血过程。

3. 钙的吸收与代谢

(1)吸收部位

吸收部位在小肠上端。

(2)吸收方式

主动转运(需要活性维生素 $D_3$ 即 1,25-$(OH)_2$-$D_3$ 协助),被动扩散。

(3)影响钙吸收的主要因素

1)机体对钙需要量、年龄、性别以及生理状况等相关。人体对钙需要量大时,钙的吸收率增加,妊娠期、青春期和哺乳期钙需要量大,钙的吸收率也较高。钙的吸收与年龄有关,随年龄增长其吸收率下降。婴儿钙吸收率超过 50%,儿童为 40%,成人仅 20% 左右,40 岁以后钙吸收率逐渐下降。

2)膳食因素。钙含量多时,总吸收量增加,但吸收率相应降低。

促进钙吸收的因素:维生素 D,乳糖,膳食中蛋白质(主要是赖氨酸、精氨酸、色氨酸),低磷膳食,体育锻炼。

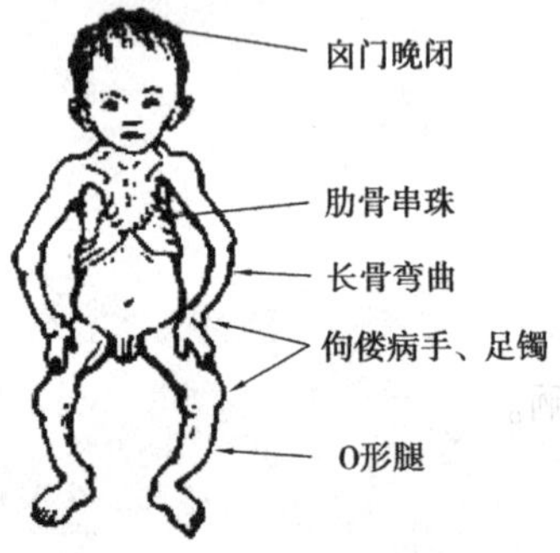


图 2.1 佝偻病体征

抑制钙吸收因素:草酸,植酸(谷类含植酸、蔬菜含草酸),膳食纤维(糖醛酸残基与 Ca 结合),脂肪消化不良(Ca 与未被吸收脂肪酸形成难溶的钙皂),碱性磷酸盐,碱性药物使胃肠道 pH 值上升而降低钙吸收。

4. 钙的缺乏与过量

(1)钙缺乏

1)佝偻病。儿童、婴幼儿缺钙患佝偻病,其主要表现见图 2.1。

2)骨质疏松症:好发于绝经期女性和老年人。骨质疏松症的防治原则:钙剂和维生素 D 的补充是防治骨质疏松的基础。对已确诊为骨质疏松或合并有骨折的病人,将补钙和维生素 D 作为基础药,同时应加用抗骨质疏松药。

3)与高血压、结肠癌、精子质量下降及男性不育有关。

(2)钙过量与毒性

1)增加肾结石的危险性。

2)与其他矿物质的相互干扰作用,如影响铁、锌、镁的吸收与利用。

3)奶碱综合征:高血钙症、碱中毒和肾功能障碍。

5. 钙的供给量(见表 2.13)

表 2.13　不同人群钙的适宜摄入量（mg/d）

| 年　龄 | AI | 年　龄 | AI |
|---|---|---|---|
| 0 岁 | 300 | 18 岁 | 800 |
| 0.5 岁 | 400 | 50 岁 | 1 000 |
| 1 岁 | 600 | 孕妇 | |
| 4 岁 | 800 | 早期 | 800 |
| 7 岁 | 800 | 中期 | 1 000 |
| 11 岁 | 1 000 | 晚期 | 1 200 |
| 14 岁 | 1 000 | 乳母 | 1 200 |

6. 钙的食物来源

奶和奶制品，豆类、坚果类、绿色蔬菜以及各种瓜子都是钙的良好食物来源。含钙丰富的食品见表 2.14。

表 2.14　含钙丰富的食物（mg/100 g）

| 食物 | 含量 | 食物 | 含量 | 食物 | 含量 |
|---|---|---|---|---|---|
| 虾皮 | 991 | 苜蓿 | 713 | 酸枣棘 | 435 |
| 虾米 | 555 | 荠菜 | 294 | 花生仁 | 284 |
| 河虾 | 325 | 雪里蕻 | 230 | 紫菜 | 264 |
| 泥鳅 | 299 | 荠菜 | 187 | 海带（湿） | 241 |
| 红螺 | 539 | 乌塌菜 | 186 | 黑木耳 | 247 |
| 河蚌 | 306 | 油菜薹 | 156 | 全脂牛乳粉 | 676 |
| 鲜海参 | 285 | 黑芝麻 | 780 | 酸奶 | 118 |

（二）**磷**

1. 分布

人体磷的含量约为体重的 1%，成人体内含磷 400 ~ 800 g。

磷的分布 { 85%：骨骼和牙齿<br>15%：软组织和体液

2. 生理功能

1）骨、牙齿以及软组织的重要组成成分：骨形成 2 g 钙需要 1 g 磷，因此膳食中钙磷比例应为 1.2∶1 ~ 2∶1。

2）调节能量释放：ADP + 磷酸 + 能量→ATP。

3）生命物质成分：磷脂、磷蛋白和核酸等。

4）酶的重要成分。

5）物质活化：酶活化通常通过磷酸化。

6）调节酸碱平衡。

3. 食物来源

磷的食物来源广泛，一般膳食中不易缺乏。

(三)镁

1. 生理功能

1)激活多种酶的活性。

2)抑制多种钾钙通道。

3)维护骨骼生长和神经肌肉的兴奋性。

4)维持胃肠道的功能：硫酸镁具有利胆作用；碱性镁盐有导泻作用。

2. 食物来源

镁普遍存在于各种食物中，绿叶蔬菜、糙粮、坚果中富含镁，饮水也可获得少量的镁。

(四)钾

1. 分布

正常人体内钾总量约为50 mmol/kg，主要存在于细胞内。

2. 生理功能

主要通过 $Na^+$-$K^+$-ATP 酶($Na^+$-$K^+$泵)发挥生理功能，如维持物质代谢、维持细胞内正常渗透压、维持神经肌肉的应激性和正常功能、维持心肌正常功能、维持细胞内外酸碱平衡以及降低血压等作用。

3. 食物来源

蔬菜和水果中富含钾。一般情况不需额外补充钾，过量钾对人体危害极大，甚至会导致心脏骤停，因此补钾需遵医嘱。

以下情况可合理补钾：

1)消化道疾病：频繁呕吐、腹泻、胃肠引流、长期服用泻剂或轻泻剂。

2)肾脏疾病：肾小管功能障碍。

3)高温作业或重体力劳动：大量出汗。

(五)钠

1. 分布

体内钠主要分布于细胞外液。

2. 生理功能

主要通过 $Na^+$-$K^+$ATP 酶($Na^+$-$K^+$泵)发挥生理功能，与钾的生理功能相关。

3. 食物来源

人体钠的主要来源为食盐，其他如含钠复合物[味精(谷氨酸钠)、小苏打(碳酸氢钠)]、酱油、腌制或盐渍肉、烟熏食品、酱咸菜类、发酵豆制品、咸味休闲食品中也含钠。膳食钠过量摄入与高血压发病有关，WHO 建议每人每日食盐摄入量应小于 5 g，中国营养学会推荐食盐摄入量不超过 6 g。

(六)氯

1. 分布

体内氯主要与钠、钾化合存在。体内大多数细胞含量很低，在红细胞、胃黏膜细胞氯含量较高。

2. 生理功能

1)维持细胞外液的容量与渗透压。

2)维持体液酸碱平衡。

3)在红细胞内参与血液 $CO_2$ 运输。

4)在胃黏膜细胞中参与胃酸形成、促进维生素 $B_{12}$ 和铁吸收等。

3. 食物来源

食物来源为食盐。

## 三、微量元素

### (一)铁(Iron)

1. 分布

铁是人体必需微量元素中含量最多一种,体内铁 4 ~ 5 g。

铁的分布
- 功能性铁 70% ~75%
  - 血红蛋白:60% ~75%
  - 肌红蛋白:3%
  - 含铁酶类:约 1%,如细胞色素氧化酶、过氧化氢酶和过氧化物酶
- 储存铁 25% ~30%
  - 运铁蛋白
  - 铁蛋白:身体铁储备的主要形式
  - 含铁血黄素:铁过多时的沉积物

2. 生理功能

1)促进红细胞的形成与成熟。

2)参与氧的运输及组织呼吸过程。

3)调节免疫功能。

4)对脑发育及脑功能的影响。

3. 吸收与代谢

(1)吸收部位

吸收部位主要在小肠吸收。

(2)吸收方式

食物中铁大多以三价形式存在,而人体只能吸收二价铁,因此需要将三价铁在胃内与胃酸发生还原反应后转化为二价铁,方可吸收。

$$Fe^{3+} \xrightarrow{\text{胃酸}} Fe^{2+}$$

非血红素铁是指食物中以三价铁形式存在的铁,植物源性食物中铁都属于非血红素铁,动物性食物中也含大量的非血红素铁,如肉类食物铁的 60% 左右为非血红素铁。

血红素铁是指存在于动物性食物中血红蛋白、肌红蛋白中的与卟啉结合的铁,这种铁为二价铁,其吸收不需经胃酸转化,而且不受膳食中植酸、草酸、膳食纤维影响,是铁的良好食物来源。

(3)影响铁吸收的主要因素

1)机体铁需要量与储存量:铁储存量多时,吸收率降低;储存量减少时,需要量增加,吸收

率也增加。非血红素铁和血红素铁都受此影响。

2)膳食因素:非血红素铁要受到许多膳食因素影响,而血红素铁不受此影响。

①抑制因素:植酸盐、草酸盐、磷酸盐和碳酸盐;单宁、多酚类物质;膳食纤维(主要是纤维素、半纤维素);胃酸缺乏或过多用抗酸药。

②促进吸收因素:维生素C有助于$Fe^{3+} \rightarrow Fe^{2+}$;肉类中的"肉类因子"或"肉鱼禽因子"促进非血红素铁吸收,与肉类中胱氨酸、半胱氨酸有关;膳食钙(有充足膳食钙时,可去除抑制铁吸收的磷酸根、草酸根、植酸根等);维生素$B_2$对铁吸收、转运与储存均有良好影响。

(4)机体对铁具有储存、再利用的特点

人体能保留代谢铁的90%以上,并将其反复利用。机体对铁的排泄有限。包括从肠道、尿的排出及出血、月经等。

4. 铁缺乏与过量

(1)铁缺乏

1)贫血:表现为疲倦、淡漠、工作能力下降。儿童可表现为躁动、易激惹、注意力不集中、学习成绩下降。

2)影响行为和智力,损害儿童认知能力。

3)抗感染能力、抗寒能力下降。

4)孕早期贫血与早产、低出生体重及胎儿死亡有关。

5)异食癖。

(2)铁过量

1)急性铁中毒:常发生在服用大剂量铁制剂后,表现为胃肠道出血性坏死。

2)慢性铁中毒和铁负荷过度:发生血色素沉着症,表现为器官纤维化,如肝硬化、肝纤维化、肝细胞瘤。

5. 铁的供给量

青少年、育龄期女性铁的供给量相对较高(见表2.15)。

**表2.15 不同人群铁的适宜摄入量(mg/d)**

| 年龄 | 性别 | 铁 | 年龄 | 性别 | 铁 |
|---|---|---|---|---|---|
| 0~ | — | 0.3 | 18~ | 男 | 15 |
| 0.5~ | — | 10 | | 女 | 20 |
| 1~ | — | 12 | 50~ | — | 15 |
| 4~ | — | 12 | 孕妇 | | |
| 7~ | — | 12 | 早期 | — | 15 |
| 11~ | 男 | 16 | 中期 | — | 25 |
| | 女 | 18 | 晚期 | — | 35 |
| 14~ | 男 | 20 | 乳母 | — | 25 |
| | 女 | 25 | | | |

6. 铁的食物来源

1)膳食中铁的良好来源为动物肝脏、动物全血、畜禽肉类、鱼类等。

2)蛋黄含铁较多,但由于含卵黄磷蛋白,吸收率较低。

3)牛奶为贫铁物质。

4)强化铁酱油(NaFeEDTA):一种最有效、最经济、最方便的补铁措施,其特点是吸收率高,不改变酱油自身的食用方法和口感,改善贫血效果显著,且安全又经济。

(二)碘(Iodione)

1. 碘的分布

人体70% ~80%的碘存在于甲状腺组织中,碘是构成甲状腺素(如$T_3$、$T_4$)的重要构成成分。

2. 碘的生理功能

碘的生理功能主要显示为甲状腺素的生理作用:

1)参与能量代谢:分解代谢。

2)促进代谢和体格的生长发育。

3)促进神经系统发育。

4)垂体激素作用。

3. 碘的吸收与代谢

食物中的碘进入胃肠道转变为碘化物后吸收迅速,约3 h几乎完全被吸收。只有甲状腺能利用碘合成甲状腺素,它也是储存碘化物的唯一组织。垂体前叶分泌的促甲状腺激素是调节甲状腺活性的单一调节因素。

体内的碘主要经肾脏排泄,约90%随尿排出,10%由粪便排出。

4. 碘缺乏与过量

(1)碘缺乏

长期碘摄入不足或长期摄入含抗甲状腺素因子的食物(如十字花科植物中的萝卜、甘蓝、花菜等含有一硫代葡萄糖苷,干扰甲状腺对碘的吸收),可引起碘的缺乏。表现为甲状腺肿或呆小症(克汀病)。

(2)碘过量

可引起高碘性甲状腺肿、碘性甲状腺功能亢进等。

5. 碘的供给量与食物来源

2000年中国营养学会提出:成人碘的RNI为150 μg/d,孕妇和乳母RNI为200 μg/d,成人UL为1 000 μg/d。

海产品含碘丰富,如海带、紫菜、干贝、淡菜、海参、海蜇等,植物性食物含碘量低。

碘盐是我国内陆地区摄入碘的最主要途径。

(三)锌(Zinc)

1. 锌的分布

成人体内锌含量为2 ~2.5 g,主要分布在人体所有的组织器官,以肝、肾、肌肉、视网膜、前列腺内含量最高。

2. 锌的生理功能

1)是酶的组成成分或酶的激活剂:与组织呼吸、能量代谢及抗氧化有关酶类,如SOD、

ALP、乳酸脱氢酶、苹果酸脱氢酶；与DNA、RNA和蛋白质合成有关的酶类，如RNA聚合酶、DNA聚合酶、逆转录酶。

2）促进生长发育与组织再生：①Zn通过调节DNA转录、复制及蛋白质合成影响细胞生长、分裂和分化等各过程；②Zn对胎儿生长发育很重要，生长障碍矮小是缺锌的显性特征；③Zn缺乏能损伤胚胎发生和植入、造成死胎、致畸及发育障碍。

3）促进正常性发育：Zn是睾丸和前列腺正常功能所必需，Zn缺乏影响性器官发育、性腺成熟及精子形成。

4）维持正常味觉和食欲：①Zn可能通过参加构成一种含锌蛋白，即唾液蛋白（也称味觉素），对味觉与食欲发生作用；②Zn缺乏导致味觉减退、食欲下降、味觉异常和食土癖。

5）促进VitA代谢，与维护暗适应功能有关：Zn在体内有促进视黄醛合成及构型转化、参与肝中VitA动员、维持血浆VitA浓度恒定，对维持正常暗适应能力有重要作用。其中视黄酸脱氢酶是含锌酶。

6）参与免疫功能：①锌可促进淋巴细胞有丝分裂；②增进T细胞的数量和活力；③缺锌可引起胸腺萎缩、胸腺激素减少、T细胞功能受损及细胞介导的免疫功能受损。

7）与智力发育有关：大脑边缘系统，大脑皮层含Zn高；Zn缺乏影响脑细胞发育，影响神经细胞间突触联系（作为神经调质），影响神经电活动（神经元兴奋时释放$Zn^{2+}$到突触间隙），影响某些激素、递质的合成，释放与功能。

3. 锌的缺乏与过量

1）锌在正常膳食情况下通常不易缺乏，但以下情况可致锌缺乏，主要原因有：①膳食摄入不平衡，动物性食物摄入过少，有偏食习惯等；②生理需要量增加，如孕妇、乳母、婴幼儿等；③腹泻、急性感染、肾病、糖尿病等增加锌的分解和排出。

2）锌缺乏的主要表现：①食欲不振，味觉迟钝；②生长迟缓。儿童期可出现侏儒症；③皮肤创伤不易愈合；④免疫功能降低，易感染；⑤性成熟延迟，精子生成少；⑥成人性功能减退，精子数量减少，胎儿畸形、皮肤粗糙；⑦肢端皮炎。

3）锌过量：①铜继续发性缺乏；②损害免疫功能（影响中性粒细胞吞噬功能、抑制细胞杀伤能力）；③急性中毒。

4. 锌的供给量

中国营养学会建议成年男女锌的RNI分别为15.0 mg/d和11.5 mg/d。孕妇、乳母、青少年的推荐量适当增加。

5. 锌的食物来源

动物性食物含Zn丰富，如牡蛎最高，其次为肝、奶、肉类，而蔬菜、水果含Zn低，且受植酸、草酸影响。

（四）硒（Selenium，Se）

1. 硒的分布

人体含量14～20 mg，以硒蛋氨酸和硒半胱氨酸形式存在。

2. 硒的生理功能

1）抗氧化作用：作为谷胱甘肽过氧化物酶（GSH-Px）的重要组成成分。

2）对甲状腺激素的调节作用。

3）维持正常免疫功能。

4)抗肿瘤作用:肝癌、肺癌、前列腺癌。

5)抗艾滋病作用。

6)维持正常生育功能。

7)保护心血管和心肌的健康:GSH-px 可防止脂质过氧化引起心肌纤维坏死、心肌小动脉和毛细血管损伤。

8)有毒重金属的解毒作用:形成金属—硒—蛋白质复合物。

3.硒的缺乏与过量

(1)硒缺乏

1)克山病:心脏扩大,心功能失代偿,心衰,休克。克山病流行与自然环境有密切关系,多分布于中、低山区、丘陵地带及相邻的部分平原地区。

2)大骨节病:变形性骨关节病。

3)影响机体抗氧化能力和免疫功能。

(2)硒过多

地方性硒中毒:湖北恩施地区由于土壤中硒含量较高而引起的地方病,表现为头发变干、变脆、易断裂、皮肤损伤、肢端麻木、偏瘫。

4.硒的供给量与食物来源

1)供给量: RNI—50 μg;UL—400 μg。

2)食物来源:主要来源于海产品、肝、肾、肉类,植物性食物中含硒量随地域不同而异。

5.氟(Fluorine)

(1)氟的生理功能

部分取代骨骼中羟磷灰石的羟离子,形成氟磷灰石,维持骨骼和牙齿的结构稳定性。氟磷灰石可在牙齿表面形成氟磷灰石晶体保护层,抗酸性腐蚀。氟可改善龋齿并降低儿童和成年人的龋齿患病率。

(2)氟的缺乏与过量

氟缺乏可影响骨的形成,引起牙齿发育不全,或增加龋齿的发生率;过量氟可引起中毒,如氟骨症和氟斑牙。

(3)氟的供给量和食物来源

中国营养学会推荐:成年人氟的 AI 为 1.5 mg/d,UL 为3.0 mg/d。一般食物中氟含量较低,饮水是氟的主要来源,饮水中氟含量取决于土壤中氟元素水平。

6.其他微量元素

1)铜:与正常造血、促进结缔组织形成、维护中枢神经系统健康,以及促进正常黑色素形成和维护毛发正常结构等。

2)铬:加强胰岛素作用。

3)钼:主要参与形成黄嘌呤氧化酶及脱氢酶,与嘌呤代谢有关。

4)钴:参与维生素 $B_{12}$的构成。

## [思考题]

1. 能量的主要单位有哪些？并说明其换算关系。
2. 三大产能营养素的能量系数分别是多少？
3. 能量消耗的主要途径有哪些？
4. 如何确定能量需要量？
5. 根据营养价值可将食物蛋白质分为哪几类？
6. 什么叫必需氨基酸？哪些氨基酸是必需氨基酸？
7. 什么叫氨基酸模式？什么叫限制氨基酸？
8. 简述蛋白质互补作用的概念及其遵循的原则。
9. 何谓氮平衡？哪些人属于正氮平衡？
10. 食物蛋白质营养价值的评价包括哪几个方面？主要指标有哪些？
11. 简述膳食纤维的概念、分类、生理功能和主要食物来源。
12. 简述碳水化合物分类。
13. 简述碳水化合物的生理功能。
14. 什么叫必需脂肪酸？包括哪几种？必需脂肪酸的主要生理功能有哪些？
15. 按不饱和程度可将脂肪酸分为哪几类？不饱和脂肪酸如何命名？
16. 简述脂类的生理功能。
17. 维生素的共同特点是什么？脂溶性维生素和水溶性维生素各自的特点是什么？
18. 造成维生素缺乏的主要原因有哪些？
19. 分别阐述维生素 A、维生素 D、维生素 $B_1$、维生素 $B_2$、烟酸、维生素 C 的生理功能、缺乏病表现、营养评价指标和主要食物来源。
20. 如何计算视黄醇当量、α-生育酚当量、叶酸当量和烟酸当量？
21. 简述必需微量元素的概念及种类。
22. 分别阐述影响膳食钙、铁、锌吸收的因素。
23. 分别阐述钙、铁、锌的生理功能、缺乏与过量的表现、营养评价指标和主要食物来源。
24. 碘缺乏的危害有哪些？如何预防碘的缺乏？
25. 硒缺乏的危害有哪些？如何预防硒的缺乏？

# 第三章　食物营养与食品加工基础

## 第一节　食物营养价值

### 一、概述

食品营养价值是指食品中所含的能量和营养素满足人体需要的能力。它是一个相对概念,具有相对性。

**(一)食物营养价值的相对性**

谷类作为主要供能物质蛋白质含量不高,质量也不理想;大豆有较高的脂肪和蛋白质,但糖类相对较少;蔬菜水果有丰富的食物纤维、矿物质和某些维生素,但蛋白质较低;奶、蛋类铁含量也较低。

**(二)食物营养价值的评价**

1. 营养密度

营养密度是指食品中以单位能量为基础所含重要营养素(维生素、矿物质和蛋白质)的浓度。

营养密度 = 营养素重量单位/4.18 MJ(1 000 kcal)

注意与营养素密度这一概念的区别:营养素密度是指某营养素含量占 RNI 或 AI 的比值。

2. 营养质量指数(INQ)

INQ 指营养素密度与能量密度之比。而能量密度是指某食物能量含量与能量推荐量的比值。

INQ = 营养素密度/能量密度

3. 营养素的生物利用率

营养素的生物利用率的高低与食物营养价值密切相关。影响营养素的生物利用率的因素很多,主要有以下几个方面。

1)食物的消化率:不同食物来源的脂、糖、蛋白质,其消化率不同。

2)食物中营养素的存在形式的差异:如 $Fe^{2+}$ 与 $Fe^{3+}$。

3)食品本身的组成成分:如 VC 与铁、VD 与钙。

4)食品烹调加工方法:如炒大豆和豆腐。

5)机体的生理因素:怀孕后机体对钙、铁等营养素的吸收能力增强。

**(三)成酸性食品与成碱性食品**

1. 酸性食品

凡食物中含 S、P、Cl 等元素的总量较高,在体内经代谢最终产生的灰质呈酸性,称酸性食品。有肉、蛋、谷类,硬果中的花生、核桃、榛子,果中李、梅。

2. 碱性食品

凡食物中 K、Na、Ca、Mg 等元素含量较多,在体内经代谢最终产生的灰质呈碱性,称碱性食品。常见蔬菜、水果、豆类、牛奶,硬果中的杏仁、栗子、椰子等。

**(四)食物的血糖生成指数(GI)**

GI 是指碳水化物使血糖升高的相对能力。表示一定时间内含 50 g 有价值碳水化物的食品餐后血糖反映曲线下的面积与含等量碳水化物的标准食品餐后血糖反应曲线下的面积之比乘以 100 所得数值。计算方法如下:

$$GI=\frac{\text{进食 1 种食物 2 h 内血糖反应曲线下的面积}}{\text{进食等量的葡萄糖 2 h 内血糖反应曲线下的面积}}\times 100$$

食物可按 GI 的高低划分为高 GI、中 GI 和低 GI 食物。

1)高 GI:≥70。麦芽糖 108,胡萝卜 92,乳糖 90,玉米粥 80,土豆 80(新土豆 70),蜂蜜 75,大米 72;

2)中 GI:56~69。面包 69,糯米 66,香蕉 62,蔗糖 60;

3)低 GI:≤55。苹果 39,豌豆 33,牛奶 36,扁豆 29,果糖 20,黄豆 15。

## 二、谷类食品的营养价值

谷类是我国居民的传统主食,包括大米、小麦、玉米、小米、高粱、荞麦、燕麦等。

**(一)一般营养特点**

1)蛋白质:一般小麦 9%~12%,大米 6%~8%。

2)脂肪:含量 1%~3%,是甘油三酯和少量植物固醇和卵磷脂。

3)糖类:70%~80%,除淀粉外,还有糊精、戊聚糖、葡萄糖、果糖等。

4)无机盐:有 P、Ca、Fe、Cu、Zn、Se、Mn、Mo 等。

5)维生素:$VB_1$、$V_{pp}$较多,还有 $VB_2$、$B_3$、VE 等。

**(二)谷类的合理加工**

1)适度加工有利于食物的消化吸收,推荐吃标准米面:95 米、85 面。

2)合理储存:避光、通风、阴凉和干燥环境。

**(三)谷类的合理食用与烹调**

1)合理烹调:淘米避免过分搓揉,注意淘米次数、浸泡时间和水温,蒸饭、焖饭优于捞饭。

2)食粮混用:无机盐、维生素增加,蛋白质互补。

3)强化粮食:加 Lys 或 $VB_1$、$B_2$、$V_{pp}$、Ca、Fe 等。

**(四)常见谷类食物的营养价值**

1. 稻谷

世界上一半以上人口主要食用谷类。

(1)分类

稻谷分为籼稻和粳稻。

(2)营养特点

1)蛋白质:7% ~12%,香大米 12.7%,而红籼米 7.0%。缺 Lys 和苏氨酸。

2)碳水化物:约 77%,按直链淀粉可分为糯性、低、中和高含量几种类型;糯性稻米用于制糖、甜食和色拉调味汁;低直链淀粉用于婴儿食品、早餐食品和发酵米糕;中直链淀粉用于发酵大米饼;高直链淀粉用于制作米粉丝。

3)脂类:2.6% ~3.9%,包括游离脂、结合脂和牢固结合脂;以谷胚种含量最高,其次是谷皮和糊粉层,胚乳中含量极少;大米中只有 0.3% ~0.5% 的脂类。

4)其他营养素:VB 族主要分布于谷皮和米胚;糙米富磷、钾、硫、镁,还有钙、锌、锰、铁等矿物质。

2. 小麦

世界上种植最广泛的作物之一。世界 1/3 以上人口以小麦为主要食用谷类。

(1)分类

小麦按麦粒皮色可分为红皮麦、白皮麦和花麦。按麦粒质地可分为硬质小麦和软质小麦。

(2)营养特点

蛋白质一般 10% 以上,其麦胶蛋白和麦谷蛋白构成面筋复合物;碳水化物 74% ~78%;膳食纤维约 10%;脂类约 1.3%,含量与品种、土壤、气候等相关;维生素方面有较多 VB 族,如 $VB_1$、$V_{pp}$、$B_6$、泛酸;矿物质较丰富,如钙、镁、锰、铜等。

3. 玉米

种植面积及产量:仅次于小麦,居第二。

(1)分类

玉米分为黄玉米、白玉米、糯玉米和杂玉米。

(2)营养特点

蛋白质 6% ~9%(①BV < 大米、小麦;②赖氨酸低,色氨酸和苏氨酸低;③蛋氨酸比大米高);脂肪约 4%,含卵磷脂;胚脂肪 16% ~19%(油酸 36.5%、亚油酸 47.8%、亚麻酸 0.5%);碳水化物约 74%;维生素方面富含生育酚,烟酸为结合型,黄玉米含胡萝卜素,嫩玉米含 VC;矿物质方面钙、铁、锌、硒、磷丰富,黄玉米高于白玉米。

4. 小米

我国北方古老的种植作物。分粳小米(主食)和糯小米(糕点、粥饭)。

营养价值:蛋白质约 10%(色氨酸比一般谷物高);脂肪约 3%,比玉米高;碳水化物约 75%;维生素 $B_1$、$B_2$ 丰富,有少量胡萝卜素;含钙、铁、锌、硒、磷等矿物质,钙、铁比玉米、稻米高。

5. 荞麦

源于中国和亚洲北部,又名三角麦,分普通荞麦、鞑靼荞麦和有翅荞麦。

营养价值:蛋白质 9.3%,高于大米、玉米;脂肪 2.3%,低于玉米,高于大米和小麦粉;维

生素有 $VB_1$、$B_2$、$V_{pp}$和 VE 等,高于玉米和稻米。钙、铁、锌、硒、磷等矿物质高于玉米、稻米。

## 三、豆类及制品的营养特点

### (一)大豆

1)蛋白质约35%,黑豆36%,完全蛋白(Lys 丰富,缺蛋氨酸)。

2)脂肪约18%,油酸约34%,亚油酸约54%,亚麻酸约6%,磷脂丰富。

3)碳水化物约25%,淀粉含量极微,多为纤维素和可溶性糖,体内难消化,过多引起胀气。

4)富含 VB 族:$VB_1$ 较多,有 $VB_2$、$V_{pp}$、VE 等,干豆无 VC。

5)矿物质:富含钙、磷、钾、铁、锌、钼等,铁较高。

### (二)其他干豆

1)蛋白质中等,约20% ~25%,量、质不及大豆。

2)脂肪低0.5% ~2%,碳水化物55% ~60%。

3)复合 VB,缺胡萝卜素,干豆不含 VC。

4)含钙、磷、铁。

### (三)豆制品

1)未发酵豆制品:食物纤维↓,蛋白质消化率↑,部分 VB 族丢弃。

2)发酵豆制品:部分蛋白质分解,Glu 游离,$B_{12}$、$B_2$↑。

3)豆芽:发芽后 VC、$V_{pp}$增加。

### (四)豆类中的抗营养因子

1)蛋白酶抑制剂:抑制胰蛋白酶、糜蛋白酶、胃蛋白酶等。

2)植物红细胞凝集素:能凝聚人和动物血红细胞。

3)胀气因子:所含棉子糖、水苏糖不能消化,被大肠细菌分解产气。

4)抗维生素因子:生大豆中含抗维生素因子,有破坏多种维生素的作用,可加热消除。

5)植酸:对无机盐吸收不利。

6)皂角素:刺激胃肠道。

### (五)豆类合理食用

1)注意制备方法:其蛋白质消化率与制备方法有关。

2)利用豆类改进谷类蛋白质的质量。

3)并非多多益善:造成蛋白质过量、嘌呤较多。

## 四、蔬菜类的营养特点

蔬菜类的营养特点如下:

①糖类不高、蛋白质很少、脂肪更低。

②富含多种维生素:如胡萝卜素和 VC。

③丰富的无机盐:Ca、Mg、K、Cu、Fe、I 等。

④丰富的膳食纤维。

⑤含植物化学物，有特殊保健作用。

**（一）叶菜类营养特点（白菜、菠菜、油菜、韭菜、苋菜等）**

1）蛋白质1% ~2%，脂肪不足1%，碳水化物2% ~4%。

2）膳食纤维约1.5%。

3）维生素丰富：如胡萝卜素、VC、$VB_2$。

4）矿物质丰富，有钾、钠、钙、镁、锌、铜、锰等。

**（二）根茎类营养特点**

根茎类包括萝卜、胡萝卜、荸荠、藕、芋艿、山药、葱、蒜、竹笋等。

1）蛋白质1% ~2%，脂肪 <0.5%，碳水化物5% ~20%。膳食纤维低于叶菜，约1%。

2）维生素：VC以藕高；芋艿烟酸高；胡萝卜含胡萝卜素高。

3）矿物质：大蒜、芋艿和藕富含钙、镁、钾、锌、硒。

**（三）瓜茄类**

1）有冬瓜、南瓜、丝瓜、黄瓜、番茄、辣椒等。

2）水分高，营养素相对低。

3）蛋白质0.4% ~1.3%；脂肪微量；碳水化物0.5% ~3%。

4）膳食纤维1%左右。

5）胡萝卜素以南瓜、番茄、辣椒高；VC以辣椒、苦瓜较高。辣椒富含硒、铁、锌。

**（四）鲜豆类**

有毛豆、豇豆、四季豆、扁豆、豌豆等，营养素相对其他蔬菜高。

1）蛋白质2% ~14%，平均4%；脂肪在0.5%以下；碳水化物约4%；膳食纤维1% ~3%。

2）胡萝卜素普遍高，约200 μg/100 g。

3）有丰富的钾、钙、铁、锌、硒。其中：刀豆、蚕豆、毛豆富铁，蚕豆、豌豆、芸豆富锌，玉豆、毛豆、蚕豆富硒。

**（五）食用菌营养特点（蘑菇、银耳、木耳等）**

1）蛋白质丰富，约20%，含多种必需AA。

2）脂肪很低，约1%，但多由必需脂肪酸组成。木耳含磷脂类；香菌麦角固醇可形成$VD_2$。

3）碳水化物20% ~35%，以多糖为主，香菇多糖对小鼠肉瘤抑制率很高，可增强放化疗对胃癌、肺癌的疗效；银耳多糖可提高机体免疫力。

4）维生素：丰富的VB族，$VB_1$、$B_2$高。蘑菇富含胡萝卜素。

5）矿物质：丰富的钙、镁、铁、锌等多种矿物质。

**（六）藻类的营养特点**

1）蛋白质丰富，紫菜达28%，赖氨酸和胱氨酸丰富。

2）糖类丰富，海带、紫菜31% ~57%，岩藻多糖是海藻独特的黏液成分，有类似肝素的活性。

3）脂肪很少只有0.7% ~1%，但含亚油酸和亚麻酸。还有EPA，有的EPA占海藻脂肪的15% ~20%。

4）多种维生素：VA、$B_1$、$B_6$、$B_{12}$、$V_{pp}$、C等，紫菜富含胡萝卜素。

5）无机盐：钙、铁、锌、碘、镁、钾高。

6）膳食纤维丰富：3% ~9%。

7)海带:高碘,丰富的甘露醇(3% ~7%),大量烟酸,褐藻氨酸有降压作用。

**(七)蔬菜的合理烹调**

1)合理选择:丰富的维生素,一般叶部比根茎高,嫩叶比枯叶高,深色比浅色高。应选新鲜、色深的蔬菜。

2)合理加工与烹饪:①先洗后切;②洗好的蔬菜勿久放;③急火快炒;④加醋和加芡汁。

3)菌藻类合理利用:高营养和一定保健作用,如降血脂,补碘,预防肿瘤等。也要注意安全,如银耳易被酵米面黄杆菌污染引发中毒,海带含砷高,要多换水浸泡。

## 五、水果类的营养特点

**(一)种类**

鲜果、干果、坚果和野果,主要提供维生素、矿物质。

**(二)鲜果的营养特点**

1)蛋白质、脂肪均低于1%。

2)碳水化物6% ~28%,差异大。以单糖、双糖存在。

3)矿物质有钾、钠、钙、镁、铁、锌、硒、铜等,差异不大。

4)维生素:$B_1$、$B_2$ 不高;VC、胡萝卜素因品种不同而异。

5)干果 VC 损失大,但便于储存,有一定食用价值。

**(三)坚果类的营养特点**

1. 食用特点

多不经烹调直接食用。但常制成煎炸、焙烤食品,作为日常零食。也用于糖果、糕点。低含水量,高能量,富含各种矿物质和 VB 族。属于碱性食品。

2. 一般营养特点

1)蛋白质12% ~22%,西瓜子和南瓜子达30%。澳洲坚果缺乏色氨酸,榛子和杏仁缺乏含硫氨酸,巴西坚果富含蛋氨酸,瓜子富含硫氨酸,蛋白质生物价较低,宜混合食用。

2)脂肪含量高,约40%,澳洲坚果约70%,能量高。富含 MUFA,榛子、澳洲坚果、杏仁、美洲山核桃和开心果约为57% ~83%。葵花子、核桃、西瓜子富含亚油酸。核桃、松子富含亚麻酸。

3)碳水化物:富油脂坚果多在15%以下,富淀粉坚果可达70%。

4)膳食纤维:丰富,9%左右,还有低聚糖和多糖类。

5)维生素:富 VE 和 VB 族,如 $B_1$、$B_2$、$V_{pp}$、$B_{11}$。富油脂的坚果 VE 高,杏仁 $B_2$ 特别高。

6)矿物质:富油脂坚果矿物质高于富淀粉的坚果。富钾、镁、磷、钙、铁、锌、铜等,钠低。

①核桃:蛋白质14.9%,缺蛋氨酸和赖氨酸;脂肪58.8%,PUFA 丰富,富磷脂;碳水化物19.1%;膳食纤维9.5%;富 $VB_1$、$B_2$、VE、铁和镁等。

②花生:蛋白质24.8%,精氨酸和组氨酸含量高,缺异亮氨酸、蛋氨酸;脂肪44.3%,磷脂丰富;碳水化物21.7%;膳食纤维5.5%;富 $VB_1$、$B_2$、$V_{pp}$、VE、胆碱和铁。

③芝麻:富含蛋白质和油脂,蛋氨酸丰富,缺 Lys,富亚油酸;铁、钙、锌、$VB_2$ 和 VE 丰富;含芝麻木聚糖。

**(四)野果类**

一般富 VC、有机酸和生物类黄酮。

1)沙棘:又名醋柳,富 VC(1 000 ~2 000 mg)、胡萝卜素和 VE 等。

2)金樱子:又叫野蔷薇果,VC 为 1 500 ~3 700 mg。

3)猕猴桃:野生猕猴桃 VC 为 700 ~1 300 mg,比中华猕猴桃高 10 倍以上,含生物类黄酮。

4)刺梨:VC 约 2 585 mg,生物类黄酮为 6 000 ~12 000 mg。

5)番石榴:VC 约 358 mg,胡萝卜素 0.05 mg 和 $VB_2$ 0.44 mg。

**(五)水果的合理利用**

1)丰富的矿物质和维生素,大量生物活性成分。

2)食用要合理选用:如梨润肺去燥,适宜肺结核、急慢性气管炎和上呼吸道感染者有辅疗作用,但对胃寒及脾虚泄泻者则不宜。枣可增强机体抵抗力,对体虚乏力者适合,但对龋齿疼痛、大便秘结者不宜。杏仁中杏仁苷、柿子中柿酚等,可引起贫血等。

3)合理储藏:水果水分高,易腐烂,宜冷藏;坚果耐储藏,但含油坚果不饱和脂肪酸高,应干燥、阴凉、密封储藏。

## 六、畜禽肉的营养特点

**(一)畜肉营养特点**

1)蛋白质:占 10% ~20%,与动物种类(牛肉 20%、羊肉 11%、猪肉 9.5%)、年龄及肥瘦有关。

2)脂肪:猪肉平均约 59%、羊肉 28%、牛肉 10%;以饱和脂肪较多,有少量卵磷脂和胆固醇(100 ~200 mg/100 g),内脏含大量胆固醇和嘌呤。

3)维生素:瘦肉含 $VB_1$、$B_2$、$V_{pp}$,尤其是 $VB_1$ 高,基本不含 VA、VC;肝脏富含 VA 和 B 族维生素。

4)无机盐:与肥瘦有关,瘦肉含无机盐多,有 P、K、Na、Mg、Cl、Fe、Zn 等,消化吸收率高于植物食品。

5)含氮化合物:肌溶蛋白、肌肽、肌酸、肌酐、嘌呤碱和少量氨基酸。

**(二)禽类营养特点**

1)蛋白质:约 10% ~20%;较畜肉细嫩易消化。其中:鹅 10%、鸭 16.5%、鸡 21.5%。

2)脂肪:含量差异大,鸡肉约 2.5%,而肥鸭、鹅可达 10% 或更多。但亚油酸丰富(20%),营养价值高于畜肉脂肪。

3)维生素丰富:VB 族与畜肉接近,$V_{pp}$高;并含 VE,内脏富 VA、$VB_2$。

4)无机盐:钙、磷、铁高于畜肉。

5)含氮浸出物:与年龄有关。

**(三)畜禽肉的合理利用**

1)蛋白质营养价值高,可与谷类搭配食用。

2)畜肉脂肪(特别是饱和脂肪酸)和胆固醇高,过多可引起肥胖和高脂血症。

3)内脏富维生素($B_2$、VA)和矿物质,可适当选择。

## 七、蛋类及蛋制品

**(一)一般营养特点**

1)蛋白质:13% ~15%,赖、蛋氨酸高,富半胱氨酸,为完全蛋白质,BV 很高。

2）脂肪：11%～15%，在蛋黄中，蛋清几乎不含脂肪。乳融状，易消化吸收；富磷脂和胆固醇。

3）无机盐：主要存在于蛋黄中，有P、Mg、Ca、S、Fe、Cu、Zn等，钙不及牛奶多，但铁高于牛奶。

4）维生素：集中于蛋黄，有VA、VD、$VB_2$和少量$VB_1$、$V_{pp}$。

**（二）咸蛋**

10%盐水泡制（或黏土），成分与鲜蛋同。

**（三）松花蛋**

制作时加碱，使蛋清呈暗褐透明。VB族维生素被破坏，VA、VD与鲜蛋接近。

**（四）鸡蛋的消化与烹调**

1）煮熟后易消化，蒸蛋消化率90%以上、炒蛋87%、生蛋60%。

2）生蛋清含抗生物素蛋白（卵白素），可使VH失活，含胰蛋白酶抑制剂，妨碍蛋白质消化吸收。

3）不宜过度加热：蛋白质过分凝固变硬，影响食欲及消化吸收；还可使半胱氨酸部分分解产生硫化氢，与蛋黄中铁结合形成黑色的硫化铁，可在蛋黄表面形成青黑色。

4）未经消毒不卫生。

## 八、水产品

水产品包括鱼、虾、蟹、贝类。

**（一）鱼类**

1）鱼类包括海鱼和淡水鱼。

2）蛋白质（15%～20%），Lys丰富，较畜肉鲜嫩易消化。

3）脂肪（1%～10%），PUFA达60%以上，含DHA、EPA。

4）碳水化物低（1.5%以下），主要是糖原，还有黏多糖类，如硫酸软骨素、肝素和透明质酸等。

5）维生素丰富，富VB族。鳝鱼$VB_2$高，海鱼肝含VA、VD。VC很低。

6）无机盐（1%～2%），高于畜肉，富K、Ca、Fe、Mg、Zn。海鱼富碘。

**（二）珍贵水产品**

珍贵水产品包括鱼翅、海参等，蛋白质达75%～80%，但缺乏色氨酸。

**（三）软体动物**

分双壳类和无壳类软体动物：①双壳类有蛤类、牡蛎、贻贝、扇贝等；②无壳类有章鱼、乌贼等。

营养特点：

1）脂肪和碳水化物低。

2）蛋白质约15%，色氨酸、酪氨酸比牛肉、鱼肉高，海螺、毛蚶和杂色蛤等贝类含牛磺酸丰富。

3）硒、锌、碘、铜、锰、镍等微量元素丰富。

4）维生素较多。

**（四）鱼类合理利用**

防止食物中毒：河豚鱼有极强毒素，特别是卵、卵巢、肝脏和血液。青皮红肉鱼，如鲐鱼、金枪鱼，组氨酸高产生大量组胺引起中毒。

## 九、乳和乳制品的营养特点

### （一）乳类营养特点

1）蛋白质：平均3%，其中：酪蛋白86%、乳白蛋白11%、球蛋白3%。消化率约88%。

2）脂肪：约3%，熔点低，易消化，吸收率98%。胆固醇13 mg，磷脂20～50 mg，含脂溶性维生素。

3）碳水化物：乳糖4.5%。

4）无机盐：丰富，含婴儿生长所需几乎全部无机盐，特别是钙、磷、钾，但缺铜缺铁。

5）维生素：VA、D、$B_1$、$B_2$ 等，还有 VH、$VB_6$、$B_{11}$ 和 $B_{12}$，极少量 VC。

6）含酶类、有机酸、生理活性物质等。

### （二）乳制品

1）浓缩乳或淡炼乳：鲜牛奶去掉一半水分制成，比牛奶易消化（$B_1$、赖氨酸损失），营养与鲜奶基本相当。

2）甜炼乳是鲜牛奶浓缩和加大量蔗糖制成。

3）全脂奶粉是鲜奶去水分后制成。脂肪、蛋白质均比鲜奶易消化，但赖氨酸利用率较低。

4）脱脂奶粉是去掉奶油的牛奶，失去脂溶性维生素。一般供腹泻婴儿或需要少油膳食的患者食用。

5）酸奶是全脂或脱脂鲜奶加乳酸菌发酵制成，易消化，适于缺乏胃酸者、乳糖不耐症患者。

6）干酪是在原料乳中加适量乳酸菌发酵剂或凝乳酶使蛋白质凝固，并加盐压榨排出乳清而成。

### （三）乳类的合理利用

1）严格消毒灭菌：常用消毒方法有巴氏灭菌法、煮沸法等。

2）储存：避光以保护 VB 族和 VC。

3）饮用量：适宜量200～400 mL/d；<500 mL/d。

4）不宜与含鞣酸的浓茶、柿子同食。

## 十、调味品及其营养价值

调味品是指以粮食蔬菜为原料，经发酵、腌渍、水解、混合等工艺制成的各种用于烹调调味和食品加工产品及各种食品添加剂。

①发酵调味品：以谷类、豆类为原料，酿造发酵而成，有酱油、食醋、腐乳、豆豉、料酒等。

②酱腌菜类：酱渍、糖渍、糖醋渍、糟渍、盐渍等。

③香辛料类：辣椒、胡椒、葱蒜等制品。

④复合调味料类：开胃酱类、风味调味料类等。

⑤其他调味品：盐、糖、酵母浸膏、香菇浸出物等。

⑥各种食品添加剂：味精、酶制剂、柠檬酸等。

**（一）酱油及酱类调味品**

以小麦、大豆及其制品为原料酿制而成，以大豆为原料制作的酱蛋白质可达11%左右，以小麦为原料的甜面酱蛋白质含量在8%以下。

1）有少量还原糖和糊精、多种脂类、醛和有机酸。

2）一定量VB族。

3）酱油NaCl在12%~14%，酱类7%~15%。

4）酱油：脱脂大豆或豆饼加小麦或麦麸酿造而成。少量蛋白质、维生素和矿物质；供能及营养方面无实际意义，用于调色调香。

**（二）食醋**

按原料分为粮食醋和水果醋。

1）谷类淀粉或果实、酒糟等经醋酸菌发酵而成。

2）醋中蛋白质、脂肪和碳水化合物都不高。

3）含醋酸3%~4%，NaCl 3%左右，少量乳酸、乙醇、糖、脂和氨基酸等，调味促食欲。

4）水果醋含酸量约5%。

**（三）味精和鸡精**

1. 味精

味精多以粮食为原料，经微生物发酵制成。以谷氨酸单钠盐存在时鲜味最强（pH6.0左右），二钠盐则失去鲜味（pH <6 鲜味下降；pH >7 失去鲜味）。

2. 鸡精

鸡精含味精、鲜味核苷酸、糖、盐、肉类提取物、蛋类提取物、香辛料和淀粉等。可增加鲜味的浓厚和饱满度。

**（四）食盐**

1）最基本味，最纯正的咸味是NaCl。

2）正常人推荐量6 g/d。

①主要成分NaCl，粗盐有少量Ca、Mg、K、I，海盐碘较多，精盐较纯。

②高血压、心脏病、肾脏疾病患者应限制。

③咸味和甜味可相互抵消；酸味可强化咸味。

**（五）糖和甜味剂**

1）食糖：蔗糖（99%纯碳水化物）只供能，缺乏其他营养素；红糖（94%碳水化物）未精炼，有铁、铬及少量其他无机盐。

2）蜂蜜：碳水化物约80%（果糖为主）；少量VC、$B_2$、$B_{11}$；少量无机盐（Ca、Fe、K、Cu、Mn）、多种酶。

## 十一、食用油

**（一）分类**

植物油和动物油。

### （二）一般营养特点

1）甘油三酯，高能食品。

2）植物油含不饱和脂肪酸高，熔点低，易消化吸收；植物油富VE、少量钾、钠、钙等。

3）动物油以饱和脂肪酸为主，熔点高，消化吸收率不如植物油。

4）黄油来自牛奶，含其他植物油脂缺少的VA、VD。

### （三）油脂的合理利用

1）动物脂富含饱和脂肪酸，大量食用不利健康。植物油是必需脂肪酸的主要来源。

2）合理储存：特别是植物油脂，要防止脂肪酸败。

### （四）常用油脂

1. 豆油

1）脂肪酸：棕榈酸10%～12%；油酸22%～25%，亚油酸50%～55%；亚麻酸7%～9%。

2）富含VE 60～110 mg/100 g。

2. 菜籽油

脂肪酸：棕榈酸2%～5%；硬脂酸1%～2%，油酸10%～35%，亚油酸10%～20%；亚麻酸5%～15%；芥酸25%～55%（芥子苷1%～2%，曾发现引起心肌脂肪沉积，谨慎对待）、花生四烯酸7%～14%。

3. 花生油

1）脂肪酸组成独特：6%～7%长链脂肪酸（20、22、24烷酸），在低温下呈半固体或固体；少量磷脂。

2）良好的氧化稳定性：作为煎炸用油、制造起酥油、人造奶油或蛋黄酱。

4. 玉米油（玉米胚芽油或粟米油）

脂肪酸：饱和脂肪15%，不饱和脂肪85%（棕榈酸10%～12%，硬脂酸2%～3%，油酸25%～30%，亚油酸55%～60%，亚麻酸2%以下），富含VE。

5. 芝麻油

1）饱和脂肪20%，不饱和脂肪80%（棕榈酸9%，硬脂酸4%，油酸40%，亚油酸46%，亚麻酸很少）。

2）VE不高，1%芝麻酚、芝麻素。

6. 葵花子油

脂肪酸：饱和脂肪15%，不饱和脂肪85%（棕榈酸7%，硬脂酸2%～3%，油酸14%～17%，亚油酸65%～78%，亚麻酸2%以下）。

富含VE 100 mg/100 g。含抗氧化成分绿原酸。

## 十二、其他食品

### （一）酒

酒由制酒原料中的碳水化合物经酿造发酵而成。

1）烈性酒有白酒（40%～60%）。

2)发酵酒有黄酒、葡萄酒、啤酒、果酒等,酒精 < 15%。

(二)茶与咖啡

咖啡是由咖啡豆经焙烤碾磨而成,含咖啡碱、鞣酸及丰富钾盐,有兴奋及利尿作用。

(三)可可及巧克力(均来自可可豆)

1)苦味巧克力:可可豆经处理磨碾成稠汁,凝成块状的可可豆脂,即苦味巧克力,脂肪高。

2)牛奶巧克力:在可可豆脂中加牛奶、蔗糖制成,含较多脂肪和糖,为高能食品。

3)可可粉:可可豆脂去掉一半脂肪制成,作为调味料加于牛奶、点心、饮料中以增加香味,脂肪低。

# 第二节 保健食品

## 一、七分食疗,三分药治

自古以来,就有利用天然动植物制作“食疗”来强身健体和防病治病的营养保健事实,并传承到现在以“药膳”为主的养生方式,而现代社会的“营养保健品”比“药膳滋补”更具多样性。一般意义的药膳食疗通常指食物本身形态的直接食用或烹饪,而营养保健品更多是经科学试验和分离提纯精制,获得的功能明确、受众性更强的深加工食品。

## 二、现代营养学诞生的特殊营养食品

(一)治疗性食物

由医生开具的、含适合特殊疾病辅助治疗营养需要的食物,如:苯丙酮。酸尿症的患者食用不含苯丙氨酸的食物,糖尿病食物(低脂、低盐、低糖)并非适用普通大众保健需要,不会在商店及超市销售。

(二)膳食补充剂(Dietary Supplements)

由美国食品与药品管理局(Food and Drug Administration, FDA)规定的,一种旨在补充膳食的产品(而非烟草),它可能含有一种或多种如下膳食成分:维生素、矿物质、草本(草药)或其他植物、氨基酸、用以增加每日总摄入量来补充膳食的食物成分,或以上成分的一种浓缩物、代谢物、成分、提取物或组合产品等。

几十年来,FDA 对膳食补充剂大多是按照普通食品进行管理的,以确保产品安全、完善,标识真实,不会误导消费者。重要的一点,FDA 根据 1958 年《美国联邦食品、药品和化妆品法》(Federal Food, Drug, and Cosmetic Act, FD&C Act)有关食品添加剂补充条款对每一种新食物成分的安全性进行评价,包括膳食补充剂的成分。膳食补充剂的食物成分,不需像其他新食物成分或食物成分的新功用那样,进行上市前的安全性评价,但它们必须符合有关的安全性要求。膳食补充剂形式多种:片剂、胶囊、凝胶、液态饮料等。

**(三)保健食品**

常称为"healthy food""functional food",在我国经国家食品药品监督管理局批准生产和销售的保健食品,系指具有特定保健功能的食品。既适用于特定人群食用,具有调节机体功能,不以治疗为目的的食品。所以欲申报保健食品的产品,必须具有3种属性:①食品属性;②功能属性,具有特定的功能;③非药品属性。除了以上具有特定功能的食品可以申报保健食品外,营养素类产品也纳入了保健食品的管理范畴,称为营养素补充剂。如以维生素、矿物质为主要原料的产品,以补充人体营养素为目的的食品,可以用以申报保健食品。获得认定的保健食品会颁发一个"国食健字"号(1998年前是"卫食健字"号,当时由国家卫生部负责保健食品管理),消费者在购买保健食品时,应观察产品包装上是否有以上字样和文号。

1. 保健食品的申报流程(见图3.1)

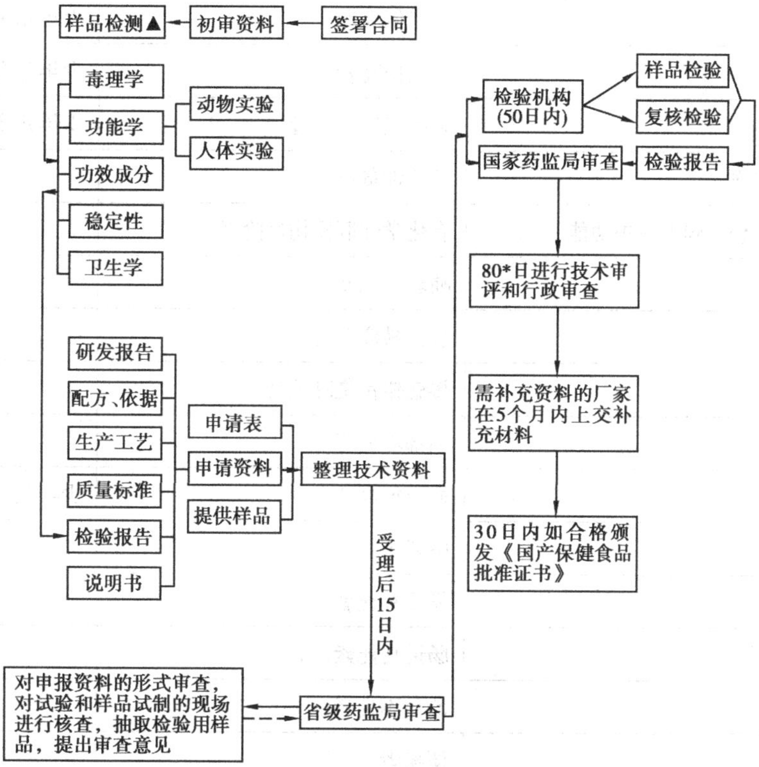


备注:

▲ 样品检测周期根据产品功能的不同,检验项目的差异而定,一般检验周期需120~180个工作日。

* 需要补充资料的注册申请,其审查时限在审查时限的基础上延长30个工作日。延长审查时限,从收到最后一次补充资料之日起开始计算。

**图3.1　国产保健食品申报流程图**

2. 保健食品的功能和相关适宜提示(见表3.1)

表3.1 保健功能及适宜人群

| 保健功能 | 适宜人群 | 不适宜人群 |
|---|---|---|
| 增强免疫力 | 免疫力低下者 | |
| 抗氧化 | 中老年人 | 少年儿童 |
| 辅助改善记忆 | 需要改善记忆者 | |
| 缓解体力疲劳 | 易疲劳者 | 少年儿童 |
| 减肥 | 单纯性肥胖人群 | 孕期及哺乳期妇女 |
| 改善生长发育 | 生长发育不良的少年儿童 | |
| 提高缺氧耐受力 | 处于缺氧环境者 | |
| 对辐射危害有辅助保护功能 | 接触辐射者 | |
| 辅助降血脂 | 血脂偏高者 | 少年儿童 |
| 辅助降血糖 | 血糖偏高者 | 少年儿童 |
| 改善睡眠 | 睡眠状况不佳者 | 少年儿童 |
| 改善营养性贫血 | 营养性贫血者 | |
| 对化学性肝损伤有辅助保护功能 | 有化学性肝损伤危险者 | |
| 促进泌乳 | 哺乳期妇女 | |
| 缓解视疲劳 | 视力易疲劳者 | |
| 促进排铅 | 接触铅污染环境者 | |
| 清咽 | 咽部不适者 | |
| 辅助降血压 | 血压偏高者 | 少年儿童 |
| 增加骨密度 | 中老年人 | |
| 营养素补充剂 | 需要补充者 | |
| 调节肠道菌群 | 肠道功能紊乱者 | |
| 促进消化 | 消化不良者 | |
| 通便 | 便秘者 | |
| 对胃黏膜有辅助保护功能 | 轻度胃黏膜损伤者 | |
| 祛痤疮 | 有痤疮者 | 儿童 |
| 祛黄褐斑 | 有黄褐斑者 | 儿童 |
| 改善皮肤水分 | 皮肤干燥者 | |
| 改善皮肤油分 | 皮肤油分缺乏者 | |

3. 常见的保健食品功效成分

(1)三萜酸

三萜酸中的熊果酸(ursolic acid)及齐墩果酸(oleanolic acid)在植物界中较广泛地存在。前者在栀子、芦笋、车前草、女贞子、泽兰等中草药中存在,后者在女贞子、甜菜、楤木、木瓜等中草药中。它们具有抗突变、预防癌症、护肝降酶、抗炎等多方面的活性。它们又可与糖结合形成多种三萜皂苷。甘草中所含的甘草次酸(glycyrrhetinic acid)具有肾上腺皮质激素样作用,有抗炎、抗肿瘤等多种活性。其苷即甘草甜素(glycyrrhizin)是甘草甜味的物质基础,也具有甘草次酸相似的作用。灵芝中含有一系列三萜酸,是灵芝的主要生理活性成分,如灵芝酸A、B、C、D等(ganoderic acid)具有明显的保护肝脏作用,灵芝酸F有很强的抑制血管紧张素酶的活性。另外茯苓中所含的茯苓酸和泽泻中的三萜类成分也具有生物活性。淡竹叶中三萜类成分主要有芦竹素(arundoin)和白茅素(cylindrin)。淡竹叶的主要药理作用有解热、抑菌、利尿作用。动物实验表明有升高血糖的作用。白茅根中也含有芦竹素和白茅素,具有止血和利尿的作用。

(2)维生素E

维生素E是生育酚和三烯生育酚及其衍生物的总称,广泛地存在于植物油、全谷类、小麦胚芽、糙米、坚果和其他食物中,沙棘的果肉中也含有丰富的维生素E。它是公认的强抗氧化剂,被称为抗御血脂过氧化的第一道防线,有抗衰老、预防癌症、防治心脏病、提高机体免疫力、健脑以及有益于糖尿病患者等多方面的作用,因而受到广泛的重视。具有维生素E生理活性的生育酚和三烯生育酚类共有八种化合物,主要区别在于苯环上甲基取代的数量和位置的不同。其中生物活性最高、天然界分别最广的为α-生育酚。

(3)皂苷

皂苷为糖苷化合物,主要有三萜皂苷和甾体皂苷。其非糖部分被称为皂苷元。三萜皂苷是植物界分布最广含量最多的皂苷,其苷元主要是五环三萜和四环三萜类。由于取代和构型的不同,三萜苷元的数量很大。它们常常作为滋补强壮的作用活性存在于保健中草药中,最为著名的是人参、西洋参和三七中所含的各种人参皂苷(ginsenosides)、绞股蓝皂苷等。甾体皂苷的数量和分别明显少于三萜皂苷,在薯蓣、黄精、玉竹、薤白、知母、麦门冬和蒺藜等中药中存在,通常具有壮阳、防癌、调节血脂和调节血糖等方面的功能。已知的甾体苷元已超过100种,其中多数为螺旋甾烷或呋甾烷,其余为胆甾烷。另外还有一类以甾体生物碱为苷元的皂苷,其分布有限,绝大部分分布于茄科,包括常用蔬菜马铃薯、西红柿、茄子等。许多含皂苷的植物作为食物有很长的历史,如大豆、豌豆、燕麦、大蒜、马铃薯、洋葱、薯蓣等。皂苷具有多种药理作用,如人参皂苷具有中枢神经调节作用、调节血压作用、降血脂作用、抗肿瘤作用等。柴胡皂苷D具有抗病毒、抗炎、抗肝损害作用。由于植物中的皂苷成分非常复杂,单一成分较难分离,很多皂苷的明确构效关系还很难确定。根据皂苷的功效和作用,可将常用的皂苷的中草药归类如下:

①滋补强壮功能:人参、刺五加、绞股蓝、珠子参、山药、黄精、黄芩、麦冬、玉竹、山茱萸、牛膝。

②镇静安眠:大枣、酸枣仁、百合、远志、合欢皮。

③调节血糖:刺五加、木鳖子、楤木、远志。

④抗溃疡:甘草、绞股蓝、金盏花、三七。

⑤抗炎:甘草、积雪草、金盏花。

⑥免疫调节:人参、刺五加、黄芪、楤木、金盏花。

⑦调节血脂:人参、楤木、金盏花、葫芦巴、薤白。

⑧保肝:柴胡。

(4)胡萝卜素类

胡萝卜素类作为色素存在于食用植物中,例如:胡萝卜、番茄,以及沙棘果实中均有大量存在。其中,沙棘果实所含的胡萝卜素成分可达3%以上。最常见的β-胡萝卜素在体内和体外实验中,以及在人群干预试验中,均被证实具有预防肿瘤的作用。枸杞子中含有丰富胡萝卜类成分,特别是鲜枸杞果中胡萝卜素的含量可高达19.6 mg/100 g,同时还含有其他胡萝卜素类物质如酸浆果红素(physalien)、玉蜀黍黄素(zanxanthin)、隐黄素(crytoxanthin)等。这些色素类成分与枸杞的明目功效有直接的联系。覆盆子中也含有丰富的胡萝卜素类成分。

(5)简单萜类

药食两用的紫苏叶、高良姜、姜、益智仁、丁香、薄荷、小茴香、八角茴香、砂仁、肉桂以及一些调香料中均有存在。其中有些成分具有生理活性。例如:小茴香挥发油中所含的反式茴香脑可以升高白细胞。薄荷中的薄荷醇(薄荷脑,menthol)具有抗炎、清凉、止痛、祛痰等多种作用,在保健食品中广泛应用。紫苏叶中的紫苏醛(perillaaldhyde)具有镇静、抗真菌等方面的作用。八角中的茴香醛也具有抑制真菌的作用。富含挥发油的品种还有玫瑰花、代代花、金银花、藿香、香薷等。

萜类挥发油具有抑制肿瘤的作用,体现在延长肿瘤潜伏期、减少癌变发生等方面。具有代表性的萜类化合物主要有:①柠檬烯(limonene),在柠檬、柑橘、豆蔻、花椒、芹菜子、茴香、佛手、杜鹃、莳萝、薄荷、代代花等植物中存在;②桉树脑(eucalyptol),在橄榄、迷迭香、麝香草、罗勒、熏衣草等植物以及桉树油中存在;③左旋葛缕酮(carvone),在薄荷、莳萝、茵陈篙、白豆蔻等植物中存在。香薷全草含挥发油2%,其中香荆芥酚(carvacrol)的含量达到70%。香薷含挥发油含量可达2%,其中主要有广藿香醇、广藿香酮和广藿香烯。广藿香挥发油具有调节肠胃功能的作用,刺激肠胃运动、促进肠胃分泌解除痉挛等。对病源微生物广藿香挥发油也具有很好的抑制作用。菊花传统上具有清热、平肝明目、解毒的功效。菊花的挥发油含量约为1.5%,主要成分有龙脑、樟脑、菊油环酮(chrysanthemon)等。野菊花所含挥发油的含量在0.55%~2%,主要成分有侧柏酮、龙脑、樟脑等。野菊花具有抗病源微生物、降低血压、降血脂等方面的作用。丁香花的挥发油含量很高,一般在16%以上,其中丁香酚(eugenol)的含量为70%~85%,其他主要成分还有乙酰丁香酯(acetyleugenol)和葎草烯(humulene)等。丁香具有健胃、抗溃疡、镇痛、抗炎、抗缺氧、抗菌等作用。母菊又称洋甘菊(matricaria recutita L.),为欧洲常用草药,多用于保健食品和化妆品中。此品种现在国内上海、江苏等地有栽培,已成为生长良好的归化植物。其药用部位头状花序含挥发油可高达1.9%。挥发油呈蓝色,其中主要成分为蓝香油奥(chamazulene)和α-甜没药萜醇(α-bisabolol)。蓝香油奥并不是植物本身所含的成分,它是在水蒸气蒸馏过程中,由无色母菊素(Matricin)转化过来的。母菊挥发油具有明显的抗炎解痉、抗真菌、抗病毒和抗溃疡作用。由于母菊挥发油具有消炎、抗组织胺、抗透明质酸的作用,能降低毛细血管的通透性,被广泛用于化妆品特别是婴幼儿护肤用品中。

(6)类黄酮

类黄酮是指具有 $C_6$-$C_3$-$C_6$ 基本构造的酚类化合物，根据其中央的吡喃环的不同取代和氧化水平，又分为黄酮(flavone)、黄酮醇(flavonols)、异黄酮、黄烷酮、花青素、二氢黄酮。类黄酮常与糖相接形成糖苷。又报道记载的天然黄酮超过 6 000 种，其存在形式包括游离形式、糖苷和其他衍生物。

①黄酮。常见的如木樨草素(luteolin)和芹菜素(apigenin)在高等植物中分布十分普遍。前者在金银花等植物中存在，具有抗菌、抗炎、调节血脂、祛痰等多种活性。后者在芹菜中存在，有利尿、调节血压、抗菌、消炎等方面的作用；②黄酮醇(flavonols)。也是在高等植物中广泛分布的成分，特别是木本植物中。常见的有槲皮素(quercetin)，山奈酚(kaemferol)及杨梅素(myricetin)等。槲皮素具有很好的抗氧化作用及其他生理活性。它们与糖结合形成多种黄酮苷，存在于菠菜、侧柏叶、鱼腥草等植物中，有调节血糖、抗病毒、抗炎等多方面的作用。银杏中的黄酮主要以山奈酚、槲皮素和异鼠李素(isorhamnetin)作为苷元，具有改善血液循环、调节血脂等方面的作用。此外，沙棘、蒲黄等含有的黄酮也均具有改善血液循环等方面的作用。槐米、槐花中含量较高的芦丁，即槲皮素-3-位葡萄糖苷，小蓟中也含有芦丁，它们均具有止血、抗炎、强心等作用；③黄烷酮。橘类黄酮属于黄烷酮在橘皮、青皮、枳壳、枳实、香橼、柠檬等植物中广泛存在。此类黄酮具有解痉挛、升血压、抗溃疡、祛痰抗炎等方面作用；④异黄酮。异黄酮由于其具有很好的保健功能，已成为目前国际上广泛注意的热点之一。已知的异黄酮超过 1 000 种，其中金雀异黄素(genistein)、芒柄花素(formononetin)、大豆苷元(daidzein)、鸡豆黄素(biochanin)为 4 种具有明确的雌激素样作用的异黄酮苷元，动物试验证明异黄酮与雌二醇一样，能阻止切除卵巢后骨矿物质密度降低。此外，还具有抗氧化作用，可抑制 LDL 胆固醇的氧化；促进钙离子在细胞内潴留，抑制破骨细胞的活性，金雀异黄素在体外和体内均具有显著的抗肿瘤活性。异黄酮主要分布在豆科植物中，如黄豆中含有很高的大豆苷元、金雀异黄酮为苷元的异黄酮苷，这些糖苷在小肠上端被吸收，由肠道微生物水解成苷元起作用。豆科植物红三叶草(frifolium pratense)是一种优质的牧草，它含有较高含量的上述 4 种异黄酮，是一种很好的异黄酮来源，也是国际上异黄酮研究和开发的重点。

葛根是一种常用的药食两用品种，也是一种豆科植物，其中所含的异黄酮含量可高达 15%，其中主要成分为葛根素(puerarin)、大豆苷(daidzin)以及大豆苷元，其中葛根素是以大豆苷元为苷元的 8 位接葡萄糖的碳苷，大豆苷为大豆苷元的 7 位葡萄糖苷。此外，葛根还含有金雀异黄素、芒柄花素，以及葛根苷 A、B 等多种异黄酮苷。葛根总黄酮具有调节心脏功能和代谢，扩张冠状血管和脑血管，降低血压、降低血糖、调节血脂、解毒、解酒等作用，是一种很好的开发保健食品的品种。豆科植物补骨脂除了含有香豆精类、查耳酮类等有效成分，也含有异黄酮成分如新补骨脂异黄酮(neobavaisoflavone)、补骨脂异黄酮(corylin)等。补骨脂具有雌激素样作用、抗衰老、强心等方面的作用。中药射干是鸢尾苷、鸢尾苷元、野鸢尾苷、野鸢尾苷元、鸢尾异黄酮等多种成分、射干除了具有抗炎解热等作用外，在体外试验中也表现出结合雌激素受体的作用。

(7)苯丙基类化合物

苯丙基类化合物包括香豆素、木脂素等。①香豆素(coumarins)。香豆素分为简单香豆素包括双分子和三分子香豆素的聚合物，呋喃香豆素、吡喃香豆素。简单香豆素一般具有抗炎、消肿、解痉挛、镇静、抗菌等作用。伞花内酯(umbelliferone)存在于芸香、柚皮、花椒等植物中，具有抗菌、降压、抗肿瘤作用。花椒中还含有脱肠草素(herniarin)。花椒中所含的香柑内酯

(bergapten)和补骨脂所含的补骨脂内酯(psoralen)是典型的呋喃香豆素,它们均对皮肤有光敏活性和抗菌作用。花椒中还含有吡喃香豆素花椒内酯;②木脂素。木脂素是由2分子或3分子苯丙基以不同形式聚合而成的一类化合物。白藜芦醇(resveratrol)存在于葡萄皮及籽中,酿制的葡萄酒中含有白藜芦醇,有抗氧化和预防肿瘤的作用。土大黄苷(rhaponticin)有调节血糖的作用。厚朴中的厚朴酚(magnolol)具有很强的抗菌作用。五味子中所含的木脂素高达10%以上,其中主要有五味子素(schisandrin)、去氧五味子素(deoxyschisandrin)、五味子乙素(wuweizisu-B)等20余种。五味子木脂素具有明确的降酶保肝、抗氧化、中枢镇静、调节血压等多种作用。黑芝麻中含芝麻素(sesamine)和芝麻林素(sesamolin)等木脂素,黑芝麻具有降血糖、抗衰老、降血脂等方面功能;③酚酸成分。此类成分包括咖啡酸(caffeic acid)、阿魏酸(ferulic acid)、迷迭香酸(rosmarinic acid)、丹酚酸(salvinolic acids)、紫草酸(lithospermic acid)等。存在于杜仲、莱菔子、泽兰、单参、紫草、莳萝等植物中。它们多具有抗炎、抗病毒、抗菌、止痛等作用。丹参中水溶性成分丹酚酸等具有促进血液循环的作用。

(8)多酚类化合物

儿茶素及表儿茶素在植物界广泛存在,常形成各种聚合物。目前,国际上流行的绿茶、葡萄籽等保健食品,均是取自茶多酚或其多聚物。儿茶素属于黄烷醇类,在自然界多以其衍生物或者聚合物形式存在。儿茶素在茶叶、银杏、罗布麻、槟榔存在,表儿茶素在茶叶、银杏、越橘、贯叶连翘等中存在。它们具有止泻、保肝、降低胆固醇、抗炎等方面的作用。茶多酚是茶叶中儿茶类成分和其他多酚类成分,如花青素、黄酮类成分、酚酸等成分的总称,占茶叶的10%~20%。在未经过发酵的绿茶中儿茶素类成分含量最高,可达25%,主要以儿茶素、表儿茶素、没食子酚儿茶素(gallocatechin)、表没食子酚儿茶素(epigallocatechin),经过发酵的茶叶如红茶、乌龙茶等主要含有上述多酚的缩合物、茶黄素(theaflavins)、花青素的多聚物合高度缩合的鞣质等。茶叶除了具有由于咖啡因、茶碱、可可碱所引起的提神、利尿作用以外,其茶多酚具有的多种药理作用受到越来越多的关注。茶多酚具有很强的抗氧化合清除自由基的作用,具有明显的抗衰老作用,特别食儿茶素的作用更为明显,其作用强于广泛应用的生育酚合抗血酸,并与之有协同作用。茶多酚在体外合体内试验中均被证明具有抗突变的阻断亚硝胺形成的作用。亚硝胺是一种很强的致癌物,国内外流行病学研究结果表明,茶叶的摄入量与多种肿瘤的发生呈现负相关。茶叶的抗肿瘤作用机制主要为以下几个方面:茶多酚的抗氧化和清除自由基的作用;阻断致癌物的形成;对肿瘤细胞的毒化作用;免疫促进作用;抑制致癌过程的启动和促进作用等方面。此外,茶多酚还具有很好的降低血脂的作用。余甘子为药食两用品种,在民间广泛食用,鲜果含嚼治咽喉炎。余甘子中主要成分为多酚类成分,没食子酸、鞣花酸(ellagic acid)、鞣云实素(corilagin)、原诃子酸(terchebin)、诃子次酸(chebulic acid)等多种多酚类成分。余甘子具有降低血脂、抗诱变、抗肿瘤、抗氧化等方面作用,临床上对高血压、乙型肝炎、慢性咽炎、延缓衰老有良好的治疗效果。使君子科植物诃子也含有较高类似于余甘子的多酚类成分,包括没食子酸、鞣花酸、鞣云实素、原诃子酸、诃子次酸等。诃子具有抗炎、抗菌、抗氧化和抑制肿瘤的作用。金樱子为蔷薇科植物,含有较高多酚类化合物,如金樱子素A、B、C、D(Laevigatins A、B、C、D),原花青素等多种成分。金樱子具有抗菌、降血脂、改善肠胃道功能等方面作用。葡萄籽和葡萄皮中也含有大量的多酚类成分,是一种很好的抗氧化剂。山楂中表儿茶素和多酚类缩合黄烷聚合物含量很高,是其降血脂、降血压、抗氧化、增强免疫和保护心肌损伤的有效成分。金荞麦中的多酚类成分具有明显的抗肿瘤活性。

(9)以蛋白质或氨基酸为基础的衍生物

烯丙基—硫—化合物、异硫氰酯类化合物、酰胺类和辣椒素类成分。

①烯丙基—硫—化合物。此类成分在葱属植物中广泛存在,如大蒜、洋葱、小葱、冬葱。主要成分有蒜氨酸(alliin),大蒜被压碎时,在蒜氨酸裂解酶的催化作用下转变为大蒜素(allicin)。这是大蒜和葱的发出特殊气味的原因。洋葱中的主要成分为环蒜氨酸和蒜氨酸的丙基和丙烯基取代物。大蒜中的有效成分为大蒜素。加热和用溶剂的大蒜制剂失去酶活性,不能转变为大蒜素,而大蒜干粉保存了蒜氨酸分解酶的活性。大蒜具有抗氧化活性,在人体试验中具有降低血脂,促进免疫系统,增强自然杀伤细胞的活性,抑制血小板聚集以及降低消化道肿瘤发生的危险等作用。薤白挥发油中含有蒜氨酸、甲基蒜氨酸等多种含硫化合物,具有很好的降血脂,抑制脂质过氧化作用;②异硫氰酯类化合物。此类成分在十字花科蔬菜中较为普遍存在,在花椰菜、球芽甘蓝、花菜、圆白菜和甘蓝中含量较高。由于发现其对肿瘤有很好的预防作用,受到国际上广泛重视。异硫氰酯类化合物在植物中以葡萄糖异硫氰酸盐的形式存在,已经报道的葡萄糖异硫氰酸盐超过百种。葡萄糖异硫氰酸盐经水解产生一系列水解产物具有生物活性的异硫氰酸盐。在动物实验中,异硫氰酸盐选择性地抑制动物组织肿瘤的发生,其作用机制与异硫氰酸盐有效抑制细胞色素 $P_{450}$ 酶代谢致癌物,增强 II 相代谢酶的活性、抑制肿瘤细胞分化和诱发肿瘤细胞凋亡有直接相关;③酰胺类和辣椒素类成分。胡椒中含有酰胺类成分胡椒碱、胡椒酰胺、次胡椒酰胺、胡椒油碱,这些成分是胡椒的有效成分,具有镇静止痛、健胃等作用。辣椒素类成分是辣椒中所含的具有辣味的一类酸性酰胺类物质,其中具有代表性的成分为辣椒素(capsaicin)及其衍生物,其含量在0.5% ~0.9%之间。此外辣椒还含有较高的胡萝卜素类成分(0.35%)、维生素 C(0.2%)、黄酮(成皮苷、芦丁)等。辣椒素类成分具有抗炎、镇痛、降血脂、促进免疫、促进胃液分泌、振奋情绪等作用。

(10)维生素 C

在蔬菜、水果中广泛存在,例如猕猴桃、沙棘果、酸枣、刺梨果、野玫瑰果等。大量研究证明维生素 C 具有较强的抗氧化作用。药食两用品种余甘子和中药诃子、金樱子中也含有较高含量的维生素 C,可用于提取天然维生素 C。如金樱子的含量可达 1.5%,可用于生产多种保健食品和高维生素 C 袋泡饮料等产品。

(11)碳水化合物及其衍生物

①低聚糖。指功能性低聚糖,包括低聚果糖、低聚异麦芽糖、低聚木糖等。低聚糖的功能主要体现在:促进双歧杆菌的增值、抑制肠道有害菌、改善便秘、降低血脂等。

②非淀粉性多糖。在提高免疫方面起着重要作用。保健中药如枸杞、地黄、当归、淫羊藿、灵芝、人参、黄芪、女贞子、牛膝、薏苡仁、山药、刺五加、苍术、桑白皮及一些菌类如木耳、香菇、紫菜、昆布、银耳等具有免疫促进作用,用于肿瘤的预防和辅助治疗。很多多糖还具有降血糖、抗炎、抗衰老等多方面作用。植物多糖的生物活性与其化学结构、分子量、溶解度等多方面因素有关。由于多糖的结构非常复杂,许多结构上的立体构型和构像还需要进一步阐明,所以,多糖构效关系还没有完全搞清楚。

(12)多不饱和脂肪酸

ω-3 多不饱和脂肪酸包括二十碳五烯酸(eicosapentaenoic acid,EPA)、二十二碳五烯酸(docosapentaenoic acid,DPA)、二十二碳六烯酸(docosahexaenoic acid,DHA)、亚麻酸(α-linolenic acid)、ω-6 多不饱和脂肪酸包括亚油酸(linoleic acid)、γ-亚麻酸(γ-linolenic acid)。不饱

和脂肪酸对调节血脂、肿瘤预防、改善记忆等方面起重要作用。目前流行的月见草油、薏苡仁油，以及沙棘油中均含有较高的不饱和脂肪酸。紫苏子、芹菜籽、桃仁中含有较高的γ-亚麻酸，它同时还具有较强的抗炎活性，对于风湿性关节炎和皮肤炎症具有很好改善症状的作用。ω-3多不饱和脂肪酸在海鱼的油中含量很高，很多流行病学资料表明，摄入适量的鱼油可以减少心脑血管病的发病率和死亡率。

**(三)保健食品与常见健康问题的应用举例**

1. 果蔬保健食品功能因子的研究现状

(1)果蔬活性多糖

活性多糖是指具有某种特殊生理活性的多糖化合物，其参与生物体的免疫调节和生命细胞的各种活动，如降血糖、降血脂、抗炎症、抗氧化、抗衰老、抗肿瘤等，其广泛存在于日常食用的果蔬当中，资源十分丰富，所以果蔬多糖的研究开发极具潜力。如大枣多糖得率为0.848%，余甘多糖的平均得率高达1.96%，现已经提取出来并已有研究的果蔬多糖有：南瓜多糖、苦瓜多糖、沙棘多糖、大枣多糖、甘薯多糖、石榴多糖等。

(2)果蔬多糖的保健功能

多糖的保健功能是目前保健食品功能因子中研究的热点之一，其生理活性功能的发挥都涉及到自由基和活性氧。

1)免疫调节作用：主要是通过激活巨噬细胞、T和B淋巴细胞、网状内皮系统和补体来完成的。如大枣多糖、黑豆粗多糖的免疫调节作用机理。

2)抗氧化作用：有研究表明，油柑多糖、大枣多糖均具有清除氧自由基的作用，而且其活性大小与多糖的用量呈正相关。

3)抗肿瘤作用：多糖是生物反应调节剂的重要组成部分，能激活免疫细胞，诱导多种细胞因子和细胞因子受体基因的表达，增强机体抗肿瘤免疫功能，从而间接抑制或杀死肿瘤细胞。目前，果蔬抗肿瘤多糖见报道的有猕猴桃多糖。

4)降血糖作用：多糖降血糖作用的研究近几年进展迅速，已逐渐成为治疗糖尿病理想的新药。研究表明，南瓜多糖、番石榴多糖及甘蔗多糖，都具有降血糖和降血脂的作用，是较理想的能改善脂类代谢的食疗剂。

果蔬多糖不仅可以作为药物进行研究，如运用现代高科技手段从果蔬中大规模提取较高纯度的具有药理作用的果蔬多糖，制成各种胶囊、针剂，还可作为抗衰老、增强免疫力等方面的保健品进行开发。

1)保健饮料：在工业化生产中，一些果蔬加工的副产品含有大量的水溶性活性多糖，可以被利用来制成高浓度的多糖粗品，然后加工制作成保健饮料、口服液，有报道利用藻类羊栖菜进行多糖保健饮料的制作。

2)保健食品：作为营养强化剂直接加入食品中作为一般或特殊人群的保健食品。如柑橘皮提取果胶后的残渣生产纤维素粉，广泛应用于糕点、饼干、面包等食品中。

(3)果蔬中的膳食纤维

果蔬中的纤维素物质是难以消化吸收的多糖类物质，由于不能被人体吸收，20世纪60年代以前一直被视为没有营养价值而被忽视。随着营养保健医学的发展，20世纪80年代以后人们发现食物纤维在改善人体耐糖性、促进正常代谢等方面有良好的作用和效果，具有其他营养素不可替代的保健功能。因此近年来，营养专家大力提倡膳食纤维，食物纤维从此成为继蛋白质、碳水化合物、脂肪、维生素、矿物质和水“六大营养素”之后，被誉为“第七营养素”。食物纤维的主要功能如下：

1）防止心脑血管疾病：纤维素，尤其是水溶性纤维具有降低血液中胆固醇的功能，燕麦麸、南瓜、荷兰芹、洋葱等含丰富水溶性纤维。

2）控制血糖，预防糖尿病：水溶性纤维可增加食物在小肠中的滞留时间，延缓肠胃排空，减缓葡萄糖吸收，降低机体对胰岛素的需求。

3）促进胃肠蠕动，预防肠道疾病：纤维素促进食物消化吸收和帮助疏通肠道，保证大便畅通，防止便秘，从而缩短有害物质在肠内的停留时间，起到预防肠癌的作用。

4）可减轻肥胖：纤维素食品能增加饱腹感，也不会被分解吸收，还可延缓食物消化吸收的速率，达到控制饮食和减轻肥胖的目的。

要达到中国卫生部门的日推荐量（35 g），根据食物成分表换算为每人每天摄入的新鲜水果蔬菜应为：3 斤苹果，或2.5 斤克香蕉，或3.5 斤芹菜，或4 斤克番茄，或5 斤白菜 。因此，保健食品中的高纯度膳食纤维，具有减轻由天然蔬菜水果补充膳食纤维的摄入负担，对糖尿病人等更具有可操作性。

（4）果蔬中的酚类化合物及结构

果蔬中的酚类化合物是一类非常重要的植物次级代谢产物，种类多、分布广、含量丰富，它们不仅影响着果蔬食品的品质，而且还具有促进人体健康的生理功能。从总体情况来说，水果中酚类化合物的含量高于蔬菜。近年来对类黄酮化合物的研究很多，有报道称类黄酮化合物约有 4 000 多种。

（5）果蔬酚类化合物的保健功能

近年来，含有多酚类功能因子基料的开发非常活跃。多酚类能对人体起到保健防病的作用，如与心脑血管疾病、组织和人体的衰老老化、过多活性游离氧（自由基）的消除、癌症，以及其他身体调节功能等都有关。

1）抗营养性：酚类化合物经代谢或加工后所发生的各种生化或化学反应能够显著地影响果蔬食品的感官性质和营养价值。另外，酚类化合物与蛋白质结合或与消化道内的酶结合影响机体对营养成分的吸收，它的这种抗营养性曾被人们看作是对营养不利的成分，然而，随着对其生理功能研究的不断深入，其抗营养性在保健方面得到了应用，如用于功能性食品及减肥茶等。

2）抗氧化性及果蔬类抗氧化食品：酚类物质都有一定量的 R · OH 基，能形成有抗氧化作用的氢自由基（H ·），以消除超氧阴离子（$O^{-2}$ ·）和 OH · 等自由基的活性，从而保护组织免受氧化作用的损害。

大多数研究结果表明，果蔬中的酚类化合物与其抗氧化能力呈很好的相关关系，但也有研究认为，抗氧化活性与总酚含量无相关性。如对柑橘皮和种子的提取物中的酚含量和抗氧化活性测定后认为，这二者间无明显的相关关系。这可能与不同的果蔬具有抗氧化活性的有效酚的种类和含量不同，及在某些果蔬中总抗氧化能力是由酚类以外的，其他抗氧化成分决定的有关。不同种类酚的抗氧化能力也不同，如对不同酚的抗氧化能力进行评价后认为，属于多元酚的单宁有着比简单酚更高的抗氧化能力，对于淬灭过氧化氢的能力比简单酚高 15 ~ 30 倍。

（6）含多酚类丰富的果蔬相关保健功能举例

1）葡萄：葡萄酿成葡萄酒后，其中含儿茶素、表儿茶素、矢车菊色素、槲皮酮、没食子酸等多酚化合物。实验证明，葡萄酒多酚萃取物与LDL（低密度脂蛋白胆固醇）混合后反应，抗氧化性更强，临床实验也证实，红葡萄酒多酚萃取物能抑制人体LDL的氧化。

2）苹果：苹果及果皮富含多酚类，以无色花青素居多，其中儿茶素2~5聚合物占40%以上。这些多酚萃取物除具有抗氧化作用外，还具有抗龋齿、降血清及肝脏中胆固醇、抗过敏等作用。

3）蓝莓：含有胡萝卜素和类黄酮。这些色素除抗氧化作用外，还具有改善循环系统、抗肿瘤、抗炎、改善肠道机能等作用。

4）柑橘：柑橘中所含类黄酮至少已鉴定出56种，还含类胡萝卜素、香豆素等。除抗氧化作用外，也具有抗菌、抗肿瘤、抗过敏等作用。

5）柠檬：柠檬富含类黄酮，其中以柠檬黄酮苷最多。除抗氧化作用外，可抑制糖尿病因活性氧引发氧化应激的伤害，并使血压下降。

6）杨梅：杨梅提取物杨梅苷是强抗氧化剂。

7）洋葱：洋葱提取物槲皮素在食品中可用作黄色着色剂或油脂的抗氧化剂。

8）茼蒿：茼蒿的主要抗氧化成分为3，5-dicaffeoy1-4-succiny1-quinic acid，3，5-dicaffeoyl quinic acid以及咖啡酸等。

9）果蔬中的其他功能因子：①维生素类。a.维生素C。是增进健康、提高抗病能力、加速创口愈合、软化血管、预防和治疗坏血病的重要物质。绿叶蔬菜和瓜果都含有维生素C，以菠菜、豆类、柑橘类、芝麻、胡桃、花生等含量最为丰富。b.维生素A。具有维持上皮组织细胞正常结构与功能，促进生长发育，参与体内许多氧化代谢的作用。近年来，据国外报道，维生素A对防治癌症具有重要意义。各种果蔬富含胡萝卜素，如芹菜、油菜、菠菜、番茄、胡萝卜、甜橙、枇杷、山楂、樱桃等。c.维生素E。维持骨骼肌、平滑肌和心肌的正常结构和功能的作用。②矿物质：矿物质是构成人体组织和调节生理功能以维持人体健康的重要物质。人体容易缺乏的主要是钙、铁、碘等几种元素。柿、山楂、柑橘、豆类和绿叶蔬菜类含有丰富的钙，龙眼、枣富含磷、铁；洋葱、丝瓜、茄子等含有较多的磷，甘蓝和白菜则富含铁。海带、紫菜等含碘高；③果酸、芳香物质类：能刺激胃腺分泌，增进食欲，帮助消化；④甙类：具有促进代谢，降低血脂，调节神经和抗疲劳等作用，在芹菜、菠菜、鲜豆荚等中含有丰富的皂苷化合物。

10）果蔬营养保健食品的发展趋势。我国具有宝贵的药食同源植物资源宝库，如核桃仁、枣、龙眼、荔枝、山药、百合等被视为滋补佳品；杏仁中的杏仁素可化痰止咳；番石榴可治糖尿病、降低胆固醇；大蒜具有抑菌抗癌等功效。利用食疗果蔬丰富的营养和某些特殊疗效成分开发保健食品具有巨大的潜力。在野生果蔬资源中，例如：沙棘、猕猴桃、酸枣、刺梨等所含成分各色各样，可选择适于各种不同功能的保健食品进行深度开发，具有极大的潜力。

2. 美容与保健食品

（1）色斑

黄褐斑、妊娠斑、肾斑、老年斑：身体内部的阴阳失调导致的，荷尔蒙的变化，因晒太阳而更加严重。素障碍导致的皮肤斑点和病理因素如红斑狼疮、酒精肝等疾病在面部形成的斑点。常发于颜面、颈等部位，影响面部美观。夏季由于紫外线强烈，使雀斑颜色加深，数目增多；化妆品使用不当造成的色素沉淀，皮肤中过多的色素，会造成斑点的形成；在紫外光刺激下，黑色素细胞内的酪氨酸酶成分会变得活跃；并刺激酪氨酸转化成为黑色素。

（2）淡化色斑的抗氧化类功能因子

1)谷胱甘肽:阻碍可诱发形成黑色素前体物质的酪氨酸酶活性,抑制生成过氧化脂质和预防发生褐色斑。

2)抗坏血酸:在适宜的pH,促进吸收剂协同下进入真皮发挥作用,抑制黑色素生成、促进胶原蛋白的合成和防止形成氧自由基(糖和氧合成能量时的产物)。

3)多酚化合物成分:即花青素前体物质(原花青素),阻碍了与形成黑色素有关的酪氨酸酶活性,具有使妇女面部黄褐斑变淡的功效。

4)半胱氨酸:细胞内没有半胱氨酸就无法合成谷胱甘肽。

3. 抗癌与保健食品

(1)以自由基清除和抗氧化功能为主的抗癌"因子"

维生素、矿物质、抗氧化剂在病人食物供给营养素出现不足时发挥功效明显,而大量食用会降低化疗和辐照治疗效果。大蒜中的烯丙基硫能减缓和抑制癌细胞的增殖(注意使用方法确保大蒜素起作用)。

(2)以调节细胞周期和表达为主的抗癌"因子"

1)大豆异黄酮 (genistein)能通过抑制增殖(VEGF血管内皮生长因子的抑制表达)、诱导分化、促进凋亡等机制拮抗乳腺癌的发生和进一步恶化。人体内雌激素受体分为两类,动物的雌激素对α、β受体都强烈结合,而植物雌激素对α部位的作用不强,因而不会导致过分增生,异黄酮属于自由基灭活剂,可以减少自由基对癌症诱发的机会,异黄酮能与细胞内的调控酶和受体空间结合抑制其调节细胞周期的作用。

2)类胡萝卜素抑制乳腺癌细胞热休克蛋白的表达,抑制乳腺癌细胞增殖。

## 第三节 食品保藏与加工技术

### 一、食品干燥及浓缩

**(一)干燥的目的**

1)延长储藏期:经干燥的食品,其水分活性较低,有利于在室温条件下长期保藏,以延长食品的市场供给,平衡产销高峰。

2)用于某些食品加工过程以改善加工品质:如大豆、花生米经过适当干燥脱水,有利于脱壳(去外衣),便于后加工,提高制品品质,促使尚未完全成熟的原料在干燥过程进一步成熟。

3)便于商品流通:干制食品重量减轻、容积缩小,可以显著地节省包装、储藏和运输费用,并且便于携带和储运。

**(二)干燥的方法**

1. 空气对流干燥

1)空气对流干燥时最常见的食品干燥方法,这类干燥在常压下进行,食品也分批或连续地干制,而空气则自然或强制地对流循环。

2)流动的热空气不断和食品密切接触并向它提供蒸发水分所需的能量,有时还要为载料盘或输送带增添补充加热装置。

3)采用这种干燥方法在许多食品干制时,都会出现恒率干燥阶段和降率干燥阶段。因此干制过程重控制好空气的干球温度就可以改善食品品质。

2. 流化床干燥

1)使颗粒食品在干燥床上呈流化状态或缓慢沸腾状态(与液态相似)。

2)适用对象:粉态食品(固体饮料,造粒后二段干燥)。

3. 传导干燥

1)定义:传导干燥是指湿物料贴在加热表面上(炉底、铁板、滚筒及圆柱体等)进行的干燥,热的传递取决于温度梯度的存在。

2)特点:干燥强度大,相应能量利用率较高,传导干燥和传导—对流联合干燥常结合在一起使用。

3)为了加速热的传递及湿气的迁移,传导干燥过程都尽量使物料处于运动(翻动)状态,因此,有各种不同的干燥设备。如转筒干燥,滚筒干燥,真空干燥,冷冻干燥等。

4. 能量场作用下的干燥

1)定义:能量场作用下的干燥指电磁场和声波场中的干燥作用。

2)湿物料中的水分对不同能量场中的能量有特殊的吸收作用,可促进物料中水分汽化,提高干燥速率。

3)在能量场中能量的传输依然有对流与传导、辐射,但也有其特殊的形式和要求。

5. 冷冻干燥

(1)定义

冷冻干燥又称升华干燥,是指干燥时物料的水分直接由冰晶体蒸发成水蒸气的干燥过程。

(2)用途

冷冻干燥是目前食品干燥方法中干燥过程物料温度最低的干燥,用于果蔬、蛋类、速溶咖啡和茶、低脂肉类及制品、香料及有生物活性的食品物料干燥。冷冻干燥时,被干燥的物料首先要进行预冻(冻结),然后在高真空状态下进行升华干燥。

(3)特点

1)冷冻干燥在真空度较高,物料温度低的状态下干燥,可避免物料中成分的热破坏和氧化作用,较高保留食品的色、香、味及维生素C。

2)干燥过程对物料物理结构和分子结构破坏极小,能较好保持原有体积及形态,制品容易复水恢复原有性质与状态。

3)冷冻干燥的设备投资及操作费用较高,生产成本较高,为常规干燥方法的2~5倍。

6. 喷雾干燥

(1)定义

喷雾干燥就是将液态或浆质态的食品喷成雾状液滴,悬浮在热空气气流中进行脱水干燥过程。

(2)设备

主要由雾化系统、空气加热系统、干燥室、空气粉末分离系统、鼓风机等主要部分组成。

(3)用法

喷雾干燥是采用雾化器将料液(可以是溶液、乳浊液或悬浮液,也可以是熔融液或膏糊液)分散为雾滴,并用热空气干燥雾滴而完成的干燥过程。用途:喷雾干燥方法常用于各种乳粉、大豆蛋白粉、蛋粉等粉体食品的生产,是粉体食品生产最重要的方法。

(4)特点

1)喷雾干燥是非常细小的雾滴与热空气接触,具有极大的表面积,有利于传热传质过程。因此,物料干燥时间短(几秒至30秒)。

2)干燥温度较低,适于热敏性物料的干燥。

3)可生产粉末状、空心球状或疏松团粒状,且具有较高的速溶性产品。

4)容易通过改变操作条件以调节控制产品的质量指标,如粒度分布、最终湿含量等。

5)干燥流程简化,操作在密闭状态下进行,有利于保持食品卫生、减少污染。

6)所需设备较庞大,空气消耗量大、热利用率低,动力消耗也较大。因此,喷雾干燥总的设备投资费用较高。

7. 远红外线干燥

(1)定义

红外(红外线是指波长0.72~1 000 μm的电磁波)及远红外干燥也称热辐射干燥。是由红外线(包括远红外线)发生器提供的辐射能进行的干燥。

(2)特点

1)热源材料选用热辐射率接近黑体的物质,故热辐射效率高。

2)远红外线辐射热在空气中传播,不存在传热界面,故传播热损失小,传热效率高,被辐射物料表面热强度大于对流干燥强度30~70倍以上。

3)多数食品湿物料等有机物,在远红外区具有更多的吸收带。因此,远红外线比一般红外线有更好的干燥速率。

4)远红外线的光子能量级比紫外线、可见光线都要小,因此,一般只会产生热效果,而不会引起物质的变化,可减少热对食品材料的破坏作用,而广泛用于食品干燥。

8. 微波干燥

微波也是一种电磁波,其加热是利用电介质加热原理,由于微波在食品材料中的穿透性、吸收性,使食品电介质吸收微波能在内部转化为能量,因此微波加热速度快,微波干燥有较高的干燥速率。对比较复杂形状的物料有均匀的加热性,且容易控制。不同水分含量食品物料在微波场中,对微波吸收性不同,含水分高的物料有较高的吸收性。因此,微波干燥有利于保持制品水分含量一致,还具有干燥食品水分的调平作用。微波不仅用于常规干燥,也用于真空干燥、冷冻干燥、对流干燥等场所作为热源使用。

**(三)浓缩的目的和分类**

1. 目的

利用物理方法从液态食品中除去水分的过程,也指溶液浓度提高的操作过程。包括蒸发、冷冻浓缩等操作。

2. 浓缩方式举例

(1)冷冻浓缩

冷冻浓缩是利用冰与水溶液之间的固液相平衡原理的一种浓缩方法。采用冷冻浓缩方法,溶液在浓度上是有限度的(溶质浓度不能超过低共熔浓度)。操作包括两个步骤,首先是部分水分从水溶液中结晶析出，而后将冰晶与浓缩液加以分离。特别适合于热敏性食品的浓缩，避免芳香物质因加热所造成的挥发损失。

(2)膜浓缩的应用

在处理稀溶液时反渗透可能是最经济的浓缩方式。在食品工业中最大的商业化应用是乳清浓缩，其他还包括：①蒸发前果汁的浓缩；②柠檬酸、咖啡、淀粉糖浆、天然提取物；③乳清脱盐(但保留糖)；④纯化水；⑤超滤的最大应用也是乳制品行业，如预浓缩，选择性脱乳糖或脱盐，分离功能性成分。

## 二、发酵技术

### (一)定义

发酵已经从过去简单的生产酒精类饮料、生产醋酸和发酵面包发展到今天成为生物工程的一个极其重要的分支，成为一个包括了微生物学、化学工程、基因工程、细胞工程、机械工程和计算机软硬件工程的一个多学科工程。

### (二)用途

现代发酵工程不但生产酒精类饮料、醋酸和面包，而且生产胰岛素、干扰素、生长激素、抗生素和疫苗等多种医疗保健药物，生产天然杀虫剂、细菌肥料和微生物除草剂等农用生产资料，在化学工业上生产氨基酸、香料、生物高分子、酶以及维生素和单细胞蛋白等。

### (三)发酵工程关键技术

生物反应器，机械搅拌式，气升式。食品行业中的酶应用，专一性，特异性能带给生产更精确的操作和控制，高效性节约了能源，生物自降解，反应条件温和符合环保。

### (四)在焙烤食品中的应用

1)促使面团更持水，延长新鲜感。

2)葡萄糖氧化酶代替溴酸钾增加面团的体积和成型效果。

3)木聚糖酶淀粉酶延长货架期和增大体积。

## 三、微波技术

### (一)定义

微波是频率非常高的电磁波，又称为超高频波，频率大约从300 MHz到300 GHz*。之所以称为微波，是因为其波长在1 mm～1 m，比普通的无线电波波长更微小。普通家用微波炉使用的频率一般为2 450 MHz，而食品工业所使用的微波加热设备的频率则有915 MHz和2 450 MHz两种。

### (二)微波的加热机理

食品工业中所使用的微波设备主要是利用微波的热效应。食品中的水分、蛋白质、脂肪、碳水化合物等都属于电介质，微波对它们的加热称作介电感应加热(dielectric heating)。

---

* $1\ GHz = 10^3\ MHz = 10^9\ Hz$

### （三）微波杀菌

简单地说微波杀菌、保鲜是微波热效应和非热效应共同作用的结果。微波的热效应主要起快速升温杀菌作用，而非热效应则使用微生物体内蛋白质和生理活性物质发生变异，而丧失活力或死亡。因此，微波杀菌温度低于常规方法。一般来说，比较常规方法杀菌温度要在100度以上，时间要在十几分钟至几十分钟，而微波杀菌温度仅在70～90度，时间约为几分钟。

## 四、超临界流体萃取（Supercritical Fluid Extraction）

是一项不同于水蒸气蒸馏法、减压蒸馏法、溶剂萃取法的提取技术。SFE是利用流体在超临界状态时具有密度大、黏度小、扩散系数大等优良的传质特性而成功开发的。它具有提取率高、产品纯度好、流程简单、能耗低等优点。

## 五、微胶囊技术（Microencapsulation）

### （一）定义

指的就是利用天然的或者是合成的高分子包囊材料，将固体的、液体的甚至是气体的微小囊核物质包覆形成为直径在1～5 000 μm范围内（通常大小为5～400 μm）的一种具有半透性或密封囊膜的微型胶囊的技术。

### （二）作用及目的

1. 隔离物料间的相互作用，保护敏感性物质

物料通过胶囊化后，可避免受环境中氧气、光线、高温、水汽、紫外线等外界不良因素的干扰。

2. 改变物料的存在状态、质量和体积

液体心材经胶囊化后可转变为细粉状固体，其内部仍是液相，故仍能保持良好的液相反应性。部分液体香料，经包埋后转变为固体颗粒，以便于加工、储藏和运输。

3. 掩盖不良风味、降低挥发性

可掩盖有些食品添加剂不良风味、色泽，改变其在食品加工中的使用性。易挥发的食品添加剂；食品或饮料中的天然香气成分经包埋后，其挥发性、氧化和热分解作用显著减缓，使香气持久、怡人。

4. 控制释放

物料经微胶囊化后，可控制其释放时间和释放速率。如饮料中加入防腐剂（如苯甲酸钠），与酸味剂直接接触会引起失效，若将其胶囊化后可增强对酸的稳定性，并可在最佳状态下发挥防腐作用，延长防腐剂的作用时间。通过预先设计并选用适当壁材，还可实现特殊的释放模式达到特殊效果。

### （三）用途

1. 饮料工业

用于生产微胶囊复合果蔬饮料。产品富含叶酸、维生素C、蛋白质、钙等营养成分。

2. 乳品工业

用于生产微胶囊果味奶粉、姜汁奶粉、可乐奶粉、发泡奶粉等。

3. 糖果工业

用于糖果的调色、调香、调味，以及糖果的营养强化和品质改良。

4. 调味品工业

用于将普通酱油、醋、液体香精、香料等，与其他营养成分一起，制成微胶囊固体粉末状调味品。

5. 食品添加剂的应用

目前，该技术主要用于包埋稳定性差的甜味剂、色素等。例如，用于包埋阿斯巴甜，既能大大提高阿斯巴甜的稳定性，防止在高温烘烤过程中分子被破坏，导致甜味的丧失，又可以使其慢慢释放，充分发挥作用。用于包埋色素，既可改善溶解性能，又能提高稳定性。该技术也用于生产微胶囊化的面团品质改良剂、用于肉制品，及其他方面微胶囊化酸味剂等。

## 六、膨化技术（Extrusion/Puffing）

### （一）定义

膨化（puffing）是利用相变和气体的热压效应原理，使被加工物料内部的液体迅速升温汽化、增压膨胀，并依靠气体的膨胀力，带动组分中高分子物质的结构变性，从而使之成为具有网状组织结构特征，定型的多孔状物质的过程。膨化食品是指以膨化工艺过程生产的食品。

### （二）影响

1. 膨化对蛋白质的影响

加热可以引起天然蛋白质结构的变化。当加热条件温和时，原天然结构变性，但不改变氨基酸排列顺序。虽然蛋白质变性会改变其理化性质，但对于营养价值来说，不会受影响。一般来说，蛋白质变性有增加蛋白质消化率的倾向。但在剧烈的加热条件下，会导致食物中的蛋白质的氨基酸含量改变。

2. 膨化对脂类的影响

食品加热可以对脂类产生一系列的化学变化。这些变化从营养价值的角度看是十分重要的，可能涉及不同的机理，如氧化作用、顺—反异构作用及加氢作用。一般来说，高温可产生许多化学分解作用。

3. 膨化对碳水化合物的影响

在挤压过程中淀粉几乎全部被糊化，除了水分含量很低的产品外。因而在挤压加工原料中的淀粉可以被淀粉酶消化和利用。

4. 膨化对维生素的影响

挤压热加工对食品中的维生素的影响各异。一般地维生素 $B_2$ 是稳定的，其保留量据报道少于 51% ~72%，而维生素 $B_1$ 保留量高度依赖于加工条件。维生素的稳定性随增加物料通过量和水分含量而增加。

5. 膨化对碳水化合物的影响

糊化可以提高消化率，糊化后的淀粉大量吸水后膨胀，增加了淀粉与酶接触的机会，从而加速淀粉分子键的断裂，使淀粉变成更易吸收的糖类湿膨化可以有更好的调质，所以更适合对淀粉的处理。

6. 膨化对蛋白质的影响

大豆脂肪细胞的裂解,提高大豆脂肪与脂肪消化酶的亲和性,能效,蛋白质也有一定的变性,高温与剪切作用,有效减少了抗营养因子重新构建蛋白质,抑制过敏反应,所以湿膨技术更有利于提高大豆蛋白的利用率。

7. 膨化对纤维的影响

纤维膨化后,碳水化合物的分解率提高4% ~5%。面粉膨化后不溶性纤维可转化成可溶性纤维,可溶性纤维40%增加到50% ~70%。

8. 膨化对维生素的影响

物料流速的增加会引起压力的上升,但仍然可以保持$VB_1$、$VB_2$、$VB_{12}$等的存留量。膨化过程中停留时间短,有利于维生素的存留,湿膨因为有前期的调质,所以更有利于维生素的保留。

## 七、食品的加工概念

### (一)食物与食品

1. 食物

食物是人体生长发育、更新细胞、修补组织、调节机能必不可少的营养物质,也是产生能量保持体温、进行体力活动的能量来源。

2. 食品

经过加工制作的食物统称为食品。

### (二)食品变质的影响因素

1)变质的概念:包括品质下降、营养价值、安全性和审美感觉的下降。

2)影响因素:微生物、天然食品酶、温度、水分、氧气、光、时间。

3)食品的腐败变质的特征和程度取决于两类因素:非微生物因素和微生物因素。

①非微生物因素:糖的损失、含氮物质的含量与组分的变化、维生素的氧化和损失、脂肪的氧化、水分的变化等。这些变化会导致口感、色泽、风味和产品一致性的不同,导致不能被消费者接受。

②微生物因素:是由于罐藏食品污染了微生物而导致食品腐败变质。

### (三)腌渍保藏

1)定义:食品腌渍过程中,不论盐或糖或其他酸味剂等原辅料,总是形成溶液后,扩散渗透进入食品组织内,溶质的增加,从而降低食品组织内的水分活度,提高它们的渗透压。正是这种渗透压的影响下,抑制微生物活动和生长,从而起到防止食品腐败变质的保藏目的。因此,渗透扩散和渗透理论成为食品腌渍过程中重要的理论基础。

2)让食盐或糖渗入食品组织内,降低其水分活度,提高其渗透压,或通过微生物的正常发酵降低食品的pH值,从而抑制腐败菌的生长,防止食品的腐败变质,获得更好的感官品质,并延长保质期的储藏方法称为腌渍保藏。

3)盐腌的过程称为“腌制”,糖腌的过程称为糖渍。

**(四)烟熏工艺**

1.冷熏

制品周围熏烟和空气混合物气体的温度,不超过22 ℃的烟熏过程称为冷熏。冷熏时间长,需要4~7天,熏烟成分在制品中渗透较均匀且较深,冷熏时制品干燥虽然比较均匀,但程度较大,失重量大,有干缩现象。同时,由于干缩提高了制品内盐含量和熏烟成分的聚集量,制品内脂肪熔化不显著或基本没有,冷熏制品耐藏性比其他烟熏法稳定,特别适用于烟熏生香肠。

2.热熏

制品周围熏烟和空气混合气体的温度超过22 ℃的烟熏过程称为热熏,常用的烟熏温度在35~50 ℃,因温度较高,一般烟熏时间短,为12~48 h。

在肉类制品或肠制品中,有时烟熏和加热蒸煮同时进行。因此,生产烟熏熟制品时,常用60~110 ℃温度。

热熏时因蛋白质凝固,以致制品表面上很快形成干膜,妨碍了制品内部的水分渗出,延缓了干燥过程,也阻碍了熏烟成分向制品内部渗透。因此,其内渗深度比冷熏浅,色泽较浅。

**(五)冷冻保藏**

(1)分类

食品按保藏原理可分为两大类:一类是冷藏制品,主要指将食品原料和配料经过前处理例如清洗、分割、包装或加工处理后,在-1 ℃以上8 ℃以下储藏的制品;另一类是冻藏制品,主要是指将食品原料经过前处理加工,在-30 ℃以下快速冻结,经包装后,在-18 ℃以下低温储藏和流通的食品。

(2)特点

冷冻食品具有营养、方便、卫生和经济等特点,是20世纪五六十年代发展起来的新型加工食品。它在20世纪70年代迅速发展,20世纪80年代在世界上普及,成为发展最迅速的食品产业。到20世纪90年代,冷冻方便食品的产量和销量,在有的发达国家(如美国)已占全部食品的50%以上,逐步取代罐头食品的首要地位,跃居加工食品榜首。

(3)食品的冷藏

1)冷藏是将食品的品温降低到接近冰点,而不冻结的一种食品保藏方法。

2)冷藏温度一般为-2~15 ℃,而4~8 ℃则为常用的冷藏温度。此冷藏温度的冷库通常称为高温库。过去它曾作为果蔬、肉制品短期储藏的一种方法,在商业上也只是在适当延长易腐食品及其原料的供应时间,及缓和季节性产品的加工高峰时起一定作用。近年来,随着其他保藏技术的发展,比如,气调保藏、发酵、化学保藏、辐射保藏及包装等技术的推广,冷藏技术与这些单元操作结合,使很多制品如冷却肉、清洁菜、冷藏的四季鲜果、鲜牛奶等,以其新鲜、方便的形象,逐渐在食品消费中占一席之地。

(4)食品的冻结

1)食品冻藏,就是采用缓冻或速冻方法将食品冻结,而后再在能保持食品冻结状态的温度下储藏的保藏方法。常用的储藏温度为-12~-23 ℃,而以-18 ℃为最适用。冻藏适用于长期储藏,短的可达数日,长的可经年。

2)常见的冻藏方便食品,不仅有需要保持新鲜状态的果蔬、果汁、浆果、肉、禽、水产品等,而且还有不少预制食品,如面包、点心、冰淇淋以及品种繁多的预煮和特种食品,膳食用菜肴。

3）微生物冷藏时注意事项：大多数食物的致毒性微生物类和粪便污染性菌都属于嗜温菌类。粪便污染菌类可用作微生物（卫生检验）指示剂，当它们的含量超出一定范围时即可指示出食物受到致毒菌污染。通常食物致毒性菌在温度低于5 ℃的环境中即不易生长，而且不产生毒素；毒素一旦产生后，是不能用降低温度来使之失去活性的。

4）微生物菌落能在冷藏期间繁殖的，大多数属于嗜冷性菌类，它们在0 ℃以下环境中的活动有蛋白水解酶、脂解酶和醇类发酵酶等的催化反应。由于大多数动物性食品（肉、禽、鱼）的嗜冷菌主要是好氧性的，如果加以包装或在厌氧条件下冷却储存（装满包装袋、空隙部分抽真空或充二氧化碳、氮气等惰性气体）可显著地延长储藏期。大多数蔬菜上的嗜冷菌为细菌和霉菌，而水果上主要是霉菌和酵母。

**（六）食品辐射保藏**

辐射加工是利用电离辐射（主要是指钴-60γ射线和电子加速器产生的电子束）与物质相互作用的物理效应、化学效应和生物效应，对物质或材料进行加工处理的过程。目前辐射加工技术已向很多行业渗透。

低频辐射线（非电离辐射）：波长较长、能量小（频率低），$<10^{15}$ Hz。仅能使物质分子产生转动或振动而产生热，也可起到加热杀菌作用。

高频辐射线（电离辐射）：频率较高，$>10^{18}$ Hz，能量大，如X-，γ-射线，可使物质的原子受到激发或电离，因而可起到杀菌作用（冷杀菌）。

1. 辐射对微生物的作用

直接效应：指微生物接受辐射后本身发生的反应，可使微生物死亡。

1）细胞内蛋白质、DNA受损，即DNA分子碱基发生分解或氢键断裂等，由于DNA分子本身受到损伤而致使细胞死亡——直接击中学说。

2）细胞内膜受损，膜由蛋白质和磷脂组成，这些分子的断裂造成细胞膜泄漏，酶释放出来，酶功能紊乱，干扰微生物代谢，使新陈代谢中断，从而使微生物死亡。

间接效应：来自被激活的水分子或电离的游离基。

当水分子被激活和电离后，成为游离基，起氧化还原作用，这些激活的水分子就与微生物内的生理活性物质相互作用，而使细胞生理机能受到影响。

2. 辐射对蛋白质的作用

蛋白质辐照时交联与降解同时发生，而往往是交联大于降解，所以降解常被掩盖而不易觉察。

3. 辐射对酶的作用

酶的主要组成部分是蛋白质，所以辐射对酶所引起的作用与蛋白质类似，酶中所含的巯基（-SH）由于容易氧化会增大酶对辐射的敏感性，但在复杂的食品体系中，由于其他物质的伴生存在而使酶得以保护，欲使酶钝化需要相当大的辐射剂量。

4. 辐射对脂类的作用

脂肪和脂肪酸被射线照射时，饱和脂肪比较稳定，而不饱和脂肪容易氧化，出现脱羧、氢化、脱氨等作用。有氧存在时，由于会发生自动氧化作用，饱和脂肪也会被氧化。辐射促进自动氧化过程可能是由于促进自由基的形成和氢过氧化物的分解，并使抗氧化剂遭到破坏。食品中的脂类组分受辐射而产生的化合物，除了有辐射诱导的自动氧化产物外，也有非氧化的分解产物。

5. 辐射对维生素的作用

食品中维生素在辐射中的稳定性和食品的性质及成分有密切的关系，其损失率随着辐射剂量的增大而增大。

(七)高压保藏

1. 食品的高压处理

将食品放入压力传递介质(通常是水中，通常在 100 ~ 600 mPa 的压力下保持一段时间达到加工保藏的目的。高压加工有别于传统的加热过程，热处理是由于加热后分子剧烈运动，破坏结合力较弱的键，从而引起蛋白质等高分子物质的变性，这些过程中，也同时对共价键发生破坏，使色素、纤维素、香气等低分子物质发生变化，从而达到加工保藏的目的。但高压却是引发氢键之类的弱结合键变化，不破坏分子的基本结构。所以，高压处理虽然能有效地杀微生物，使酶失活，却能使食品保持原有的色、香，形成高质量的产品。因此，高压加工技术具有很多热加工无法比拟的优点。

2. 高压在食品的领域主要的研究方向

1) 对微生物的影响。

2) 对生物大分子的影响，比如使蛋白质变性、使酶失活或激活、形成凝胶、对大分子降解的影响及对抽提操作的影响等。

3) 高压对食品质量的影响(特别是对风味和色泽的影响)。

4) 对产品功能性质的影响，比如密度的变化、冷冻和解冻温度及质构变化等。

3. 高压食品加工技术特点

与热加工相比，可以避免营养成分损失和重量损失；由于高压对小分子物质作用很小。因此，风味物质、色素、维生素等成分保存完好。时间短，能耗低。其能耗仅为加热法的 1/10，工艺简化。

## [思考题]

1. 简述各类食物的营养价值特点。
2. 简述 GI 的概念及其应用意义。
3. 什么叫营养质量指数(INQ)?
4. 豆类的抗营养因素有哪些?
5. 简述不同奶制品的营养特点。
6. 什么叫膳食补充剂? 什么叫保健食品?
7. 简述保健食品的保健功能及其适宜人群。
8. 简述常见保健食品的功效成分及其作用。
9. 简述常见的食品加工与保藏技术对食品营养价值的影响。

# 第四章　食品卫生基础

## 第一节　食品污染及其预防

### 一、概述

**（一）食品污染的概念**

指食品被外来的、有害人体健康的物质所污染。

**（二）污染物来源**

1. 间接污染

人的生产与生活活动导致大气、水体、土壤等受到污染，通过动植物的吸收、富集、转移造成食品污染。

2. 直接污染

食物在种养殖、加工、包装、运输、储存、销售、食用等过程中造成的污染。

**（三）食品污染的分类**

按其污染物性质可分为生物性、化学性、物理性污染三大类。

1. 生物性污染

1）微生物污染：细菌及毒素、霉菌毒素和酵母。

2）寄生虫和虫卵污染。

3）昆虫污染：甲虫类、蛾类及蝇、蛆等。

2. 化学性污染

3. 物理性污染

1）非放射性杂物：砂石、纸屑、竹木屑等。

2）放射性污染：放射性物质开采、冶炼、生产，核爆炸以及生活中的应用和排放都会直接或间接污染食品。

## 二、生物性污染及其防治

### (一)食品的腐败变质

1. 概念

食品腐败变质是指食品在一定环境因素的影响下，由微生物作用而引起的食品成分与感官性状的各种变化，并失去食用价值。例如肉鱼禽蛋腐臭、蔬菜水果溃烂、油脂酸败等。

2. 原因

食品本身、环境因素及微生物三者互为条件、相互影响，综合作用的结果。

1)食品本身的组成和性质：营养成分、水分、酶、pH、渗透压。

2)环境因素：温度、湿度、阳光(紫外线)和空气(氧气)。

3)微生物：细胞外酶、细胞内酶的作用。

3. 食品腐败变质化学过程和主要鉴定指标

(1)食品中蛋白质的分解

$$\text{蛋白质}\xrightarrow{\text{微生物酶}}\text{氨基酸}\xrightarrow{\text{脱氨基、硫脱羧基}}\text{胺类、吲哚类、氨、硫化氢}$$

1)感官指标：较为敏感可靠地反映蛋白质腐败情况，如食品的硬度、弹性、外形、颜色、气味等。

2)物理指标：主要有食品浸出量、浸出液电导度、折光率、冰点、黏度、肉保水量与膨润量等，其中肉浸液的黏度测定与感官鉴定符合率较高。

3)化学指标：主要有挥发性盐基氮，即指肉鱼样品水浸液在弱碱性条件下与水蒸气一起蒸发出来的总氮量。二甲胺与三甲胺、K 值也可以反映，但不常用。

(2)食品中脂肪的酸败

脂肪酸败的速度和程度受脂肪酸饱和程度、紫外线、氧、水分、酶、天然抗氧化物质等的影响。

感官检查：是否产生油哈味、色泽变化。

化学指标：主要有酸价、过氧化值、羰基价。

(3)碳水化物酵解

$$\text{碳水化物}\xrightarrow{\text{酶}}\text{糖、醇、羧酸、醛、酮、二氧化碳、水}$$

主要标志是食品酸度增高。因此测定酸度是糖类和薯类及其制品腐败变质的主要指标。

4. 食品腐败变质的卫生学意义

1)感官性状改变。

2)营养价值降低。

3)可能存在致病菌、条件致病菌、霉菌毒素。

4)食品分解产物可能对人体健康产生不良影响(组胺、过氧化物、有机酸等)。

5. 食品腐败变质的控制措施

1)低温：冷藏和冷冻。

2)高温灭菌：高温灭菌法和巴氏消毒法两类。

3)脱水：食品中水分含量降至一定限度(霉菌 13% ~16%，细菌 18%，酵母 20%)以下，微生物不易繁殖,酶的活性也受到抑制。

4)提高渗透压:盐腌法和糖渍法。

5)提高氢离子浓度:pH <4.5。

6)食品辐射保藏:利用$^{60}Co$、$^{137}Cs$产生的放射线及电子加速器产生的电子束作用于食品。

7)使用防腐剂、抗氧化剂。

**(二)细菌污染及其防治**

1. 常见细菌性污染菌属及其危害

1)致病菌:致人疾病,如沙门氏菌、志贺氏菌、副溶血性弧菌、致病性大肠杆菌、肉毒梭菌、金黄色葡萄球菌等。

2)条件致病菌:在一定的特殊条件下才有致病力,如葡萄球菌、链球菌、蜡样芽孢杆菌、变形杆菌等。

3)非致病菌:分布广泛,许多与食品腐败变质有关。

2. 防治要点

1)加强宣传教育,防止污染。

2)合理储藏,抑制细菌生长繁殖。

3)采用合理的烹调方法,彻底杀灭细菌。

4)细菌学监测,常监测的指标有菌落总数、大肠菌群、致病菌。

3. 食品细菌污染指标及其卫生学意义

(1)菌落总数

菌落总数指被检样品单位重量(g)、单位容积(mL)或单位表面积($cm^2$)内,所含能在严格规定条件下(培养基、pH、培养温度与时间、记数方法等)培养所生长的细菌菌落总数。

菌落总数的意义:一是,食品清洁状态的标志;二是,预测食品的耐保藏性。

(2)大肠菌群(近似值)

大肠菌群检测是以相当于100 g或100 mL食品中大肠菌群最可能数来表示,简称:大肠菌群近似值(MPN)。

大肠菌群近似值的卫生学意义在于:一是,作为肠道致病菌污染指示菌;二是,食品受污染性质的指标。也有用肠球菌作为粪便污染指示菌。

**(三)霉菌与霉菌毒素污染及其防治**

1. 黄曲霉毒素

(1)化学结构与特性

二呋喃香豆素衍生物,二呋喃环末端有双键的毒性较强,且有致癌性。

黄曲霉毒素不溶于水、乙烷、石油醚,能溶于氯仿、甲醇、乙醇,在紫外线照射下产生荧光,耐热,碱性条件下生成香豆素钠盐,酸性条件下反应逆转。

(2)易污染食品

黄曲霉菌主要污染粮油及其制品。花生、花生油、玉米等污染最为严重。高温高湿地区食品易受污染。动物性食品如奶及制品、肝、干咸鱼,及干辣椒中也可有污染。

(3)危害

黄曲霉毒素$B_1$毒性最强,$M_1$、$G_1$次之,$B_2$和$M_2$较弱。急性毒性、慢性毒性、致癌性以年幼动物、雄性动物较敏感。各种动物中,雏鸭最敏感。

(4)防治要点

防霉、去毒、制订限量标准。

2. 展青霉素

展青霉素是一种可由多种真菌产生的有毒代谢产物,溶于水和乙醇,在碱性环境中不稳定。

主要存在于苹果及其制品、香蕉、梨、葡萄等水果及霉变面包、香肠等产品中。

小鼠经口 $LD_{50}$ 为 35 mg/kg,中毒主要表现为水肿、出血、充血、抑制细胞生长,导致肿瘤和抑制肿瘤的研究均有报道。

预防措施:防霉、去毒(挑选、水洗、碱洗)、制订限量标准。

3. 单端孢霉烯族化合物

是一组由某些镰刀菌属产生的,生物活性和化学结构相似的有毒代谢产物,化学性质稳定,难溶于水,耐热。

主要存在于粮谷类,也有报道饮料受到污染。

单端孢霉烯族化合物毒作用共同点:有较强的细胞毒性、免疫抑制作用及致畸作用,部分有致癌作用见表 4.1。

**表 4.1 其他霉菌毒素污染及毒性作用**

| 霉菌毒素 | 产毒霉菌 | 污染食物 | 毒性作用 | 防治措施 |
| --- | --- | --- | --- | --- |
| 玉米赤霉烯酮 | 镰刀菌属 | 粮谷,主要是玉米 | 类雌激素作用,影响生殖系统 | 防霉、去毒、制订限量标准 |
| 伏马菌素($B_1$、$B_2$) | 串珠镰刀菌 | 玉米及其制品 | 神经毒性,还可促癌致癌 | 防霉、去毒、制订限量标准 |
| 3-硝基丙酸 | 少数曲霉和青霉属 | 甘蔗 | 神经系统、肝、肾损伤 | 防霉、去毒、制订限量标准 |

**(四)食品寄生虫污染及其防治**

寄生虫及虫卵污染食品可致人感染寄生虫病,常见的有蛔虫、囊虫、绦虫、中华支睾吸虫等。实际工作中以感官检查为主,如猪、牛囊虫病,实验室查虫卵的方法也时有采用。

预防措施:加强检疫、彻底清洗、改变生食习惯。

**(五)昆虫污染**

影响食物感官性状,降低营养价值,主要感官检查。

## 三、化学性污染及其防治

**(一)生物富集与食物链的概念**

生物富集:生物将环境中低浓度化学物质通过食物链的转运和蓄积达到高浓度的能力。

食物链:生物生态系统中由低级到高级顺次作为食物而连接起来的一个生态链条。

**（二）农药污染及其防治**

1. 农药污染途径

1）施用农药直接污染农作物。

2）作物从污染的环境中吸收农药（间接污染）。

3）生物富集作用与食物链转移。

农药污染程度与农药的性质、剂型、施用方法、浓度、时间、气象因素等有关。

2. 农药残留及其毒性

（1）有机氯农药

主要有六六六、DDT、三氯杀螨醇等，前两种在环境中稳定性非常强，残留时间长，我国1983年停止生产，1984年停止使用。

有机氯农药为脂溶性，主要蓄积于脂肪组织，多数为中等毒性或低毒，主要表现为神经毒作用，可有肝肾损害，资料报导具有“三致”作用。

（2）有机磷农药

具有谱广、价廉、残留时间短等特点，因此是目前用量最大的一类农药。常用的有敌百虫、敌敌畏、乐果、马拉硫磷等。

有机磷农药在体内较易分解，因此少有引起慢性中毒，主要危害是导致急性中毒。有机磷属于神经毒，与机体胆碱脂酶结合，使其失去活性，从而使乙酰胆碱大量堆积，引起胆碱能神经高度兴奋，表现为持续痉挛。

（3）拟除虫菊酯类农药

具有高效、低毒、低残留、用量少等特点。常用的有溴氰菊酯、丙炔菊酯、苯氰菊酯、三氟氯氰菊酯等。

此类农药用量少、残留低，一般无慢性中毒，急性中毒多由于误服或生产性接触。其毒性主要是通过干扰钠泵，阻断神经传导。鱼类对其尤其敏感。

（4）氨基甲酸酯类农药

主要用作杀虫剂、除草剂，用量较大，常见的有呋喃丹、速灭威、西维因、禾大壮等。此类农药药效快，选择性高，容易被土壤中的微生物分解。

对包括人在内的温血动物的毒性较低，在体内不蓄积，急性中毒主要表现为胆碱能神经兴奋，实验报道，在弱酸的条件下可与亚硝酸盐结合生成亚硝胺。

3. 防治措施

1）发展高效、低毒、低残留农药。

2）合理使用农药：执行《农药安全使用标准》和《农药合理使用准则》。

3）加强对农药生产经营管理。

4）制订限量标准。

**（三）有毒金属污染及其防治**

1. 污染途径

1）工业三废和生活三废。

2）食品生产加工过程：容器、用具、设备、运输工具等。

3）农药和食品添加剂。

4）自然本底。

2. 汞、镉、铅对食品的污染及其危害

(1)汞对食品的污染及危害

各类食品均可能受到汞污染,水产品特别是海产品受污染更为严重。

元素汞和无机汞消化道吸收率低,毒性较小,有机汞(主要是甲基汞)对人体危害最大,其吸收率可达95%以上。汞可在肾脏及肝脏中蓄积,并通过血脑屏障进入脑组织。甲基汞在体内能与巯基结合,脂溶性强、分子小,所以易于扩散进入各种组织细胞中。主要表现为神经系统症状。20世纪日本水俣湾发生的水俣病就是汞中毒引起的。

(2)镉对食品的污染及危害

食品受镉污染后,含量有很大的差别,海产品、动物性食品(尤其是肾脏)高于植物性食品,谷类、根茎类、豆类等生长周期比较长的高于其他植物性食品。

硫酸镉难溶于水,易溶于水的氯化镉、硝酸镉毒性较高。镉在消化道的吸收率较低,低蛋白、低钙、低铁膳食有利于吸收,体内镉的半衰期为15~30年,因此容易在体内畜积,主要蓄积于肾脏,其次为肝脏。

镉中毒主要损害肾脏、骨骼和消化系统,"骨痛病"是典型的镉中毒表现,还可以引起高血压、动脉粥样硬化。高锌能拮抗其毒性。

(3)铅对食品的污染及危害

所有食品都可能受到污染,使用了含铅容器或加工助剂的食品(如皮蛋)铅污染更为严重。

铅通过消化道吸收率为5%~10%,蛋白质、钙磷等摄入不够可促进铅吸收,脂肪和脂溶性维生素摄入过多,会使体内铅蓄积增加,骨骼中铅占人体铅的90%,其生物半衰期为10年,故可在体内蓄积。

铅的毒性作用主要是损害神经系统、造血系统和肾脏,急性铅中毒严重者可发生休克和死亡。慢性铅中毒时,可表现出贫血、神经衰弱、神经炎和消化系统症状,以及人体免疫系统损害。还可影响儿童生长发育,导致智力低下。

3. 防治措施

1)消除污染源。

2)制订限量标准。

3)严格管理,防止误食、误用、投毒及其他人为污染。

**(四)N-亚硝基化合物污染及其防治**

1. 分类

N-亚硝基化合物是一大类化学性质活泼的物质,根据其化学结构分为亚硝胺和亚硝酰胺两大类。

2. N-亚硝基化合物合成及影响因素

(1)合成的前体物质

包括N-亚硝化剂(硝酸盐、亚硝酸盐、氮氧化物)和可亚硝化的含氮有机化合物(胺、多肽、脲、氨基酸)。

(2)影响合成的因素

前体物质浓度、氢离子浓度、胺的种类与亚硝化程度、微生物作用。

3. 食品的污染来源

食品中天然存在的N-亚硝基化合物含量极微,但前体物质广泛存在,大量使用氮肥、腐败变质、盐渍、烟熏、烧烤、使用添加剂等，都可以使前体物质大量增加，污染增加。

4. 对人体的危害

N-亚硝基化合物对动物具有较强致癌作用已经得到公认，亚硝酰胺为终末致癌物，亚硝胺为前致癌物，N-亚硝基化合物对动物还具有致畸作用。流行病学调查研究发现，N-亚硝基化合物对人也有可能产生类似致癌作用。

5. 防治措施

1）制订限量标准。

2）防止微生物污染及霉变。

3）阻断亚硝胺合成：VitC、VitE、VitA、大蒜、茶叶等。

4）施用钼肥。

**（五）多环芳烃类化合物污染及其防治**

目前发现的多环芳烃类化合物约 200 种，有代表性的是苯并(a)芘[B(a)P]。

1. B(a)P 的理化特性

B(a)P 是由 5 个苯环构成的多环芳烃，性质稳定，难溶于水，溶于苯系物，日光和荧光可使之发生光氧化作用，臭氧也可使之氧化，与 NO 或 $NO_2$ 作用则发生硝基化，在苯溶液中呈蓝色或紫色荧光，在浓硫酸中呈带绿色荧光的橘红色。

2. 食品中 B(a)P 污染来源

1）熏烤食品：熏烟中含有、脂肪焦化、食物炭化。

2）油墨污染：炭黑中含有几种致癌性多环芳烃。

3）沥青污染：煤焦沥青比石油沥青含量高，在煤焦沥青路面凉晒粮食，用沥青拔毛或用作食品容器内壁涂料等。

4）石蜡油污染：包装纸上的不纯石蜡油。

5）环境污染：大气、水体和土壤污染等。

3. 对人体的危害

B(a)P 主要是通过食物或饮水进入人体，乳腺和脂肪组织可以蓄积，可通过胎盘屏障进入胎仔体内，主要经过肝脏、胆道随粪便排出体外。

动物实验表明，B(a)P 具有致癌作用，还是间接致突变物，是许多短期致突变实验阳性物（如 Ames 试验）。

4. 预防措施

减少污染，制订限量标准。

**（六）杂环胺类化合物污染及其防治**

1. 杂环胺的生成

影响杂环胺生成的因素：一是，烹调方式。如油炸、烧烤等，温度越高、时间越长、水分含量越少时产生的杂环胺越多；二是，食物成分。蛋白质含量高的食物产生杂环胺类较多，另外食品美拉德反应，可产生大量杂环物质，其中一部分可进一步生成杂环胺。

2. 危害性

主要是致突变和致癌，主要靶器官是肝脏。

3. 防治措施

1）改变不良烹调方式和饮食习惯。

2）多吃蔬菜水果。

3）用次氯酸和过氧化酶灭活处理应谨慎。

4）尽快制订限量标准。

**（七）二噁英类化合物污染及其防治**

1. 理化性质

二噁英是一类含氯的芳香族有机化合物，共有210种，性质稳定，亲脂，熔点较高，分解温度700 ℃，可溶于大部分有机溶剂，极难溶于水，平均半衰期约9年，紫外线照射可发生光解作用。

2. 来源

食品中二噁英主要来自于环境污染，经过食物链富集，动物性食物可达到较高浓度。城市垃圾和工业固废燃烧、农药生产、氯气漂白是导致环境污染的三大主要来源。

3. 二噁英的危害

1）急性毒性：纯品相当于氰化钾毒性的1 000倍。

2）慢性毒性：皮肤损伤及其他神经系统疾病。

3）三致作用：不可逆的致癌、致畸、致突变毒性。

4. 防治措施

控制环境污染是根本措施，研究实用检测方法及制订限量标准。

**（八）食品容器、包装材料污染及其防治**

1. 塑料及其卫生问题

根据受热后的性能变化分为热塑型和热固型两类，前者受热软化，可反复塑制。

（1）常用塑料

1）聚乙烯（PE）和聚丙烯（PP）。热塑型，低毒，饱和度高，相容性差，不易着色。多制成薄膜、包装袋。

2）聚苯乙烯（PS）。热塑型，易碎，苯乙烯和杂质有一定毒性，可抑制动物繁殖，储存液体食物后可产生异味。常用的有泡沫聚苯乙烯制成的饭盒。

3）聚氯乙烯（PVC）。热塑型，易分解及老化，单体的毒性主要表现在神经系统、骨髓和肝脏，可有致癌作用，增塑剂、稳定剂等加工助剂的大量使用，助剂迁移。常用于制造管道、工业用薄膜、桶等。

4）聚碳酸酯塑料（PC）：热塑型，无毒、无味，用途广泛，如食品加工模具、奶瓶。

5）三聚氰胺甲醛塑料与脲醛塑料。热固型，可耐120 ℃高温，主要是甲醛的毒性。

6）聚对苯二甲酸乙二醇酯塑料。热塑型，毒性主要来自于聚合时使用的催化剂。适合于制成复合薄膜。

7）不饱和聚酯树脂及玻璃钢制品。毒性主要来自于加工助剂毒性。

（2）塑料添加剂

增塑剂、稳定剂、其他如抗氧化剂、抗静电剂、润滑剂、着色剂等，塑料添加剂一般毒性较低。

（3）卫生要求

塑料纯度高、禁止使用回收塑料、符合相关卫生标准。

2. 橡胶、涂料的卫生问题及防治措施

橡胶的卫生问题主要是单体和添加剂,如丁腈橡胶中的丙烯腈单体毒性较强,可引起溶血并有致癌作用。限制接触食品用橡胶单体和添加剂种类是主要控制措施。

允许并使用得最多的涂料是环氧树脂涂料和还氧酚醛涂料,主要卫生问题是其中的游离物质和加工助剂。

3. 其他容器、包装材料污染

1)竹、木、纸、布材质:微生物污染。

2)金属:金属溶出污染。

## 四、食品物理性污染及其预防

**(一)食品杂物污染及其预防**

1. 污染途径

收获、加工、储存、运输、销售等各环节均可杂物污染,掺杂掺假是一种人为故意污染的违法行为,往往更具有隐蔽性。

2. 预防措施

主要从加强管理、改进技术、制订限量标准入手。

**(二)食品放射性污染及其预防**

食品的放射性污染是指食品吸附或吸收了外来的放射性核素使其放射性高于自然本底。

1. 来源

自然界放射性核素本底(天然放射性核素)、大气污染(如核爆)、核废物排放不当、意外事故(核泄漏)。

2. 对人体的危害

长期体内小计量的内照射作用,可影响造血功能、生殖功能、诱发恶性肿瘤。

3. 预防要点

加强防护,制订限量标准。

# 第二节 食物中毒及其预防和管理

## 一、食物中毒的概念、特点和分类

**(一)概念**

1. 食物中毒

《食物中毒诊断标准及技术处理总则》定义:食物中毒指摄入了含有生物性、化学性有毒有害物质的食品,或把有毒有害物质当作食品摄入后所出现的非传染性(不属于传染病)急性、亚急性疾病。

2. 食源性疾病

世界卫生组织定义：食源性疾病是指，通过摄食进入人体内的各种致病因子引起的，通常具有感染性质或中毒性质的一类疾病。

（二）特点

具有食物同源性。潜伏期短、来势急剧、呈暴发性、临床表现相似，一般无人与人之间的直接传染。

流行病学特点：中毒原因以微生物引起的食物中毒最为常见，发生中毒的食物以动物性食物为主。发生季节细菌性食物中毒主要发生在二三季度，化学性食物中毒无明显季节性，部分食物中毒发生有明显的地区性。

（三）分类

1. 细菌性

沙门氏菌中毒、副溶血性弧菌中毒、致病性大肠杆菌中毒、肉毒梭菌毒素中毒、葡萄球菌毒素中毒。

2. 有毒动植物性

河豚毒素中毒、四季豆中毒、发芽土豆中毒、甲状腺素中毒、毒蕈中毒。

3. 化学性

农药中毒、鼠药中毒、亚硝酸盐中毒、砒霜中毒。

4. 真菌及其毒素

霉变甘蔗、赤霉病麦、黄曲霉毒素 $B_1$ 中毒。

（四）预防原则

1）正确选择原料并彻底清洗。

2）防止有毒物污染。

3）彻底加热或消毒处理。

4）尽快食用或保鲜储存。

5）剩余食品要重新加热。

（五）食品卫生“五四”制

1）腐败变质的食物及原料“四不”：采购员不买、保管员不收、厨师不做、服务员不卖。

2）食品存放“四隔离”：生熟隔离、成品半成品隔离、食品杂物药物隔离、食品天然冰隔离。

3）餐具洗涤“四过关”：一洗、二刷、三冲、四消毒。

4）环境卫生“四定”：定人、定物、定时间、定质量、划片分工、包干负责。

5）个人卫生“四勤”：勤洗手剪指甲、勤洗澡理发、勤洗衣服被褥、勤换工作服。

## 二、细菌性食物中毒

细菌性食物中毒是最常见的一类食物中毒。分为感染型和中毒型，有的是两种情况都存在。

细菌性食物中毒是由于食物受到致病菌或条件致病菌的污染，在适宜的条件下大量繁殖或产毒，而食用时没有彻底消毒或破坏其毒素。

**（一）沙门氏菌食物中毒**

病原特点：①自然界广泛分布；②耐低温，耐盐，不耐高温，也不耐消毒剂；③自然环境中存活时间较长；④有些菌可产生肠毒素，肠毒素耐热和酸碱；⑤污染食品后无感官性状的变化。引起中毒的主要有鼠伤寒沙门氏菌、猪霍乱沙门氏菌、肠炎沙门氏菌。

流行病学特点：①引起中毒的食品主要是畜肉类及其制品；②全年皆可发病，以夏秋两季多见；③发病率较高，一般为40%～60%。

发病机制：内毒素和活菌共同导致疾病，产生损伤及菌血症，出现局部炎症和全身反应。

中毒表现：①潜伏期一般为12～36 h，超过72 h者不多见；②主要症状为恶心、呕吐、腹痛、腹泻（主要为水样便）、高热，往往有前驱症状，如寒战、头昏、头痛、食欲不振；③病程一般为3～5天，愈后较好。

**（二）葡萄球菌食物中毒**

病原特点：①广泛分布于自然界，健康人咽部带菌率可以达40%～70%，手部检出率达50%多；②是常见的化脓性球菌之一；③引起中毒的是产生肠毒素的，主要是金黄色葡萄球菌；④耐盐，肠毒素的耐热性强。

流行病学特点：①引起中毒的食物种类很多，主要为乳类熟肉制品；②全年皆可发生，以夏秋季多见；③发病率约为30%。

发病机制：葡萄球菌本身对肠道的损伤并不非常明显，致人发病主要是其产生的肠毒素，可能通过血液进入中枢神经后刺激呕吐中枢。

中毒表现：①潜伏期一般为2～4 h，最短为1 h；②主要症状为恶心、剧烈而频繁的呕吐、上腹部剧烈疼痛，体温一般不高；③年龄越小越敏感。因此，儿童多发且比成人病情更重；④病程一般较短，为1～2日；愈后良好。

**（三）肉毒梭菌毒素食物中毒**

病原特点：①厌氧、有芽孢；②主要存在于土壤、人畜粪便中；③耐热，引起中毒的是其产生的外毒素即肉毒毒素，属神经毒，毒性比氰化钾大1万倍，但肉毒毒素不耐热，在80 ℃30 min时即可被破坏。

流行病学特点：①中毒食物主要是家庭自制发酵性豆、谷类制品，其次是肉类及罐头食品；②四季皆可发生，冬春季多见。

发病机制：肉毒毒素进入小肠后，在胰蛋白酶的活化作用下释放出神经毒素，这种毒素作用于多部位神经末梢和神经核，阻止胆碱能神经末梢释放乙酰胆碱，致使肌肉麻痹和瘫痪。

中毒表现：①潜伏期数小时至数天不等，最短潜伏期6 h，最长潜伏期8～10天；②神经麻痹，反应明显的首先是一些神经分布较多的小肌群，如眼睑肌、喉肌、颈部肌肉等；③病死率高。

**（四）副溶血性弧菌食物中毒**

病原特点：嗜盐细菌，主要存在于海产品，兼性厌氧，有鞭毛，不耐热。对酸敏感，产生的溶血毒素耐热。

流行病学特点：①夏秋季高发；②中毒食品主要是海产品，其他含盐高和营养丰富的食品也可以受污染而引起中毒；③发病率10% ~30%。

发病机制：主要是活菌对肠道的直接作用，也有溶血毒素对肠道共同作用。

中毒表现：①潜伏期一般为6~10 h，最短者1 h，最长者可达到48 h；②消化道症状和感染症状，腹泻多为水样便，可引起脱水、血压下降；③绝大部分2~3天恢复正常，少数重症可休克、昏迷而死亡。

**（五）$O_{157}$：$H_7$ 大肠杆菌食物中毒**

病原特点：是大肠埃希氏菌中一种最常见的血清型—肠出血性大肠杆菌。主要存在于温血动物肠道，对热和消毒剂耐受力差，耐酸，不耐碱。

流行病学特点：①引起中毒的食品主要是畜肉类及其制品；②全年皆可发病，以夏秋两季多见；③发病率较高，一般为40% ~60%。

中毒表现：潜伏期2~9天，最短5 h，病人常有突发性腹部痉挛，类阑尾炎疼痛，腹泻为水样便血性腹泻，许多病人伴有呼吸道症状，可发展为溶血性尿毒综合征和血小板减少性紫癜及其他多器官的损伤。愈后差，特别是儿童和老年患者死亡率很高。

## 三、有毒动植物性食物中毒

**（一）河豚鱼中毒**

毒性物质：河豚毒素，是一种神经毒，对热稳定（220 ℃ 以上可以分解），卵巢、肝脏毒性最强，死后较久时，内脏毒素可渗入肌肉。

中毒表现：①潜伏期一般为10~45 min，最长可达3 h；②初为感觉神经异常（唇、舌、指尖等麻木刺痛感）；③胃肠道症状；④肌肉麻痹，以至呼吸肌麻痹，呼吸衰竭死亡。

预防措施：加强宣传教育，禁售鲜河豚鱼，加工应严格按操作程序。

**（二）鱼类引起的组胺中毒**

毒性物质：组胺，主要是海产青皮红肉鱼类，特别是鱼不新鲜或腐败时，鱼体中的游离组氨酸脱羧，产生组胺。

中毒表现：①潜伏期一般为30 min至1 h，最短可为5 min，最长可达4 h；②发病快、症状轻、恢复迅速；③以毛细血管扩张、通透性增加、支气管收缩为主；④可表现为类支气管哮喘、胃肠和皮肤过敏反应、其他神经性反应或局部反应。愈后一般较好。

预防措施：食用新鲜鱼类。

**（三）毒蕈中毒**

毒蕈的有毒成分十分复杂，一种毒蕈可以含有几种毒素，而一种毒素又可以存在于几种毒蕈之中，各地均可发生，多发于高温多雨的夏秋季，误食引起中毒。

中毒表现：分为胃肠炎型、神经精神型、溶血型、脏器损害型、日光性皮炎型。以脏器损害型最为严重，病死率可达到60% ~80%。

1）胃肠炎型：①有毒物质可能为类树脂、甲醛类化合物，对胃肠道产生刺激作用，潜伏期一般为30 min至6 h，多数在进食后2 h左右发病，最短仅为10 min；②主要为胃肠道症状；

③不发热;④病程2~3天,愈后良好。

2)神经精神型:①有毒成分不完全清楚,潜伏期一般为30 min至4 h,最短仅为10 min;②以精神兴奋、精神抑制、精神错乱、矮小幻觉或以上表现交互出现为特点,也可以出现交感神经或副交感神经兴奋;③病程1~2天,愈后良好。

3)溶血型:①潜伏期一般为6~12 h,最长可达2天;②初始表现为胃肠道症状,3~4天后出现溶血性黄疸,严重者可出现瞻望、抽搐和昏迷,以及急性肾功能衰竭,导致预后不良;③病程2~6天;④一般死亡率不高。

4)脏器损害型:毒素主要成分为毒肽类和毒伞肽类。病情发展大致分为潜伏期、胃肠炎期、假愈期、脏器损害期、恢复期,但有时分期不明显。

潜伏期一般为10~24 min,最短可为6~7 min。

①胃肠炎期:胃肠炎表现,持续1~2天,严重病人此期病情可迅速恶化,出现休克、昏迷、抽搐、惊厥、全身广泛出血,呼吸衰竭,很快死亡。

②假愈期:病人症状暂时缓解或消失,持续1~2天,轻度中毒病人肝脏损害不严重的,可由此转入恢复期,此期一定要高度警惕,防止误诊误治。

③脏器损害期:病人突然出现肝、肾、心、脑等多器官损害症状、弥漫性血管内凝血、多器官多部位出血等,病情凶险,病死率高。

④恢复期:经积极治疗,一般在2~3周后进入恢复期,各器官损害症状逐步消失,少数病人6周后方可痊愈。

5)日光性皮炎型:潜伏期一般为24 h左右,多为颜面肌肉震颤、手指和脚趾疼痛、皮疹、暴露于日光部位的皮肤出现肿胀,指甲根部出血。

预防措施:①不认识的不食;②已发生的应停止食用;③宣传鉴别方法,一般认为有如下一些特征可供参考,如颜色奇异鲜艳,形态特殊,蕈盖多有斑点、疣点,损伤后流浆、发黏,蕈柄上有蕈环、蕈托,气味恶劣,不长蛆、不生虫,破碎后易变色,煮时能使银器、大蒜变色等。

**(四)含氰苷类植物中毒**

一些核仁和木薯中含有氰苷,在酶或酸的作用下释放出氢氰酸。

中毒表现:①潜伏期半小时至数小时,一般为1~2 h;②口内苦涩,有时呼出气可闻到苦杏仁味;③神经系统和消化系统症状;④空腹、年幼及体弱者中毒症状重,病死率高。

预防措施:宣传教育不食用未经处理或不能处理掉氰苷的含氰苷食物,若食用果仁,可用清水充分浸泡,食用木薯,需去皮,清水充分浸泡,蒸煮时不盖锅盖。

## 四、化学性食物中毒

**(一)亚硝酸盐食物中毒**

亚硝酸盐的来源:①误将亚硝酸盐当作食盐;②过量使用添加剂;③蔬菜放置过久;④小火焖煮;⑤短时盐渍蔬菜;⑥苦井水放置过久。

中毒表现:①亚硝酸盐进入体内后与血红蛋白结合,生成高铁血红蛋白。潜伏期一般为1~3 h,最短者十几分钟;②主要症状为缺氧,如头昏、头痛、乏力、胸闷、恶心、呕吐、紫绀;

③愈后视摄入量不同而不同,严重者可致死亡。

特效解毒药:1%美蓝,可配合使用维生素C、葡萄糖水。

**(二)砷化物中毒**

砷化物的来源:①误食;②用具、容器污染;蔬菜使用含砷农药后不久供食用;③含砷高的食品原料和食品添加剂。

中毒表现:①潜伏期十几分钟至数小时;②口腔、咽喉部出现烧灼感、金属味、吞咽困难;③剧烈恶心、呕吐、腹绞痛、腹泻等消化道症状;④血压下降,引起休克、昏迷和惊厥;⑤发生多器官中毒性损害,抢救不及时可很快死亡。

特效解毒剂:抢救时可以采用氢氧化铁溶液洗胃2~3次,使三氧化二砷与之结合成不溶性砷酸铁,随后用巯基类药物,如二巯基丙醇、二巯基丙磺酸钠、二巯基丁二酸钠。原理是巯基与砷有较强的结合力,形成络合物经肾脏排除,使与砷结合的酶重新恢复活性。

**(三)有机磷中毒**

有机磷农药绝大多数遇碱易分解,但敌百虫遇碱后会生成毒性更强的敌敌畏。

有机磷的来源:①水果、蔬菜等食品中的农药残留;②误用农药包装容器盛装食品;③误食;④投毒。

中毒表现:潜伏期10 min至2 h,由于神经传递介质—乙酰胆碱堆积,神经兴奋性增加,出现头昏、头痛、恶心、呕吐、流涎、多汗、针眼瞳孔、烦躁、谵语、肌肉震颤、痉挛严重时出现肺水肿、脑水肿。

特效解毒剂包括生理拮抗剂如阿托品和胆碱酯酶复活剂如解磷定、氯磷定、双复磷等。

**(四)常见鼠药(氟乙酰胺、毒鼠强)中毒**

鼠药的主要来源:投毒和误食。

临床表现:①潜伏期短,最短只有几分钟;②主要症状为头昏、头痛、恶心、呕吐、惊叫、抽搐(角弓反张)、口吐白沫,死亡率较高。

特效解毒药:氟乙酰胺中毒可用乙酰胺治疗,毒鼠强中毒目前无特效解毒药,只能对症处理。

## 五、真菌毒素和霉变食物中毒

**(一)赤霉病麦中毒**

中毒原因:镰刀菌属污染,导致麦类、玉米、稻谷发生赤霉病,引起中毒的主要有毒成分是脱氧雪腐镰刀菌烯醇(DON)。

中毒表现:潜伏期10 min至5 h,头昏、胃部不适、烧灼感、恶心、呕吐、血压不稳、步台不稳,停止食用病麦1~2天,即可恢复。

**(二)霉变甘蔗中毒**

中毒原因:甘蔗储存条件不良,导致节菱孢霉等霉菌污染,引起中毒的有毒成分是3-硝基丙酸。

中毒表现:3-硝基丙酸主要损害中枢神经,潜伏期15~30 min,早期出现头晕、头痛、恶心、呕吐、腹痛、腹泻，复视或幻视，重者出现中枢神经系统损害表现，死于呼吸衰竭，幸存者可导致终身残疾。

## 六、食物中毒的调查与处理

### （一）食物中毒的调查

目的：①确定中毒类型和中毒原因；②为中毒后救治病人、食品处理、现场处理和事件处理提供科学依据；③总结经验教训，以利于加强预防。

1）中毒类型调查：确定是否食物中毒？何种类型？

2）有毒食品调查：何种食物？

3）中毒原因调查：有毒物质污染环节？造成中毒的条件？

调查内容：

1）流行病学调查（了解发病与进食的关系、现场卫生状况、发病经过等）。

2）临床诊断（了解潜伏期、特殊症状及体征、已采取的治疗措施及效果）。

3）实验室诊断（致病因子的确认，采样十分重要）。

4）溯源分析。个案调查的主要内容包括：①基本情况；②发病情况（发病时间、主诉症状、发病经过、呕吐、排泄物的性状等）；③进食情况（末次进食时间、发病前 48 h 食谱，需要时甚至调查 72 h 内食谱、食用量等）；④既往疾病情况。

### （二）食物中毒的处理

报告：发生和收治病人的单位与个人，都应及时向当地卫生行政部门报告。

病人的处理：①停止食用可疑食物；②急救治疗。阻止毒物吸收（催吐、洗胃）；③促进毒物排泄（灌肠、导泻、输液）；④使用特效解毒剂；⑤对症处理。采集病人的标本备检。

食品的处理：①保护现场，封存有毒或可疑食品；②追回已售出的有毒或可疑食品；③采样检验；④对有毒食品进行无害化处理或销毁。

中毒场所的处理：视中毒类型而确定。

责任追究：追究行政、民事和刑事责任。

推广执行世界卫生组织推荐的食品安全制作 8 条规则：

1）选择安全食品（新鲜、干净、保质期内）。

2）安全储存（冷藏）食品。

3）彻底加热烹调食品，对食品烧熟煮透。

4）煮熟的食品最好立即食用，需储存时，要冷藏并生熟分开。

5）经储存过的食品食前需彻底再加热。

6）保持厨房、食品容器等的清洁卫生，避免昆虫、鼠类及其他动物接触食物。

7）使用卫生要求的水。

8）处理及食用食物时需反复清洗双手。

## [思考题]

1. 简述食品污染的分类。
2. 简述食品腐败变质的概念及其卫生学意义。
3. 不同类食品腐败变质的感官和化学鉴定指标有哪些?
4. 控制食品腐败变质的措施有哪些?
5. 简述菌落总数和大肠菌群的概念及其卫生学意义。
6. 简述黄曲霉毒素、亚硝基化合物、苯并(a)芘的污染来源、健康危害和预防措施。
7. 简述农药、有毒重金属的食物污染来源、健康危害和预防控制措施。
8. 简述食物中毒和食源性疾病的区别与联系。
9. 简述常见食物中毒的临床表现与防治措施。
10. 简述食物中毒的特点与分类。
11. 食物中毒的预防原则是什么?
12. 食物中毒调查与处理包括哪些内容?

# 第五章　膳食营养指导与疾病预防

## 第一节　合理膳食

### 一、膳食结构或膳食模式

膳食结构的主要类型：

1）动物性食物为主的膳食结构——欧美模式。

2）植物性食物为主的膳食结构——发展中国家模式。

3）动、植物平衡的膳食结——日本模式。

4）地中海膳食结构——地中海模式。

针对我国部分居民膳食结构不合理，2005 年 2 月 24 日，国家卫生部前副部长王陇德院士在《人民日报》题为“中国人需要一场膳食革命”的文章中，提出科学饮食“八字方针”，即“调整、维持、控制、增加”。

①调整：调整进食顺序，如饭前水果（低能量食物，只有同重量面食能量的 1/4、猪肉等的 1/10）。

②维持：维持高纤维素膳食、维持食物多样化。

③控制：控制肉类、油脂、盐的摄入量。

④增加：增加水果、奶、谷物及薯类食物。

### 二、合理膳食

合理膳食，也可称“平衡膳食”。

思想观念小转变、健康状况大改变！

中医“调养”，人体脏腑协调、阴阳平衡、正气内存、邪不可干！

四性五味：食物四性即“寒、热、温、凉”，五味即“酸、苦、甘、辛、咸（对应肝、心、脾、肺、肾)”。

“平衡膳食”:全面、均衡、适量,严格说来,食物没有好坏之分,关键是“种类”和“数量”的搭配是否合理。

“平衡”有如下含义:①动植物性食物平衡;②各大类食物的相对平衡;③“粗”粮和“细”粮的平衡;④动物性蛋白和植物性蛋白平衡;⑤必需氨基酸之间平衡;⑥动物性脂肪和植物油的平衡;⑦饱和脂肪、单不饱和脂肪、多不饱和脂肪平衡;⑧三大供能营养素之间供能比平衡;⑨维生素 $B_1$、维生素 $B_2$ 和维生素 PP 之间平衡;⑩矿物元素(钙、磷、铁、锌)之间平衡。

4 比 6 指导饮食包括以下 5 个方面:①主食与副食;②动物性食物与植物性食物;③动物蛋白与植物蛋白;④细粮精粮与粗粮杂粮;⑤动物油与植物油。

**(一)“平衡膳食”指导——膳食指南和膳食宝塔**

1.《中国居民膳食指南(2007)》

《指南》由一般人群膳食指南、特定人群膳食指南和平衡膳食宝塔 3 部分组成。

1)一般人群膳食指南:适合于 6 岁以上的正常人群,共有 10 条:①食物多样,谷类为主,粗细搭配;②多吃蔬菜水果和薯类;③每天吃奶类、大豆或其制品;④常吃适量的鱼、禽、蛋和瘦肉;⑤减少烹调油用量,吃清淡少盐膳食;⑥食不过量,天天运动,保持健康体重;⑦三餐分配要合理,零食要适当;⑧每天足量饮水,合理选择饮料;⑨如饮酒应限量;⑩吃新鲜卫生的食物。

2)五谷杂粮是我们膳食的基础:五谷杂粮是指稻谷、麦子、大豆、玉米、薯类,而习惯地将米和面粉以外的粮食称作“杂粮”。所以,五谷杂粮也泛指粮食作物。

“粗粮”包括小米、黄米、荞麦、玉米、高粱、青稞、黄豆、毛豆、胡豆、绿豆、红小豆、豌豆、土豆、红薯、山药等。

3)蔬菜水果不能互换:蔬菜不能替代水果,水果不能代替蔬菜。

4)奶类、豆类及其制品。奶类是一种营养全面、有利于健康的食品。容易消化吸收。奶类除含丰富的优质蛋白质和维生素外,含钙量较高,且利用率也很高,是膳食钙质的极好来源。

我国奶类制品摄入量为 27 g/标准人日,仅为发达国家的 5% 左右。因此,应大大提高奶类的摄入量。

建议每人每天摄入 30 ~ 50 g 大豆或相当量的豆制品。以所提供的蛋白质计,40 g 大豆分别约相当于 200 g 豆腐、100 g 豆腐干、30 g 腐竹、700 g 豆腐脑、800 g 豆浆。

研究显示,大豆食品对乳腺癌、结肠癌和前列腺癌等癌症有保护作用,同时也可以降低心脑血管疾病发生、预防更年期综合症和老年性骨质疏松。“大豆异黄酮”可能是其主要活性成分。

牛奶不能替代豆浆,豆浆不能代替牛奶。

5)合理消费红肉,适当增加白肉。“红肉”与“白肉”之分:“红肉”指畜肉,“白肉”指禽、鱼肉。民间很多人都相信“宁吃天上飞禽二两,也不吃地上走兽半斤”。研究发现,吃红肉人群患结肠癌、乳腺癌、冠心病等慢性病危险性增高,而吃白肉可以降低患这些病的危险性,延长寿命。

6)正确认识动物“内脏”,适量摄入是有益的。动物内脏品种很多,其营养价值也有较大差异，不能一概而论，也不能拒而食之。动物肝脏含有丰富的铁、锌等微量元素和维生素 A、D 等，猪肝铁、锌的含量是猪肉的 10 倍以上。肾脏富含微量元素硒，是瘦肉硒含量的 10 倍以上。

2. 中国居民平衡膳食宝塔(2007)(见图 5.1)

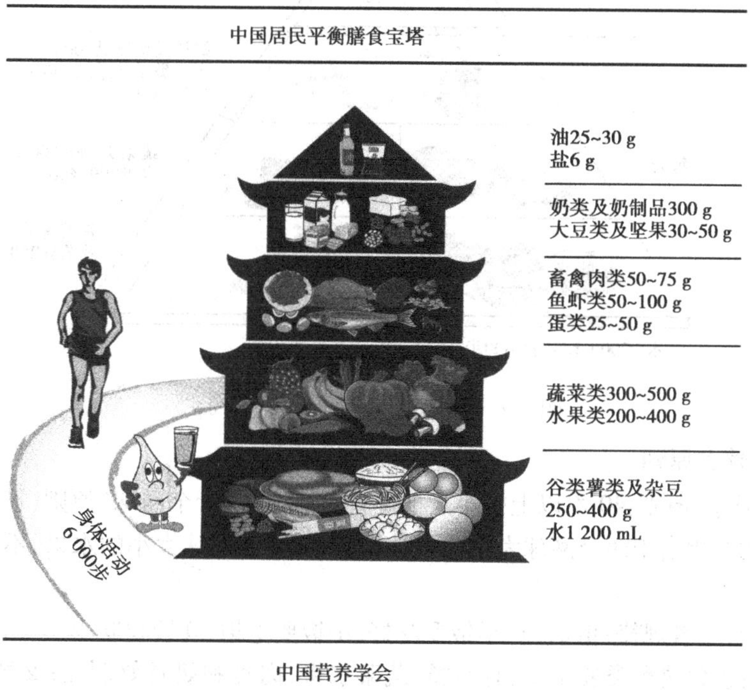


图 5.1　中国居民平衡膳食宝塔(2007)

3. 重庆居民膳食指南(2010)

在《中国居民膳食指南(2007)》的基础上，考虑到重庆的饮食习惯、食物供应情况等，制订了适合重庆市民的膳食指南。

1) 食物多样，谷类为主。

2) 常吃粗粮杂粮和薯类。

3) 多吃蔬菜水果和菌菇类。

4) 每天吃蛋奶类、大豆或其制品。

5) 适量消费畜、禽和鱼虾类，少吃肥肉和内脏。

6) 合理烹饪，减少油脂、烟熏和辛辣食品摄入。

7) 饮食运动两平衡，维持健康体重。

8) 每天足量饮水，科学选择饮料。

9) 三餐分配要合理，零食要适当。

10) 食物要新鲜卫生。

4. 重庆居民食物金字塔(2010)(见图 5.2)

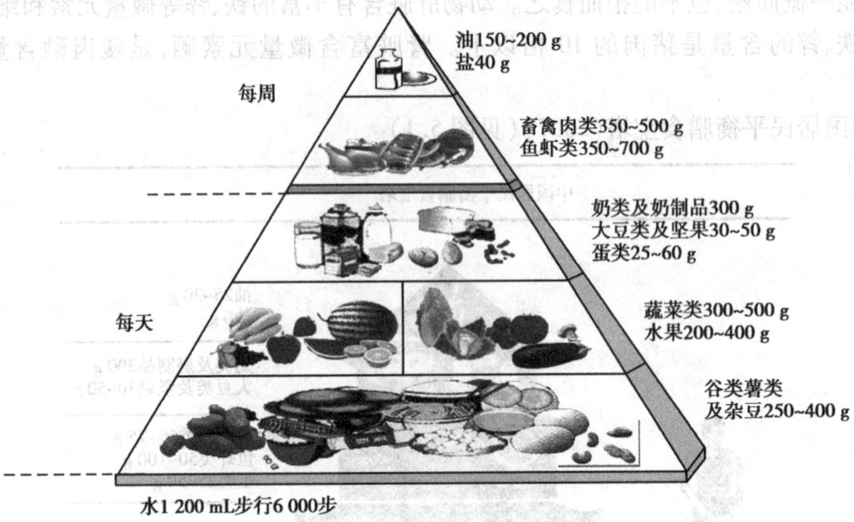


**图5.2 重庆居民食物金字塔(2010)**

**(二)健康饮食原则**

1)“十个网球”原则:40岁以上中年人把握膳食结构的“十个网球”原则:每天不超过一个网球大小的肉类,相当于两个网球大小的谷类,要保证三个网球大小的水果,不少于四个网球大小的蔬菜。

2)重视一日三餐规律:俗话说“早饭要吃好,中饭要吃饱,晚饭要吃少”。

营养早餐:①食物种类要丰富,有谷类、蔬菜水果、肉食和奶及奶制品;②数量要足够,粮食为50~100 g,牛奶1瓶,鸡蛋1个,蔬菜适量,水果1个。

早餐三要素:①“糖”或“碳水化合物”;②蛋白质;③维生素、矿物元素。

3)多去农贸市场,少去超级市场。

4)多吃当地当季节食物:孔子在《论语》中说:“不时不食。”这就要求人们每个季节应遵循大自然规律采备食物,这样营养价值高,吃后才有助于滋养五脏。

5)减少在外就餐时间,改变不合理膳食结构。

6)讲营养、重烹饪:①尽可能购买新鲜食品;②每次少买,经常购买;③将食品放置在不通风,凉爽和阴暗的地方;④简单切削食品;⑤洗菜时尽量少用水冲;⑥烹炒食品,不要时间太长;⑦饭菜做好后,尽量减少“温着”的时间;⑧尽量采用“蒸”“煮”“焖”“炖”,少用“炒”“煎”“炸”“烤”。同样重量的脂肪和碳水化合物,其供给能量前者是后者2.2倍;⑨经烹调油炸后食物能量增加许多:100 g面粉制成的馒头是160 g,提供1 507 kJ(360 kcal)能量,炸成油条后重量为162 g,提供的能量高达2 620 kJ(626 kcal);⑩100 g蒸土豆提供能量293 kJ(70 kcal),同样重量的土豆炸成薯条后为50 g,提供能量628 kJ(150 kcal),炸成薯片重量为25 g,提供能量578 kJ(138 kcal)。

7)健康饮食策略:

果蔬多一点、品种杂一点;

素的多一点、荤的少一点;

口味淡一点、油脂少一点;

早餐好一点、晚餐早一点；
自然多一点、人工少一点；
三餐规律点、食物安全点。

**（三）重庆人烹饪方法有待改进**

重庆饮食文化特色鲜明，重庆人喜欢麻、辣、烫，口味很重，川菜、渝菜、火锅、江湖菜都是大伙儿最爱。

重庆人喜食辛辣食物，口味重，平时油脂、食盐摄入过高，"麻辣鱼""冷锅鱼""黔江烤鱼""麻婆豆腐""麻得跳""尖椒鸡""口水鸡""水煮肉片""串串香"等，重庆有太多好吃的东西。

许多美味佳肴都是靠加"油"，吃火锅还专门要一碗"油碟"，"担担面"也是油腻腻的。因此，重庆人食用油摄取量在全国也算高的。据调查，重庆居民食用油脂摄取量高达 60 ~ 70 g。

在重庆我们可以看到，重庆城市居民畜禽肉类和油脂类摄入过量、农村居民油脂类摄入过量的现象也已暴露出来。因此，"控油""限油"就显得特别重要。美食的诱惑，使得"油"和"盐"摄入量都超许多，随之而来的是慢性疾病发病的增高。有专家称："接近 90% 的缺血性心脏病可能和食用油饮食不当有关。"重庆大街小巷里的熏烤食物，城市、农村一年四季的老腊肉，这必然导致过多摄入烤制、烟熏食物，影响健康。

## 三、营养需要量

膳食营养素参考摄入量（dietary reference intakes, DRIs）：

1）营养生理需要量（nutritional requirement）：指能保持人体健康状态、达到应有发育水平和能充分发挥效率地完成各项生活和劳动活动的人体所需要的能量和营养素的必要量。

2）膳食营养素供给量（recommended dietary allowance, RDA）：指在生理需要量的基础上，考虑到人群的安全率提出的，保证特定人群人体营养需要的，膳食中应含有的，能量和营养素的适宜量。

营养素需要量是制订 RDA 的基础。

一般 RDA = 平均需要量 +2 个标准差，理论上可保护 97.5% 的人群。除能量外，一般 RDA 都高于平均需求量。

3）膳食营养素参考摄入量（dietary reference intakes, DRIs）：DRIs 是在 RDAs 基础上发展起来的一组每日平均膳食营养素摄入量的参考值，包括 4 项内容：①平均需要量（EAR）；②推荐摄入量（RNI）；③适宜摄入量（AI）；④可耐受最高摄入量（UL）。

①平均需要量（estimated average requirement, EAR）：是指某一特定性别、年龄，及生理状态群体中个体对某些营养素需要量的平均值。根据某些指标判断，可以满足该群体中 50% 个体需要量的摄入水平。EAR 是制定 RNI 的基础。

②推荐摄入量（recommended nutrient intake, RNI）：相当于传统使用的 RDA，是可以满足某一特定性别，年龄及生理状况群体中绝大多数（97% ~ 98%）个体需要量的摄入水平。长期摄入 RNI 水平，可以满足身体对该营养素的需要，保持健康和维持组织中有适当的储备。

RNI 是以 EAR 为基础制订的。如果已知 EAR 的标准差，则 RNI 定为 EAR 加两个标准差，即 RNI = EAR + 2SD。

③适宜摄入量（adequate intake，AI）：在个体需要量的研究资料不足不能计算 EAR，因而不能求得 RNI 时，可设定适宜摄入量（AI）来代替 RNI。AI 是指通过观察或实验获得的健康人群某种营养素的摄入量。

AI 的主要用途是作为个体营养素摄入量的目标。AI 与 RNI 相似之处是二者都用作个体摄入的目标，能满足目标人群中几乎所有个体的需要。AI 和 RNI 的区别在于 AI 的准确性远不如 RNI，可能显著高于 RNI。

④可耐受最高摄入量（tolerable upper intake level，UL）：UL 是平均每日可以摄入该营养素的最高量。这个量几乎对一般人群中的所有个体适应，以求不至于损害健康。当摄入量超过 UL 进一步增加时，损害健康的危险性随之增大。UL 并不是一个建议的摄入水平。“可耐受”指这一剂量在生物学上大体是可以耐受的，但并不表示可能是有益的。

## 第二节　膳食营养与慢性疾病预防

### 一、肥胖病

肥胖病（obesity）是能量摄入超过能量消耗而导致体内脂肪积聚过多达到危害程度的一种慢性代谢性疾病。肥胖目前在全球范围内广泛流行，发达国家患病率高。在我国，肥胖人数也日益增多，肥胖已经成为不可忽视的严重威胁国民健康的危险因素。

**（一）临床评价肥胖病的常用指标**

1. 体质指数（BMI）

体质指数是目前国际上常用来评价成人体重不足、超重和肥胖的常用指标。对特殊人群，BMI 不能准确反映超重和肥胖的程度。

计算公式为：

$$体质指数(BMI) = 体重(kg) \div 身高(m^2)(kg/m^2)$$

2. 腰围（WC）

是判定腹部脂肪分布情况的指标。男性肥胖病人脂肪主要分布在腹部，称为苹果型肥胖。女性肥胖病人脂肪主要分布在腰部、臀部、大腿，称为梨型肥胖。

测量方法：双脚分开 25 ~ 30 cm，取髂前上嵴和第十二肋下缘连线的中点，水平位绕腹一周。

3. 腰臀比（WHR）

测量方法：臀部最隆起的部位测得的身体水平周径为臀围，腰围与臀围之比称腰臀比。

4. 标准体重

计算公式为：

$$标准体重(kg) = 身高(cm) - 105$$

5. 身长标准体重法

为 WHO 极力推荐，也是文献最常见的衡量肥胖方法。公式为：

肥胖度(%) = [实际体重(kg) - (身长标准体重(kg)]/ 身长标准体重(kg) × 100%

6. 皮褶厚度

测量皮下脂肪厚度可在一定程度上反映身体内的脂肪含量。

7. 肥胖的判定标准

(1)身长标准体重法

可对肥胖程度进行粗略估计。

判断标准:体重超过标准体重10%为超重,大于20%以上为肥胖 ,其中20% ~30%为轻度肥胖,30% ~50%为中度肥胖,50%以上为重度肥胖,100%为病态肥胖。

(2)体质指数

中国成人判断超重和肥胖的界限值:①18.5 ~23.9 kg/m$^2$ 为正常;②大于24 kg/m$^2$ 为超重;③大于28 kg/m$^2$ 为肥胖。

(3)腰围

WHO建议标准:男性 >94 cm、女 >80 cm作为肥胖的标准。

(4)腰臀比

男性 >0.9,女性 >0.8可视为中心性肥胖。

(5)脂肪含量

按体内脂肪的百分量计算,男性 >25% ,女性 >30%则可诊断为肥胖病。

**(二)肥胖的原因**

1. 内在因素

(1)遗传因素

父母体重正常者,子女肥胖率约10% ,父母中1人或2人均肥胖者,子女肥胖率分别增至50%和80% ,遗传因素是肥胖的易发因素,肥胖是多基因遗传、多后天因素的疾病。

(2)瘦素

瘦素又称脂肪抑制素,是肥胖基因所编码的蛋白质,是具有脂肪细胞合成和分泌的一种激素。瘦素对机体能量代谢和肥胖的发生有重要作用。瘦素一方面作用于下丘脑的摄食中枢,产生饱食感而抑制摄食行为。同时,瘦素广泛作用于肝脏、肾脏、脑组织、脂肪组织等的瘦素受体,增加能量消耗。在肥胖人中,有95%以上的人存在内源性瘦素缺乏和瘦素抵抗。

(3)胰岛素抵抗

表现为高胰岛素血症,使食欲旺盛,进食量大,促进脂肪的合成和积蓄。

(4)脂肪组织的变化

从儿童时期开始肥胖的人,成年后体内脂肪细胞的数目就会明显增多。而缓慢持续的肥胖则既有脂肪细胞的肥大又有脂肪细胞数量的增多。肥胖者的全身脂肪细胞可比正常人体脂肪细胞增加3倍以上。

2. 饮食因素

1)摄食过多。

2)不良的饮食行为。

3)进食能量密度较高食物。

4)不良的进食行为。

①肥胖样进食。

②吃甜食频率过多，边看电视边进食等。

③夜食综合征：在夜间，人的生理节律是副交感神经兴奋性增强，摄入的食物比较容易以脂肪的形式储存起来。

3. 其他因素

(1)运动减少与劳动强度低

现代交通工具的快速发展和体力劳动和家务劳动减少，是肥胖发生的重要原因之一。

(2)妊娠期营养因素

据报道，妊娠最后三个月和婴儿出生后第一个月营养较差的母亲，其子女发生肥胖者较少。妊娠前六个月营养较差的母亲其子女肥胖的发生则较高，提示胚胎生长发育早期孕妇食物摄入量对胎儿生后的营养状态存在较大影响。

(3)人工喂养及其辅食添加

过食、人工喂养、过早添加固体食物。出生后前6周内喂以高能量奶，将使儿童体重急速增加，为日后肥胖发生打下基础。

**(三)脂肪、碳水化合物与肥胖的关系**

1. 脂肪与肥胖

无论是发达国家还是发展中国家，随着国民膳食中脂肪占总能量的，产热百分比的增加，国民的体重和肥胖发生率明显升高。

2. 蔗糖与肥胖

高蔗糖膳食可引起高胰岛素血症。胰岛素的作用之一是促进脂肪的合成，胰岛素水平升高可导致体内脂肪积累，包括皮下脂肪和腹腔内脂肪。

**(四)肥胖防治要点**

1. 开展肥胖的危害和防治意义的群众性宣教工作

如养成良好饮食习惯，加强体育锻炼，生活规律、精神情绪稳定等。

1)树立健康体重的概念，防止为美容而减肥的误区。

2)社区健康管理的重点是：

①有肥胖家族史者。

②孕期体重超重者。

③出生体重过大或过低者、超重者、经常在外就餐者。

④已经确诊为糖尿病、高血压、高血脂、冠心病者。

2. 宣传饮食营养防治的要点

控制总能量、限制脂肪摄入量、忌甜食、甜饮料、烟酒。

3. 为肥胖者制订个性化的减肥计划

减肥计划要有针对性和可操作性，定期与减肥者沟通计划执行情况，做好观察记录。

4. 肥胖病的饮食治疗

(1)限制总能量

1)能量限制要逐渐降低、避免骤然降至最低安全水平以下。

成年的轻度肥胖者，按每月减轻体重0.5～1.0 kg为宜，即每天减少0.53～1.05 MJ(125～250 kcal)能量来确定每天3餐的标准。成年中度以上肥胖者，每周减体重0.5～1.0 kg，每天减少能量为2.31～4.62 MJ(552～1 104 kcal)。门诊病人，每天膳食中供给能量应不少于4.20 MJ

(1 000 kcal)，因为，这是可以较长时间坚持的最低安全水平。

1 kg 人体脂肪大约含有 7 000 kcal 的能量，因此，减轻体重(脂肪)1 kg，必须大约减少 7 000 kcal的能量。如果每天减少能量摄入 500 ~ 700 kca1，需要 10 ~ 14 天时间，才能实现减掉 1 kg 脂肪的目标。

合适的能量摄入：总能量(kcal) = 理想体重(kg) × (20 ~ 25)(kcal/kg · d)

一般规定年轻男性每天能量的摄入低限为 1 600 kcal，年轻女性为 1 400 kcal。

2)全天能量的分配。一日三餐，早餐 30%，午餐 40%，晚餐 30%。为解决饥饿问题，可在主餐中留相当于 5% 能量的食物，约折合主食 25 g，作为加餐。

(2)营养素分配比例

1)三大营养素的能量分配：要保证必需的营养素供给，才能保证人体正常的生理功能。肥胖治疗膳食的三大营养素分配原则是蛋白质占总能量的 20%，脂肪占 20%，碳水化合物占 60%。动物性蛋白质占总蛋白质的 50% 左右。烹调油每天应少于 25 g，选择橄榄油、茶油、葵花子油、玉米油、花生油、豆油等。

2)供给充足的维生素和无机盐：易缺乏的维生素有维生素 $B_1$、维生素 $B_2$、烟酸等。易缺乏的无机盐有钙、铁等。必须注意合理的食物选择和搭配，新鲜蔬菜、水果、豆类、动物内脏如肝脏、牛奶等是维生素和无机盐的主要来源。可在医生的指导下适当服用多种维生素和无机盐制剂。

3)限制食盐和嘌呤：食盐能致口渴和刺激食欲，多食不利于肥胖症治疗，食盐 3 ~ 6 g/d 为宜。嘌呤可增进食欲并加重肝肾代谢负担，故含高嘌呤动物内脏应加以限制。

4)增加膳食纤维的供给：每天的膳食纤维摄入量最好能保证在 30 g 左右，相当于 500 ~ 750 g 绿叶蔬菜和 100 g 粗杂粮中含的膳食纤维。

5)烹调方法及餐次：宜采用蒸、煮、烧、氽、烤等烹调方法，忌用油煎、炸的方法，煎炸食品含脂肪较多，并刺激食欲，不利于治疗。进食餐次应因人而宜，通常为每天 3 ~ 5 餐。

6)戒酒：因每 1 mL 纯酒精可产热 29.3 kJ(7 kcal)左右。啤酒含酒精量虽少(3.1% ~ 3.5%)，但若饮量多，产热仍不少，仍须严加控制。

(3)提倡健康的生活方式，改变不良的饮食习惯

1)控制膳食和增加活动：控制膳食和增加活动要同步进行。在控制膳食同时，适当增加活动，可改善糖耐量，降低胰岛素分泌，促进体脂分解。

2)纠正不良的膳食习惯：要严格限制零食、糖果和含糖饮料。

## 二、心脑血管疾病

高血压、冠心病、脑卒中是与膳食营养密切相关的心脑血管疾病。随着我国经济的发展和人民生活水平的提高，心脑血管疾病也已成为最主要的死亡原因。这些疾病的共同病因、病理基础是肥胖、高血脂。因此，通过调整膳食结构可以得到有效的防治。

### (一)原发性高血压

1. 高血压的诊断和社区管理

(1)诊断

当收缩压≥140 mmHg 和(或)舒张压≥90 mmHg 时，即可诊断为高血压。

(2)营养因素

1)钠:食盐的摄入量与高血压病有显著相关。钠潴留致细胞外液增加,心排出量增高,血压上升。给低盐膳食可减轻症状,改善血压。

50岁以上的人及家族性高血压者对盐敏感性较正常人高。过多摄入食盐还可改变血压昼高夜低的规律,是老年高血压发生脑卒中的危险因素。

2)能量:能量摄入过多可致肥胖,肥胖是高血压的重要危险因素之一。随着体重的增加,出现高血压的趋势也增加,尤以20~40岁开始增加体重者危险性最大。

3)脂肪和胆固醇:脂肪摄入过多,可致肥胖症和高血压病。高脂肪高胆固醇膳食容易致动脉粥样硬化。

4)蛋白质:植物性蛋白可使高血压病和脑卒中的发病率降低。大豆蛋白虽无降压功能,但也有预防脑卒中发生的作用。

5)其他营养素:①酒精。过量饮酒与血压升高有密切关系;②钾。低钾饮食是血压升高的因素之一,如同时习惯高盐饮食对血压的影响更大;③钙。钙摄入量低可以增强高盐膳食对血压的升高作用;④镁。膳食镁与血压呈负相关。膳食纤维能减少脂肪吸收,减轻体重,间接辅助降压。

(3)高血压的膳食营养防治

高血压的防治包括适量控制能量及食盐量,降低脂肪和胆固醇的摄入水平,改变生活方式,消除不健康的行为习惯,控制体重,防止或纠正肥胖。

1)减体重:增加体力活动,控制体重在标准体重范围内,肥胖者应节食减肥,体重增加,对高血压病治疗大为不利。

2)减少食盐摄入量:WHO建议每人每日食盐摄入量不超过6 g为宜。包括食盐、酱油、味精、咸菜、咸鱼、咸肉、酱菜等。高血压患者供给食盐以2~4 g/d为宜。

3)纠正不良饮食习惯:①少吃或不吃零食;②吃饭要细嚼慢咽;③不吃肥肉,减少动物脂肪摄入,减少烹调油。

4)限制饮酒:饮酒会使血压升高,其确切机制尚不清楚,可能与酒精引起交感神经兴奋,心脏输出量增加,以及间接引起肾素等其他血管收缩物质的释放增加有关。饮酒可降低降压药物的疗效,过量饮酒会增加患高血压脑卒中的危险。

5)多吃蔬菜和水果:每天食用不少于500 g蔬菜和200 g水果。多选具有保护血管和降血压及降脂的食品。能降压的食品有芹菜、胡萝卜、番茄、荸荠、黄瓜、木耳、海带、香蕉等。降脂食品有山楂、香菇、大蒜、洋葱、海鱼、绿豆等。

6)补钙:牛奶富含钙,钙对高血压病治疗有一定作用。最好每天食用250 mL奶。血脂高者,可选脱脂牛奶。含钙丰富的食品有黄豆及其制品,葵花子、核桃、牛奶、花生、鱼、虾、红枣、韭菜、柿子、芹菜、蒜苗等。

**(二)血脂异常**

1.血脂异常的诊断

根据血浆(清)血浆总胆固醇(TC)、三酰甘油(TG)、高密度脂蛋白胆固醇(HDL-C)浓度进行诊断和分型。当TC>5.72 mmol/L时,称为高胆固醇血症。TG>1.7 mmol/L时,称为高甘油三酯血症,两者兼有之称为混合性高脂血症。当HDL-C<0.91 mmol/L时也是血脂异常的一种表现,称为低HDL-C血症。

2. 发病原因

现代人血脂异常十分常见，其发病原因除了遗传基因缺陷外，环境因素如膳食结构不合理，肥胖、年龄、性别等也是重要的致病原因。根据发病原因可分为继发性和原发性两种。

(1)继发性高脂血症

继发性高脂血症是指继发于其他疾病之后，引起血脂升高的疾病主要有糖尿病、肾病综合征、甲状腺功能减退症，其他疾病有肾功能衰竭、肝脏疾病、系统性红斑狼疮、糖原累积症、骨髓瘤等。此外，某些药物如利尿剂、β-受体阻滞剂、糖皮质激素等也可能引起继发性血脂升高。

(2)原发性高脂血症

在排除了继发性高脂血症后，即可诊断为原发性高脂血症。已知部分原发性高脂血症是由于先天性基因缺陷所致，如低密度脂蛋白(LDL)受体基因缺陷引起家族性高胆固醇血症等；而另一部分原发性高脂血症的病因目前还不清楚。

3. 膳食营养因素

(1)膳食脂肪和脂肪酸

高脂肪膳食可升高血脂，不同脂肪酸对血脂的影响也不同。

1)饱和脂肪酸：可以显著升高血浆胆固醇和低密度脂蛋白胆固醇的水平。

2)单不饱和脂肪酸：有降低血清胆固醇和低密度脂蛋白胆固醇水平的作用，同时可升高血清高密度脂蛋白胆固醇。

3)多不饱和脂肪酸：n-6 的亚油酸和 n-3 的 α-亚麻酸(ALA)以及长链的 EPA 和 DHA 可使血浆中胆固醇和低密度脂蛋白胆固醇水平显著降低，并且不会升高 TG。

4)反式脂肪酸：可使低密度脂蛋白胆固醇水平升高，HDL-C 降低。在人造黄油、蛋糕和面包等烘烤食物中含量较高。

(2)碳水化物

进食大量碳水化物，尤其是含糖果、点心等，可使血清极低密度脂蛋白胆固醇、甘油三酯、胆固醇、低密度脂蛋白胆固醇水平升高。高碳水化物还可使血清高密度脂蛋白胆固醇下降。

(3)膳食纤维

可降低血清胆固醇、低密度脂蛋白胆固醇水平。可溶性膳食纤维比不溶性膳食纤维的作用更强，前者主要存在于大麦、燕麦、豆类、水果中。

(4)矿物元素

1)镁对心血管系统有保护作用，具有降低胆固醇、降低冠状动脉张力、增加冠状动脉血流量等作用。

2)缺钙可引起血胆固醇和甘油三酯升高。

3)缺锌可引起血脂代谢异常。

4)缺铬可使血清胆固醇增高，并使高密度脂蛋白胆固醇下降。

(5)维生素

1)维生素 C 促进胆固醇降解，降低血清 TC 水平；增加脂蛋白脂酶活性，加速血清极低密度脂蛋白胆固醇、甘油三酯降解。

2)维生素 E 缺乏可升高低密度脂蛋白胆固醇。

4. 高脂血症的膳食营养防治

我国高血脂的饮食防治方案：

1）第一级控制方案：①总脂肪＜总能量30%，饱和脂肪酸占总能量的8%～10%，多不饱和脂肪酸占总能量的7%～10%，单不饱和脂肪酸占总能量的10%～15%。胆固醇小于300 mg/d；②碳水化合物占总能量的50%～60%；③蛋白质占总能量的10%～20%；④总能量供给是否合适，以保持理想体重为标准。

2）第二级控制方案：与一级控制方案基本相同，不同的是饱和脂肪酸小于总能量的7%，胆固醇小于200 mg/d。

5. 高脂血症的饮食治疗

1）能量：一般健康人平均按30 kcal/kg·d，根据劳动强度、体重以及其他因素调整能量供给标准。

2）减少膳食脂肪：①血脂正常者脂肪摄入量控制在总能量的25%，有肥胖、血脂异常及高血脂家族史者，应控制在20%；②胆固醇每天摄入量应小于300 mg；③烹调油每天不超过25 g，限制食用油煎炸食物；④饱和脂肪酸：多不饱和脂肪酸：单不饱和脂肪酸＝1∶1∶1。

3）控制单双糖摄入量：碳水化合物占总能量的55%～60%，以复杂碳水化合物为主，限制甜食、糕点、含糖饮料的摄入。

4）减少钠盐：每人每日食盐用量不超过6 g。

5）增加膳食纤维摄入量 全天膳食纤维摄入量不少于30 g。

6）戒酒：大量饮酒，可造成肝细胞代谢紊乱，使肝内多余的三酰甘油难以及时清除，脂肪在肝内堆积，导致酒精性脂肪肝形成。

7）防治肥胖：控制饮食和加强体育锻炼相结合，使能量摄入与能量消耗维持平衡是最有效、最经济、最安全的肥胖防治方法。

### （三）冠心病

冠状动脉粥样硬化性心脏病（简称冠心病），普遍认为与高脂血症、高血压病、糖尿病、吸烟、肥胖和缺少体力活动等有关。

1. 冠心病的危险因素

1）血脂异常：高胆固醇、高低密度脂蛋白胆固醇血症、血清高密度脂蛋白胆固醇降低是动脉粥样硬化的强危险因素。

2）高血压：高血压是动脉硬化的结果，冠心病随血压的升高而加重。

3）超重和肥胖：肥胖增加心脏负担，同时也是高血压、高脂血症、糖尿病、胰岛素抵抗的危险因素。

4）糖尿病：冠心病是糖尿病重要合并症之一。

5）吸烟：可促进动脉硬化而明显增加心脑血管疾病的患病率和死亡率。

2. 膳食营养与冠心病

（1）脂肪

膳食中脂肪供给过多不仅是肥胖的原因，也与动脉粥样硬化、血栓形成、血管内皮功能，以及血浆和组织中脂质过氧化有关。

1）脂肪数量：膳食脂肪总量是影响血胆固醇浓度主要因素，膳食脂肪质量对动脉粥样硬化发病率影响更重要。膳食中各种脂肪酸对血清胆固醇和三酰甘油的影响是肯定的。

2)脂肪质量：增加膳食中多不饱和脂肪酸，即亚油酸、亚麻酸和花生四烯酸的含量，同时减少饱和脂肪酸供给，血清胆固醇可有中等度下降，并有降低血液凝固趋势。当前推荐 P/S 比值范围是从 1∶1～2∶1。当摄入饱和脂肪酸增高时，血胆固醇上升，而增加亚油酸可阻止胆固醇增高。

3)胆固醇：膳食胆固醇摄入量与动脉粥样硬化发病率呈正相关，脂肪有助于胆固醇吸收，故冠心病病人应给低胆固醇低脂肪膳食。植物固醇，特别是谷固醇结构与胆固醇相似，不易被吸收，且有竞争性抑制胆固醇吸收的作用。

(2)糖类

糖类也可致高脂血症，肝能利用游离脂肪酸和糖类合成极低密度脂蛋白。故糖类摄入过多，同样可使血三酰甘油增高。果糖对三酰甘油影响比蔗糖大，说明果糖更易合成脂肪，其次为葡萄糖，淀粉更次之。

(3)蛋白质

动物蛋白质升高血胆固醇的作用比植物蛋白质明显得多。植物蛋白，尤其是大豆蛋白有降低血胆固醇和预防动脉粥样硬化作用。

(4)膳食纤维

食物纤维可缩短食品通过小肠的时间，减少胆固醇的吸收。从而降低血清胆固醇、低密度脂蛋白胆固醇水平。低聚糖有促进益生菌生长、调节血脂和脂蛋白、促进微量元素吸收利用等。

(5)抗氧化营养成分

抗氧化营养素有维护心血管的正常功能和结构，他们是维生素 E、硒、维生素 $B_6$、维生素 $B_{12}$和叶酸。

3. 冠心病的膳食营养防治

(1)冠心病的预防

我国预防冠心病指南分为一级预防和二级预防。

1)一级预防：防止动脉粥样硬化，预防冠心病。包括合理膳食；防止超重和肥胖；控制和治疗高血压、高脂蛋白血症及糖尿病；生活规律化，避免精神紧张、进行适当的体育锻炼。

2)二级预防：保持心态平和，避免情绪激动，戒烟酒，适当的体力活动，合理饮食，防止超重和肥胖。同时要合理用药并做好监测。

(2)冠心病的营养治疗

1)能量：以保持理想体重为标准，防止超重和肥胖。

2)脂肪：脂肪占总能量的 25% 以下。限制肥肉和荤油，炒菜使用植物油，每日胆固醇摄入量限制在 300 mg 以下。

3)糖类：糖类占总能量的 50%～60%。鼓励多吃各类粗粮、杂粮，限制蔗糖和果糖的摄入。

4)蛋白质：蛋白质占总能量的 15%，适当增加大豆及其制品。

5)其他：①禁烟酒；②增加蔬菜水果供给充足的维生素、矿物质和膳食纤维；③少吃多餐；④防止情绪波动。

**(四)脑卒中**

脑卒中是急性脑血管疾病的统称。脑卒中可分为出血性和缺血性脑血管疾病。前者包括脑出血、蛛网膜下腔出血。后者有脑梗死及脑血栓形成、脑栓塞，短暂脑缺血发作等。

1. 危险因素

包括高血压、冠心病、糖尿病、血脂异常、吸烟、饮酒等。

2. 营养治疗

营养治疗的目的是保证身体营养需要，保护脑功能，促进神经细胞的修复和功能的恢复。应根据患者的病情轻重，有无并发症，能否正常膳食，消化吸收功能、体重、血脂、血糖、电解质等因素，制订不同的营养治疗方案。

(1)重症患者的营养治疗

重症或昏迷患者在起病的2~3天之内如有呕吐、消化系统出血者应禁食，从静脉补充营养。3天后开始鼻饲流汁饮食。可选用米汤，每次200~250 mL，每天4~5次。在已经耐受的情况下，可给予混合奶，全营养素、匀浆等肠内营养制剂。肠内不能保证能量摄入时，可肠内、肠外营养支持同时进行。

(2)轻症患者营养治疗

能量可按125.52~167.36 kJ(30~40 kcal)/kg供给，蛋白质按1.5~2.0 g/kg，其中动物蛋白质不低于20 g，可选含脂肪少含蛋白质高的鱼类、家禽、瘦肉及豆制品。脂肪不超过总能量的30%，胆固醇应低于300 mg/d。体重超重者适当减少总能量，脂肪应占总能量的20%以下，胆固醇限制在200 mg以内。

3. 预防措施

1)健康教育：大力宣传脑卒中的危害性，预防为主，重视两级预防。对高危人群和重点宣传、指导，建立健康档案，定期随访。

2)合理膳食：防治超重和肥胖。

3)药物治疗：控制高血压、糖尿病、冠心病和高脂血症。

## 三、糖尿病

糖尿病(diabetes mellitus，DM)是常见的内分泌疾病，有遗传倾向，中医称为消渴症。因胰岛素绝对或相对地分泌不足造成，会导致糖类、脂肪及蛋白质等代谢紊乱。

**(一)诊断标准**

1. 糖尿病诊断标准

1999年WHO新的诊断标准，将符合下述标准之一。在次日复诊仍符合三条标准之一者，诊断为糖尿病。

1)有糖尿病症状，并且任意时间血浆葡萄糖水平≥11.1 mmol/L(200 mg/dl)。典型的糖尿病症状包括多尿、烦渴和无其他诱因的体重下降。

2)空腹血糖：水平≥7.0 mmol/L (126 mg/dl)(8 h内无能量摄入)。

3)葡萄糖耐量试验：2 h血糖水平≥11.1 mmol/L(200 mg/dl)。

2. 葡萄糖耐量降低诊断标准

成人空腹服75 g葡萄糖后测血糖，餐后2 h血糖 >7.8 mmol/L，但 <11.1mmol/L为耐糖量降低 。

3. 空腹血糖受损诊断标准

空腹血糖 6.1 ~7.0 mmol/L,称为空腹血糖受损。

**(二)糖尿病的病因**

1. 遗传性

调查证实糖尿病与遗传有关,有明显家族史。

2. 环境因素

包括感染、膳食因素、生理病理因素和社会环境因素。

1)感染:Ⅰ型糖尿病的发生常与某些病毒有关。

2)膳食因素:主要是指高能量、高脂肪、低膳食纤维饮食 。

3)生理病理因素:包括年龄增大、妊娠、高脂血症、原发性高血压病、肥胖症等。超重和肥胖者均有高胰岛素血症和胰岛素抵抗。

4)社会环境因素:包括经济发达、生活富裕、享受增多、体力活动减少以及吸烟等。长期大量吸烟易发生血红蛋白糖化。

3. 胰岛素抵抗

胰岛素抵抗是正常剂量的,胰岛素产生低于正常生物学效应的一种状态。胰岛素抵抗是Ⅱ型糖尿病发病的重要原因,这一点已被长期大量的研究所证实。

**(三)糖尿病的营养防治原则**

1. 综合防治

即膳食治疗、运动治疗、糖尿病教育与心理治疗、药物治疗(胰岛素或口服降糖药治疗及中药治疗)和病情监测。有人形象的将其比喻为“五驾马车”,其中膳食治疗则是“驾辕之马”,是指膳食治疗对糖尿病病情控制最为重要。

2. 饮食管理

饮食管理是糖尿病的基础治疗,对任何类型的糖尿病都是非常重要的。

1)合理控制能量:总能量确定以维持或略低于理想体重为宜(见表 5.1)。

理想体重简易计算公式为:

理想体重(kg) = 身长(cm) - 105 或理想体重(kg) = [身长(cm) - 100] ×0.9

**表 5.1 糖尿病患者每天能量供给量[kJ(kcal)/(kg 理想体重)]**

| 体型 | 卧 床 | 轻体力 | 中等体力 | 重体力 |
|---|---|---|---|---|
| 消瘦 | 84 ~105(20 ~25) | 146(35) | 167(40) | 188 ~209(45 ~50) |
| 正常 | 63 ~84(15 ~20) | 125(30) | 146(35) | 167(40) |
| 肥胖 | 63(15) | 84 ~105(20 ~25) | 125(30) | 146(35) |

2)三大营养素的结构比:碳水化合物占总能量的 55% ~60%,脂肪占总能量的 20% ~25%,蛋白质占总能量的 15%,其中优质蛋白质不少于 30%。

3)碳水化合物:碳水化合物占总能量 60% 左右,最好选用吸收较慢的多糖类谷物,如玉米、荞麦、燕麦、莜麦、红薯等;也可选用米、面等谷类。成人轻体力劳动每天主食 300 ~400 g;肥胖者可控制在 150 ~250 g(见表 5.2)。如果低于 100 g,则可能发生酮症酸中毒。

表 5.2 不同能量糖尿病膳食食物分配表

| 能量/kcal | 交换单位 | 谷类重量单位 | 粳米类/g | 蔬菜重量单位 | 青菜类/g | 瘦肉重量单位 | 牛肉类/g | 豆乳单位 | 牛奶/g | 油脂类单位 | 豆油重量/g |
|---|---|---|---|---|---|---|---|---|---|---|---|
| 1 000 | 12.0 | 6 | 150 | 1 | 500 | 2 | 100 | 2 | 220 | 1 | 9 |
| 1 200 | 14.5 | 8 | 200 | 1 | 500 | 2 | 100 | 2 | 220 | 1.5 | 13.5 |
| 1 400 | 16.5 | 9 | 225 | 1 | 500 | 3 | 150 | 2 | 220 | 1.5 | 13.5 |
| 1 600 | 18.5 | 10 | 250 | 1 | 500 | 4 | 200 | 2 | 220 | 1.5 | 13.5 |
| 1 800 | 21.0 | 12 | 300 | 1 | 500 | 4 | 200 | 2 | 220 | 2 | 18 |
| 2 000 | 23.5 | 14 | 350 | 1 | 500 | 4.5 | 225 | 2 | 220 | 2 | 18 |
| 2 200 | 25.5 | 16 | 400 | 1 | 500 | 4.5 | 225 | 2 | 220 | 2 | 18 |

4)膳食纤维：膳食纤维每天摄入量不少于 30 g，因食物纤维有降低空腹血糖和改善糖耐量的作用。建议每 4.18 MJ(1 000 kcal)能量补充 12 ~ 28 g 食物纤维，或每天进行食物纤维供给量约为 40 g。

5)脂肪和胆固醇：糖尿病除了有糖代谢、蛋白质代谢的紊乱外，还有脂代谢的紊乱。心脑血管疾病及高脂血症是其常见并发症，故糖尿病膳食应适当降低脂肪供给量。脂肪占总能量 20% ~ 30%，或按每天 0.7 ~ 1.0 g/kg 供给。限制动物脂肪摄入，植物油至少占总脂肪 33% 以上，供给植物油 20 ~ 40 g/d，胆固醇摄入量应 <300 mg/d。合并高胆固醇血症时应限制在 200 mg/d 以内，每天脂肪供能占总能量比例应不高于 30%。

6)维生素和矿物质：选择富含维生素，矿物质的食物，必要时服用制剂。补充 B 族维生素可改善神经症状，而充足维生素 C 可改善微循环。富含维生素 C 食品有猕猴桃、柑、橙、柚、草莓、鲜枣等，可在两餐间食用，要注意替代部分主食，血糖控制不好者慎用。

7)食物交换份：糖尿病食品交换法是国内国外普遍采用的糖尿病膳食简便计算法。该法通常将病人常用的食品分成六大类。第一类：谷薯类，第二类：蔬菜类，第三类：水果类，第四类：肉蛋类(包括豆类)，第五类：豆乳类，第六类：油脂类。每一个交换份约等于 90 kcal 的能量。同类食品中的各种食物可以互相交换，使糖尿病人的饮食变得丰富多彩，利于长期坚持使用。

8)注意事项：①禁烟酒，忌甜食和饮料；②忌煎炸和熏烤食物；③饮食要定时定量，预防低血糖；④树立抗病信心，学会应用食物交换份和食物血糖生成指数，长期坚持糖尿病饮食治疗。

## 四、痛风

痛风(gout)是由于嘌呤代谢障碍及尿酸排泄减少，致尿酸在血液中积聚，因血浆尿酸浓度超过饱和限度而引起组织损伤的一组疾病。

（一）**病因及发病机制**

1. 遗传因素

痛风有家族性发病倾向。常染色体显性遗传原发性痛风患者中，10%～25%有痛风家族史，痛风患者近亲中发现有15%～25%患高尿酸血症。高尿酸血症的遗传可能为多基因的多种因素，如种族、年龄、性别、饮食及肾功等，均可影响痛风遗传的表现形式。

2. 环境因素

1）饮食因素：如高嘌呤饮食、酒精、饥饿。

2）疾病因素：如肥胖、高血压病、慢性肾衰、糖尿病酸中毒。

3）药物影响：如利尿剂、小剂量水杨酸、滥用泻药等。

4）常见的诱发因素：如激烈肌肉运动、酗酒、减体重过快、间断性饥饿减体重等，由于ATP加速分解，其代谢产物即次黄嘌呤、黄嘌呤和尿酸明显增加所致。其他如缺氧、外科手术，放疗化疗、受凉等都可以诱发。

（二）**临床主要表现**

1）无症状的高尿酸血症。

2）特征性急性发作的关节炎，关节滑液中的白细胞内含有尿酸钠晶体，痛风石主要沉积在关节内及关节周围。严重者致关节畸形或残疾。

3）肾尿酸结石或痛风性肾实质病变。这种肾病与病程的长短及治疗控制的好坏有直接系。临床表现有腰痛、浮肿、高血压、轻度蛋白尿、血尿等，晚期可出现氮质血症及尿毒症。

高尿酸血症是痛风最重要的诊断依据，1997年，上海对2 103名居民调查结果显示，高尿酸血症占10.1%，痛风患病率达0.30%。

（三）**痛风的营养防治**

1. 限制总能量

总能量一般按20～25 kcal/(kg·d)，肥胖者减少能量摄入应循序渐进，每阶段减少500 kcal，并加强体力活动和运动使体重逐步达到理想体重。减重过快，易导致机体产生大量酮体，酮体与尿酸相互竞争排出，使血尿酸水平升高，可促使痛风急性发作。较安全的减体重速度是每周减轻0.5～1 kg。

2. 多食蔬菜和水果

尿液的pH值与尿酸盐的溶解度有关，碱性食物含有较多的钠、钾、钙、镁等元素，在体内氧化生成碱性离子。属于此类的食物有如鲜果汁、马铃薯、甘薯、海藻、紫菜、海带等。

3. 合理的膳食结构

1）蛋白质的热比为10%～15%，或每千克理想体重给予0.8 g/(kg·d)～1.0 g/(kg·d)。高蛋白饮食可能诱发痛风发作，因为高蛋白食物可过量提供氨基酸，使嘌呤合成增加，尿酸生成也多。

2）脂肪热比＜30%，全日脂肪包括食物中的脂肪及烹调油在50 g以内。

3）碳水化合物热比55%～65%，充足的碳水化合物可防止产生酮体。注意补充维生素与微量元素。

4.充足的液量

每日应饮水2 000 mL以上,8~10杯,伴肾结石者最好能达到3 000 mL,饮料以普通开水、淡茶水、矿泉水、鲜果汁、菜汁等为宜。

5.禁酒

酒精容易使体内乳酸堆积,对尿酸排出有抑制作用,易诱发痛风。

6.建立良好的饮食习惯

1)要定时定量,也可少食多餐,避免暴饮暴食。

2)注意烹调方法,少用刺激调味品,肉类煮后弃汤可减少嘌呤量。

7.选择低嘌呤食物

为了使用上的方便,一般将食物按嘌呤含量分为三群,供选择食物时参考(详见附件:食物成分速查表)。

1)痛风急性期:嘌呤摄入量应控制在150 mg/d以内,宜选用含嘌呤少的食物,以牛奶及其制品,蛋类、蔬菜、水果、细粮为主。

2)缓解期:可适量选含嘌呤中等量的食物,如肉类食用量每日不超过120 g,不论是急性期或缓解期都要避免食用含嘌呤高的食物,如动物内脏、沙丁鱼类、浓鸡汤及鱼汤等。

## 五、骨质疏松的膳食营养治疗

骨质疏松症(osteoporosis)是以骨量减少和骨组织微观结构破坏为特征,导致骨的脆性和骨折危险性增高的全身性疾病。是老年人的一种常见病。发病率男高于女。

**(一)根据病因分类**

1.原发性骨质疏松症

它是属于退行性病变。

(1)Ⅰ型:常见于绝经不久的51~65岁女性,又称绝经后骨质疏松,由破骨细胞介导,以骨吸收增加为主,小梁骨丢失大于皮质骨丢失,多发生在脊柱和挠骨远端。

(2)Ⅱ型:多在65岁以后发生,又称老年性骨质疏松。为低转换型,以骨形成不足为主,小梁骨和皮质骨呈同等比例减少,主要侵犯椎骨和髋骨。

2.继发性骨质疏松症

由其他疾病如内分泌疾病、血液病、长期卧床等继发。

3.特发性骨质疏松症

多见于8~14岁青少年,常伴有遗传家史。

**(二)骨质疏松主要症状**

1)骨痛:尤以腰背痛最常见,其余依次为膝关节、肩背部、手指、前臂、上臂。主要是由于骨吸收增加,骨质破坏引起。

2)并发症:并发症是骨折,以椎体骨折最常见,而髋部骨折危害最大。

**(三)营养代谢特点**

1)钙:钙是骨的主要成分,机体总钙量的99%存在于骨质和牙齿中。随年龄增长而出现的骨矿物质丢失可能是长期钙摄入不足、吸收不良和排泄增多综合作用的结果。维生素D、甲状旁腺素、降钙素和雌激素是调节体内钙代谢的因素。雌激素分泌能力下降，肾脏保留钙的能力降低，缺少运动，是绝经后妇女骨质疏松的重要原因。

2)磷：人体矿物质磷80%存在骨骼内，一般饮食中含磷丰富。一般认为钙磷比值2∶1至1∶2范围是合适的，钙磷比例适宜是维持骨骼坚固的必备条件。

3)蛋白质：蛋白质是组成骨基质的原料。长期蛋白质缺乏，合成骨基质蛋白质不足，高蛋白质膳食可增加尿钙排泄，均可引起骨质疏松。

4)维生素：1,25-$(OH)_2D_3$促进小肠钙吸收，减少尿钙、磷排泄。维生素A和维生素C参与骨胶原和黏多糖的合成，后两者是骨基质的成分，对骨钙化有利。

**（四）营养治疗原则**

1)充足的钙：选择含钙丰富的食物，可以连骨或壳吃的小鱼、小虾。硬果类，奶和奶制品是不错的选择。牛奶含钙量高，250 g牛奶可提供300 mg的钙，酸奶适合乳糖不耐受的者食用。必要时在医生的指导下适量补充钙剂。总钙摄入量不超过2 000 mg/d，过量摄入会增加肾结石等的危险性。过多摄入膳食纤维，可增加钙丢失。

2)适量的磷：合适的钙磷比例有利于钙的利用和减慢骨钙丢失。食物中普遍富含磷，膳食磷的适宜供给量为700 mg/d，如磷摄入过多可能会加重骨质疏松的危险性。

3)充足的维生素：适量多晒太阳可以增加体内维生素D的合成，促进钙的吸收和利用。推荐摄入量为10 μg/d。维生素A促进骨骼发育，维生素C促进骨基质中胶原蛋白的合成，故应选择其含量丰富的食物。

4)适量的蛋白质：适量的蛋白质可促进钙的吸收和储存，过量则促进钙的排泄。一般占总能量的15%为宜。

5)注意烹调方法：尽量消除和避免干扰钙质吸收的膳食因素。科学的烹调方法可以使谷类中植酸酶活性增加，分解植酸盐释放出钙与磷提高其利用率。如大米洗前先用温水浸泡，面粉、玉米粉、豆粉经过发酵烘烤等，对含草酸高的蔬菜，可以先在沸水中焯一下，部分草酸溶于水后，再烹调等都是行之有效的方法。

**（五）预防**

1)从儿童期开始足量钙的摄入可以增加骨峰值。一生中的最高骨量称为骨峰值，骨峰值是由遗传因素和环境因素决定的。

2)加强体育锻炼，特别是负重运动有助于骨量的维持。同时，也是预防肥胖的有效措施。

3)注意膳食平衡，注意钙与其他矿物质平衡，特别是磷、镁、锌尤为重要。减少钠盐的摄入，戒烟酒忌浓咖啡。

4)绝经后的妇女和老人每天至少饮用250 mL牛奶，选择适合自己的运动项目，防摔跤骨折。

5)加强骨质疏松的宣传教育，特别是重点人群如青春发育延迟，过早绝经，过久应用类固醇激素、抗癫痫药、甲状腺素等应重点预防。

## 六、肿瘤的膳食营养防治

在我国与饮食直接有关的肿瘤有胃癌、食管癌、肝癌、肠癌、乳腺癌，以上各种癌症患者的死亡率约占全部恶性肿瘤的45%。

**(一)肿瘤有关概念**

1. 良性肿瘤

生长能力有一定限度,通常有包膜,呈局部膨胀性生长,生长速度缓慢;一般不侵蚀、破坏临近组织,也不转移。危害较小。

2. 恶性肿瘤

恶性肿瘤又称为癌,可发生在各个年龄段,随着年龄的增加,其发病率呈上升趋势。居男性首位的恶性肿瘤是肺癌,居女性首位的是乳腺癌。肺癌、乳腺癌、结肠癌呈上升趋势。恶性肿瘤的生长速度快,生长方式为浸润性大多无包膜,与周围组织粘连,边界不清,活动度差。

1)起源于上皮组织,称为癌,如肺癌、乳腺癌、食管癌、肝癌、结肠癌等。此类占全部恶性肿瘤的90%左右。

2)起源于间叶组织的称为"肉瘤",如脂肪肉瘤、平滑肌肉瘤、骨肉瘤、淋巴肉瘤等。

3)组织来源不清或特别复杂,被冠以"恶性"二字,如恶性神经鞘瘤、恶性畸胎瘤等。还有少数恶性肿瘤仍沿用其原来称谓,如霍奇金病等。

3. 交界瘤

界于良性与恶性之间。这种肿瘤既有良性的特征,又有癌症易浸润、术后易复发的特性,常见有卵巢囊腺瘤、胸腺瘤、甲状腺瘤、腮腺混合瘤等。还有些良性肿瘤有恶变征兆,如结肠息肉、皮肤黑痣等,这些称为癌前病变。若不治疗,有可能会转变为癌症。

**(二)营养因素**

1. 脂肪

乳腺癌、结肠癌、前列腺癌、子宫内膜癌等与脂肪摄入量,尤其是动物脂肪摄入量正相关。

2. 食物纤维

增加食物纤维的摄取,可降低结肠癌和乳腺癌的发病风险,甚至也能降低口腔癌、咽喉癌、食管癌、胃癌、前列腺癌、子宫内膜癌及卵巢癌的发病风险。

食物纤维通过对胃肠生理、生化环境作用而影响口腔癌、咽癌、食管癌和胃癌的发生,而对子宫内膜癌、卵巢癌和前列腺癌的影响则与改变机体雌激素水平相关。

3. 维生素

1)维生素 A:①可以阻止致癌物与机体 DNA 结合;②可以重建宿主细胞,阻止细胞无限制增殖,修复 DNA 损伤,抑制肿瘤细胞生长,甚至使之逆转为正常细胞而使肿瘤自行消退。

2)维生素 E:维生素 E 可以抑制机体游离基因的形成,保护细胞的正常分化,阻止上皮细胞过度增生角化,减少细胞癌变。临床研究证实,维生素 E 与某些抗癌药物合用可增强疗效。同时维生素 E 还可以减轻化疗毒性反应。

3)维生素 C:维生素 C 具有很强的抗癌作用,阻断致癌物质亚硝胺的合成。摄入量增加可使宫颈癌和喉癌的发病危险性降低。其抗癌作用有 3 个途径:①使癌组织的透明质酸酶丧失活性,加剧结缔组织下降和抑制癌的发育;②通过使腺苷酸化酶丧失活性,抑制磷儿酯酶,从而可抑制由组织内 cAMP 增加所诱发癌的发育;③对癌的自身防御作用的免疫效果。

4)B 族维生素:维生素 $B_2$、泛酸和烟酸对于调整新陈代谢最关键的酶的合成起着重要作用,对预防消化系统恶性肿瘤有着重要意义。维生素 $B_6$ 可抑制膀胱癌的进展和转移。

4. 矿物质

许多矿物质都与恶性肿瘤的发生相关。

1)钙:钙离子参与上皮细胞增殖和分化的全过程。

2)镁:镁缺乏可影响T淋巴细胞杀伤能力,使机体免疫功能降低,甚至导致染色体畸变,诱发恶性肿瘤。

3)硒:硒可以改善机体免疫功能,调整细胞分裂、分化及癌基因表达。

4)碘:碘缺乏是乳腺癌、子宫内膜癌和卵巢癌的因素之一,缺碘可导致乳腺组织上皮细胞发育不良,增加乳腺组织对致癌物质的敏感性。

5)锗:锗可以诱发机体产生干扰素,并具有较强的氧化性,与肿瘤细胞争夺氢离子,抑制肿瘤细胞的生长。

6)锌和钼:锌和钼能阻断亚硝胺类致癌物在体内合成,具有间接抗癌作用。

5. 酒精

有充分的流行病学资料表明,饮酒可增加口腔癌、咽癌、喉癌、食管癌及肝癌的危险性。但由于影响因素较多,很难对结果进行解释。

6. 特殊营养成分

食物本身含有某些特殊物质,具有很强的防癌、抑癌作用。

1)类黄酮:主要存在蔬菜水果中,如大豆中的异黄酮。细胞培养研究证实,大豆异黄酮具有抑制乳腺癌、前列腺癌、白血病及一些肝癌和胃癌细胞株生长的作用。

2)多酚类:主要存在茶叶、水果中。有动物实验发现,茶水或茶叶提取物能抑制多种化学致癌物对大鼠、小鼠食管、胃、肠、肺、脾、肝等内脏器官和皮肤的致癌作用。

3)有机硫化物:①异硫氢酸盐主要存在十字花科蔬菜中,如圆白菜、球芽甘蓝、西兰花、紫油菜等;②葱属含硫化合物,主要存在于葱、蒜、洋葱和韭菜类蔬菜中。

4)植物多糖:香菇、木耳、金针菇、枸杞、人参等富含的多糖类物质。具有直接和间接的抗肿瘤作用。其机制与改善机体免疫功能、抑制肿瘤细胞繁殖、诱导肿瘤细胞凋亡及清除自由基有关。

**(三)营养治疗**

营养治疗的目的:是要满足患者的需要,改善营养状态,增强免疫功能,提高患者对手术、放疗、化疗的耐受力。

1)能量:以能使患者保持理想体重为宜。在没有严重合并症的情况下,成人供给能量2 000 kcal/d即可。

2)糖类:糖类仍是主要供能物质,应占总能量的60% ~65%。供给足够的糖类,可以改善患者的营养状况,减少蛋白质的消耗,保证蛋白质的充分利用。胃肠条件允许,还应增加食物纤维的供给。

3)蛋白质:蛋白质供给量要充足。肿瘤负荷下,患者有效摄入减少,加之肿瘤高代谢,蛋白质消耗增加,恶性肿瘤患者多伴有不同程度的蛋白质缺乏。手术、放疗、化疗也会对机体正常组织造成不同程度的损伤,损伤组织的修复仍需要大量的蛋白质。蛋白质供给量应占总能量的15% ~20%,或按1.5 ~2 g/(kg·d)计算,其中优质蛋白应占1/3以上。

4)脂肪:脂肪供给量应限制,尤其是动物脂肪,多种恶性肿瘤的发生都与动物脂肪摄入过高有关。鱼油例外。脂肪供给量应占总能量的15% ~20%,饱和脂肪酸、单不饱和脂肪酸与多不饱和脂肪酸的比例应为1∶1∶1。

5)维生素和矿物质:应严格监测及时补充,饮食调整不能满足需要时可直接补充相应制剂。

6)特殊营养成分:大多存在蔬菜、水果中,应经常选用。

**(四)肿瘤的饮食预防**

1.减少食物中的致癌物和致癌前体物的摄入

1)黄曲霉菌污染的霉变食物(发霉的花生、玉米)。

2)多环芳烃,3,4-苯丙芘,热解色氨酸和谷氨酸(烟熏、油炸食物)仲胺及亚硝酸盐(腌制食品)。

2.平衡的膳食结构

膳食结构的不平衡,易引起肿瘤的发生。应控制能量的摄入,保持正常的体重。脂肪摄入应适量,占总能量的20%~25%。食盐摄入过多,会增加胃癌的发生。食盐要限量,每人每日小于6 g。

3.增加保护性的营养

1)增加抗氧化的营养素:β-胡萝卜素、维生素E、维生素C,及其微量元素硒。多食新鲜蔬菜,而隔夜熟蔬菜含致癌前体物亚硝酸盐高,不宜食用。

2)增加膳食纤维的摄入:每日需要20~40 g,可来自蔬菜和水果。每人每日需要蔬菜500 g。

3)适当增加蛋白质和钙:多饮牛奶或豆浆,蛋白质能减少胃内亚硝胺的合成,对胃癌有预防作用。钙能与肠内次级胆酸中的脱氧胆酸,结合成不溶性的物质,此物质有预防结肠癌的作用。

4)食用抗致病菌的食物:胃癌的发生与幽门螺杆菌的存在有关,而大蒜、韭菜等食物有抑制幽门螺杆菌的生长作用。

5)提高免疫功能的食物:真菌类食物中的多糖(如香菇多糖、蘑菇多糖、灵芝多糖等)有提高人体免疫功能的作用。枸杞多糖、黄芪多糖、牛膝多糖等也有提高免疫功能的作用。保持精神愉快,加之适当的体育锻炼,对提高免疫功能和抗氧化能力亦很有帮助。

## [思考题]

1.简述膳食结构的类型和各类型的特点。
2.简述平衡膳食的概念及含义。
3.中国居民膳食指南(2007)中一般人群膳食指南的主要内容是什么?
4.中国居民平衡膳食宝塔的具体内容和应用原则是什么?
5.简述健康饮食原则。
6.简述DRIs的概念及其主要内容。
7.评价肥胖的常用指标有哪些?并说明各自的判断标准。
8.如何进行肥胖的膳食治疗?

9. 分别简述高血压、血脂异常和冠心病的膳食危险因素。
10. 简述高血压、血脂异常的膳食营养防治原则。
11. 简述糖尿病的诊断标准及其主要病因。
12. 糖尿病的综合治疗措施包括哪五项？其中哪一项是Ⅱ型糖尿病治疗的最根本措施？
13. 痛风的病因是什么？如何进行膳食营养治疗？
14. 肿瘤的膳食危险因素有哪些？
15. 减少和预防肿瘤发生的膳食指南包括哪些内容？
16. 简述骨质疏松的营养治疗原则和预防措施。

# 第二篇　公共营养师三级技能

# 第一章　膳食调查与评价

## 第一节　食物摄入量调查

膳食摄入量调查是营养工作者重要技能之一,通过采用不同调查方法对不同个体和人群进行膳食摄入量调查,可以对不同调查对象的膳食结构和膳食营养素摄入量作出评价,对存在问题进行营养调配和膳食营养指导,以达到健康促进的目的。

### 一、24 小时回顾法

**(一)学习目标**

了解 24 小时膳食回顾法的原理和特点;掌握 24 小时膳食回顾法调查表的设计;掌握 24 小时膳食回顾法技术要点和具体的实施程序;应用 24 小时膳食回顾法开展膳食摄入量的调查。

**(二)知识要求**

1. 24 小时回顾法的原理

通过询问,使被调查对象回顾和描述在调查时刻以前 24 小时内摄入的所有食物的数量和种类。可以借助食物模具、家用量具或食物图谱。

2. 24 小时回顾法的特点

1)优点是用时短、应答高,可得到个体的膳食营养素摄入资料。

2)缺点是应答者依赖于短期记忆,调查者难以标准化。

3. 24 小时回顾法的技术要点

1)对调查者培训以统一标准。

2)连续调查 3 天。

3)引导式提问,30 min 左右完成。

4)不适合记忆不清楚的老人和儿童。

4. 24 小时膳食回顾法调查表设计

24 小时膳食回顾法调查表(见表 1.1)主要包括以下 6 方面内容:食物名称、原料名称、原料编码、原料质量、进餐时间和进餐地点。

表 1.1 24 小时膳食回顾调查表

序号： 调查日期：

| 姓名： | | 性别： | 住址： | | 电话： | |
|---|---|---|---|---|---|---|
| 餐次 | 食品名称 | 原料名称 | 原料编码 | 原料重量 | 备注 | 进餐地点 |
| 早 | | | | | | |
| | | | | | | |
| 中 | | | | | | |
| | | | | | | |
| 晚 | | | | | | |

5. 个人人日数的计算

个人人日数计算在家庭和集体就餐单位调查中很重要。

个人人日数 = 早餐餐次总数 × 早餐餐次比 + 中餐餐次总数 × 中餐餐次比 +
晚餐餐次总数 × 晚餐餐次比

一般早中晚餐次比可以按 0.2、0.4 和 0.4 或者 0.3、0.4 和 0.3 来确定。

6. 标准就餐人系数

以成年轻体力劳动男性（能量需要量 2 400 kcal）为一个标准人，其系数为 1.0。其余人员的能量需要量除以 2 400kcal，所得值就是其标准就餐人系数（见表 1.2）。

表 1.2 标准就餐人系数

| 年龄/岁 | 系数 | | 年龄/岁 | 系数 | |
|---|---|---|---|---|---|
| | 男 | 女 | | 男 | 女 |
| 3～5 | 0.45 | 0.45 | 18～55 | 1.0 | 0.83 |
| 6～9 | 0.65 | 0.60 | 56～65 | 0.9 | 0.75 |
| 10～12 | 0.85 | 0.8 | 66～75 | 0.8 | 0.7 |
| 13～17 | 0.75 | 0.85 | 76～80 以上 | 0.6 | 0.6 |

7. 标准人数和标准人日数

标准人数就是不同类别人员各自人数乘以相应的系数，再求和。

标准人日数就是个人人日数乘以相应系数。

## 二、24 小时回顾和膳食史结合方法

### （一）学习目标

掌握 24 小时回顾法和膳食史法结合的方法、步骤、使用范围以及优缺点。能将 24 小时回顾法和膳食史法结合起来进行家庭膳食调查。

（二）知识要求

注意事项有：①膳食摄入量的漏报或低估；②对食物大小或多少进行估计；③调查对象的主观因素。

（三）能力要求（回顾和膳食史结合法）

1）准备工作。

2）工作程序。①介绍工作目的；②膳食摄入模式的询问；③用详细的食物清单来核对；④被调查者3天的食物摄入量。

3）膳食摄入模式的询问调查表设计。每天膳食摄入情况回忆表（见表1.3）和24小时膳食询问表（见表1.4）。

表1.3　平均每天膳食摄入情况回忆表

| 家庭地址： | | 姓名： | | 调查日期： | | 年　月　日 | | |
|---|---|---|---|---|---|---|---|---|
| 餐次或零食 | 食物名称 | 摄入数量/g | 原料名称 | 原料数量/g | 进餐时间 | 进餐地点 | 制作方法 | 其他说明 |
| | | | | | | | | |

表1.4　24小时膳食询问表

| 家庭地址： | | | 姓名： | | 调查日期： | | | 年　月　日 | | |
|---|---|---|---|---|---|---|---|---|---|---|
| 调查日 | 编号 | 菜谱名称 | 菜谱编码 | 原料名称 | 原料编码 | 原料数量/g | 进餐时间 | 时餐地点 | 制作方法 | 制作地点 |
| | 1 | | | | | | | | | |
| | 2 | | | | | | | | | |
| | 3 | | | | | | | | | |
| | 4 | | | | | | | | | |
| | 5 | | | | | | | | | |
| | 6 | | | | | | | | | |

由于24小时膳食回顾法调查的时间较短，往往需要结合膳食史的调查（见表1.5）来获得更多信息。

表1.5　近期膳食史调查（一个月内食品消耗情况）

| 序号 | 食品名称 | 消耗量/g | 序号 | 食品名称 | 消耗量/g |
|---|---|---|---|---|---|
| 1 | 谷类 | | 6 | 禽肉类 | |
| 2 | 薯类 | | 7 | 畜肉类 | |
| 3 | 蔬菜 | | 8 | 水产类 | |
| 4 | 豆类 | | 9 | 蛋类 | |
| 5 | 植物油 | | 10 | 奶类 | |

## 三、膳食摄入量调查——记账法

### (一)学习目标

1)了解记账调查法的目的、意义。

2)掌握记账调查法的使用范围、优缺点和实施程序。

3)能够应用记账法对家庭或特殊膳食群体开展膳食摄入量的调查。

### (二)知识要求

记账法的原理和优缺点。

### (三)能力要求

1)工作准备。

2)工作程序。①与膳食管理人员见面;②了解食物结存;③了解进餐人数(见表1.6、表1.7);④了解食物购进数量;⑤食物的消耗量情况计算和记录(见表1.8)。

**表1.6 某小学用餐人数登记表** 单位:

<table>
<tr><td colspan="2" rowspan="2">年龄餐次</td><td colspan="3">6岁~</td><td colspan="3">7岁~</td><td colspan="3">8岁~</td><td colspan="3">9岁~</td></tr>
<tr><td>早</td><td>中</td><td>晚</td><td>早</td><td>中</td><td>晚</td><td>早</td><td>中</td><td>晚</td><td>早</td><td>中</td><td>晚</td></tr>
<tr><td>时间</td><td>月 日<br>月 日</td><td></td><td></td><td></td><td></td><td></td><td></td><td></td><td></td><td></td><td></td><td></td><td></td></tr>
<tr><td colspan="2">用餐总人数<br>总人日数<br>折合成年男子系数<br>折合成年男子总人日数</td><td></td><td></td><td></td><td></td><td></td><td></td><td></td><td></td><td></td><td></td><td></td><td></td></tr>
</table>

**表1.7 调查期间就餐总人日数登记表**

<table>
<tr><td colspan="2" rowspan="2"></td><td colspan="3">男</td><td colspan="3">女</td><td rowspan="2">平均每日总人日数</td></tr>
<tr><td>早</td><td>中</td><td>晚</td><td>早</td><td>中</td><td>晚</td></tr>
<tr><td rowspan="3">成人PAL</td><td>轻</td><td></td><td></td><td></td><td></td><td></td><td></td><td></td></tr>
<tr><td>中</td><td></td><td></td><td></td><td></td><td></td><td></td><td></td></tr>
<tr><td>重</td><td></td><td></td><td></td><td></td><td></td><td></td><td></td></tr>
<tr><td rowspan="3">60岁~PAL</td><td>轻</td><td></td><td></td><td></td><td></td><td></td><td></td><td></td></tr>
<tr><td>中</td><td></td><td></td><td></td><td></td><td></td><td></td><td></td></tr>
<tr><td>重</td><td></td><td></td><td></td><td></td><td></td><td></td><td></td></tr>
</table>

注:"PAL"体力活动水平。

表1.8　食物消耗记录表

| 食物名称 | 大米 | 玉米 | 猪肉 | 虾 | 鱼类 | 白菜 | 萝卜 | … |
|---|---|---|---|---|---|---|---|---|
| 结存数量 | | | | | | | | |
| 购入食物量 | | | | | | | | |
| 月　日 | | | | | | | | |
| 月　日 | | | | | | | | |
| 剩余数量 | | | | | | | | |
| 废弃数量 | | | | | | | | |
| 实际总消耗量 | | | | | | | | |
| 备注 | | | | | | | | |

## 四、膳食摄入量调查——称重记账法

**(一)学习目标**

1)了解称重记账调查法的目的、意义。

2)掌握称重记账调查法的使用范围、优缺点和实施程序。

3)掌握记账法调查表和称重记账法调查表的设计方法。

4)能够用称重记账法对家庭或特殊膳食群体开展膳食调查。

**(二)知识要求**

1)称重记账调查法的原理和优缺点。

2)称重记账法调查表的设计。①食物消耗耗量的记录;②进餐人数的登记。

3)计算方法:

①计算食物消耗量

每种食物实际消耗量=食物结存量+购进食物总量-废弃食物总量-剩余总量

②计算每人每日各种食物摄入量

平均每人每日食物摄入量=实际消耗耗量÷就餐总人日数

③平均每人每日各种营养素的摄入量

平均每人每日各种营养素的摄入量=[食物量(g)]÷100×可食部分比例×每百克食物中营养素含量÷人日数

④标准人的概念及计算方法

标准人日数=标准人系数×人日数

4)称重记账法调查表的设计。家庭食物消费量登记表(见表1.9)和家庭成员用餐登记表(见表1.10)。

**表 1.9 家庭食物消耗量登记表** 单位:g

| 食物编码 | | | | | | | |
|---|---|---|---|---|---|---|---|
| 食物名称 | 大 米 | | 标准面 | | 猪 肉 | | … |
| 结存数量 | | | | | | | |
| 日期 | 购进量或自产量 | 废弃量 | 购进量或自产量 | 废弃量 | 购进量或自产量 | 废弃量 | … |
| 14 日 | | | | | | | |
| 15 日 | | | | | | | |
| 16 日 | | | | | | | |
| 总 量 | | | | | | | |
| 剩余总量 | | | | | | | |
| 实际消耗量 | | | | | | | |

登记购进量和废弃量,同时仔细记录调查期间每日购入的各种食物的购进量和废弃量进行登记。

**表 1.10 家庭成员每人每日用餐登记表**

| 姓 名 | | | | | | | | | | | | |
|---|---|---|---|---|---|---|---|---|---|---|---|---|
| 年龄/岁 | | | | | | | | | | | | |
| 性 别 | | | | | | | | | | | | |
| 劳动强度 | | | | | | | | | | | | |
| 生理状况 | | | | | | | | | | | | |
| 时 间 | 早 | 中 | 晚 | 早 | 中 | 晚 | 早 | 中 | 晚 | 早 | 中 | 晚 |
| 14 日 | | | | | | | | | | | | |
| 15 日 | | | | | | | | | | | | |
| 16 日 | | | | | | | | | | | | |
| 用餐人次总数 | | | | | | | | | | | | |
| 餐次比 | | | | | | | | | | | | |
| 折合人日数 | | | | | | | | | | | | |
| 总人日数 | | | | | | | | | | | | |

注:劳动强度:①极轻体力劳动;②轻体力劳动;③中等体力劳动;④重体力劳动;⑤极重体力劳动;⑥其他。

生理状况:0:正常 1:孕妇 2:乳母

用餐情况:1:在家用餐 2:未在家用餐

举例:根据表 1.11 和表 1.12 的调查结果,进行相应计算。

**表 1.11　家庭成员每人每日用餐登记表**

| | | | | | | | | | | | | |
|---|---|---|---|---|---|---|---|---|---|---|---|---|
| 家庭编号： | | | | 省/区： | | | | | | 市/县： | | |
| 区/乡： | | | | 居委会/村： | | | | | | 调查户： | | |
| 姓名 | 王甲 | | | 张乙 | | | 赵丙 | | | 李丁 | | |
| 序号* | 01 | | | 02 | | | 03 | | | 04 | | |
| 性别 | 男 | | | 女 | | | 男 | | | 女 | | |
| 年龄/岁 | 67 | | | 60 | | | 29 | | | 19 | | |
| 工种 | 退休 | | | 家务 | | | 工人 | | | 中专生 | | |
| 劳动强度 | 1 | | | 3 | | | 3 | | | 3 | | |
| 生理状况 | 0 | | | 0 | | | 0 | | | 0 | | |
| 时间 | 早 | 中 | 晚 | 早 | 中 | 晚 | 早 | 中 | 晚 | 早 | 中 | 晚 |
| 8月10日 | 1 | 1 | 1 | 1 | 1 | 1 | 0 | 1 | 1 | 1 | 0 | 1 |
| 8月11日 | 1 | 1 | 1 | 1 | 1 | 1 | 0 | 0 | 1 | 1 | 1 | 1 |
| 8月12日 | 1 | 1 | 1 | 1 | 1 | 1 | 0 | 1 | 1 | 1 | 1 | 1 |
| 8月13日 | 1 | 1 | 1 | 1 | 1 | 1 | 0 | 0 | 0 | 0 | 0 | 0 |
| 用餐次数 | 4 | 4 | 4 | 4 | 4 | 4 | 0 | 2 | 3 | 3 | 2 | 3 |
| 人日数 | 4 | | | 4 | | | 1.7 | | | 2.6 | | |
| 餐次比 | 30% | 40% | 30% | 30% | 40% | 30% | 30% | 40% | 30% | 30% | 40% | 30% |
| 标准人日数 | | 3.2 | | | 3.0 | | | 2.4 | | | 2.6 | |
| 总标准人日数 | 11.2 | | | | | | | | | | | |

**表 1.12　家庭食物量登记表**

| | | | | | | | | | | |
|---|---|---|---|---|---|---|---|---|---|---|
| 家庭编号： | | | | 省/区： | | | | 市/县： | | |
| 区/乡： | | | | 居委会/村： | | | | 调查户： | | |
| 食物编码 | | | | | | | | | | |
| 食物名称 | 大米 | | 标准粉 | | 豆腐 | | 黄豆 | | 芹菜 … | |
| 结存数/g | 10 000 | | 7 500 | | | | | | | |
| 日期 | 购进量或自产量/g | 废弃物/g | 购进量或自产量/g | 废弃物/g | 购进量或自产量/g | 废弃物/g | 购进量或自产量/g | 废弃物/g | 购进量或自产量/g | 废弃物/g |
| 第一天 | | | | | 250 | | 150 | | | |
| 第二天 | | | | | 250 | | | | 500 | |
| 第三天 | | | | | | | 150 | | 500 | |
| 第四天 | | | | | | | | | | |
| 总量/g | 0 | 0 | 0 | 0 | 500 | 0 | 300 | 0 | 1 000 | 0 |
| 剩余总量/g | 8 100 | | 6 400 | | 0 | | 0 | | 0 | |
| 实际消耗耗量/g | 1 900 | | 1 100 | | 500 | | 300 | | 1 000 | |

家庭大米实际消耗量 =10 000 +0 -0 -8 100 =1 900 g

根据表格计算在调查期间家庭成员就餐的人日数和总人日数：人日数是代表被调查者用餐的天数。一个人吃早、中、晚3餐为1个人日。在调查中，不一定能够收集到整个调查期间被调查者的全部进餐次数，应按照餐次比（早、中、晚所摄入的食物和能量占全天摄入量的百分比）来折算。

若规定餐次比是早餐占30%，午餐占40%，晚餐占30%，如果某一家庭成员某日仅记录到早餐、午餐，其当日人日数为1×30% +1×40% =0.7 人日。调查期间总人日数为每天家庭总人日数之和。

## 五、膳食摄入量调查重点提示

### （一）食物摄入量调查

24小时回顾法、记账法、称重记账法的基本特点和适用范围。

1.24小时回顾法

1)24小时回顾法是通过询问被调查对象过去24 h实际的膳食摄入，对其食物摄入量进行计算和评价的一种方法。

2)24小时回顾法的技术要点：

①适用于描述不同人群个体的食物摄入情况。

②一般选用3天连续调查法。

③可面对面询问，也可用开放式表格或事先编码好的调查表通过电话、录音机等进行询问。

④询问时，调查员不但要专业技巧熟练，还要态度诚恳。

⑤回顾后，可用一个食物清单进行核对。因为，一些食物或零食很容易被遗忘。

⑥询问一般要求在15～40 min内完成。

⑦调查表的设计是关系到调查质量的关键因素。

2.记账法

1)记账法是根据账目的记录，得到调查对象的膳食情况来进行营养评价的，一种膳食调查方法，常和称重法一起应用。

2)记账法调查的基本方法和要点：

①记账法的基础是膳食账目，所以，要求被调查单位的伙食账目完善，数据可靠。

②对于家庭，使用记账法进行调查时，可在调查开始前登记其所有储存的及新购进的食物种类和数量，以及调查期间购入的食物，在调查结束时再次称量全部剩余食物的重量，然后计算出调查期间消费的食品总量。

3)记账法的优缺点：

①记账法适合于家庭调查，也适合于幼儿园、中小学校或部队的膳食调查。

②记账法可以调查较长时期的膳食，如1个月或更长。

③在记录精确和每餐用餐人数统计确实的情况下，能够得到较准确的结果。

④与其他方法相比较记账法不但可以调查长时期的膳食，而且，适合于在全年不同季节进行调查。

⑤记账法调查结果只能得到全家或集体中人均的膳食摄入量，难以分析个体膳食摄入情况。

3. 称重记账法

称重记账法是由调查对象或研究者称量记录一定时期内的食物消耗总量，研究者通过查阅这些记录，并根据同一时期进餐人数，计算每人每日各种食物的平均摄入量。

称重记账法的特点：

①操作简单、所需费用低、人力少，适合于大样本调查。

②记录比单纯记账法精确，能够得到较准确的结果。

③较少依赖记账人员的记忆，食物遗漏少。

④适合进行全年不同季节的调查。

⑤这种方法只能得到全家或集体中人均的摄入量，难以分析个体膳食摄入情况。

**（二）膳食调查的计算**

1. 食物实际消耗量的计算

根据记账法中统计 3 天内家庭的食物结存量、购进食物总量、废弃食物总量和剩余总量来计算。公式为：

家庭每种食物实际消耗量 = 食物结存量 + 购进食物总量 − 废弃食物总量 − 剩余总量

2. 每人每日各种食物的摄入量的计算

家庭平均每人每日每种食物摄入量 = 实际消耗量 ÷ 家庭总人日数

个人人日数 = 早餐餐次总数 × 早餐餐次比 + 中餐餐次总数 × 中餐餐次比 + 晚餐餐次总数 × 晚餐餐次比

全家总人日数 = 所有在家用餐个人的人日数之和

3. 每人每日各种营养素的摄入量的计算

平均每人每日营养素摄入量，是根据食物成分表中各种食物的能量，及营养素的含量来计算的。公式为：

食物中某营养素含量 = [食物量(g)/100 × 可食部分比例] × 每百克食物中营养素含量

家庭某种营养素的总摄入量 = 家庭摄入所有食物中的营养素的量累加

平均每人每日某营养素摄入量 = 家庭某种营养素摄入量 ÷ 家庭总人日数

4. 标准人的概念及计算方法

由于调查对象的年龄、性别和劳动强度有很大的差别，所以，无法用营养素的平均摄入量进行相互间的比较。为此，一般将各个人群都折合成标准人进行比较。折合的方法是以体重 60 kg 成年男子从事轻体力劳动者为标准人，以其能量供给量 10.03 MJ(2 400 kcal) 作为 1，其他各类人员按其能量推荐量与 10.03 MJ 之比得出各类人的折合系数（参考前表内容）。

标准人日 = 标准人系数 × 人日数

全家的标准人日数 = 成员 1 标准人系数 × 人日数 + 成员 2 标准人系数 × 人日数

混合系数 = 全家的标准人日数 ÷ 全家总人日数

该人群标准人的食物摄入量 = 人均食物摄入量 ÷ 混合系数

标准人的平均每日某营养素摄入量 = 平均每人每日某营养素摄入量 ÷ 混合系数

计算出人群标准人的食物和营养素摄入量后，就能够在不同年龄、性别和劳动强度的人群之间进行比较。

5. 人日数的计算

一个人吃早、中、晚三餐为一个人日数。全家总人日数为所有在家用餐个人的人日数之和。

在实际工作中，使用不同的膳食调查方法，个人人日数的计算有所不同，家庭食物称重法中在外就餐不计算在餐次总数，则个人的人日数和全家总人日数计算公式：

个人人日数 = 早餐餐次总数 × 早餐餐次比 + 中餐餐次总数 × 中餐餐次比 + 晚餐餐次总数 × 晚餐餐次比

在做集体膳食调查时，例如，在某托儿所调查，早餐有 20 名儿童进餐、午餐有 30 名、晚餐有 25 名。人日数计算如下：

1）确定餐次比。餐次比的确定一般为 30%、40%、30% 左右为宜，也可按照儿童的三餐能量比各占 1/3 计算，儿童餐次比例不是一成不变的数值。

2）计算群体总人日数。总人日数为：

$$(20 + 30 + 25) \times 1 + 3 = 25 \text{ 人日}$$

若该托儿所三餐能量分配比例为早餐 30%、午餐 40%、晚餐 30%，则总人日数计算为：

$$20 \times 0.3 + 30 \times 0.4 + 25 \times 0.3 = 25.5 \text{ 人日}$$

**（三）膳食调查结果的计算与评价**

1. 膳食模式评价依据

膳食模式评价的依据是中国居民平衡膳食宝塔。

2. 膳食模式分析报告的格式

根据 24 小时膳食调查结果将食物分为 9 类。统计各类食物的摄入总量。将被调查者的劳动强度按低、中、高的不同水平，与平衡膳食宝塔建议的各类食物参考摄入量进行比较。分析判断各类食物摄入量是否满足人体需要。

3. 膳食能量评价指标

1）能量的食物来源。

2）能量的营养素来源。

3）三餐提供能量的比例。

4. 膳食营养素评价指标

结合不同被调查者的性别、年龄、体力活动水平，根据计算出的营养素摄入量与中国居民膳食营养素参考摄入量（RNI 或 AI）进行比较。分析个体膳食摄入的食物中含有的营养素，是否达到了中国居民膳食营养素参考摄入量的要求。分析群体中各种营养素达到中国居民膳食营养素参考摄入量要求的人数百分比。

**（四）膳食调查报告的撰写**

1. 膳食调查报告的主体内容

1）居民食物摄入状况。

2）居民能量和主要营养素摄入状况。

3）居民能量、蛋白质、脂肪、碳水化合物的来源。

4）居民膳食结构状况与膳食指南的比较。

5）针对存在问题提出建议。

2. 调查报告的写法和格式

调查报告一般包括标题、署名、正文、参考文献。调查报告的格式内容包括：题目、报告撰写者姓名和单位、前言、主体（人群对象、材料、方法、结果）、讨论、结语、参考文献、致谢等。

# 第二节　膳食调查结果计算与评价

膳食调查的目的，是通过不同方法了解在一定时期内，调查对象通过膳食所摄取的能量和各种营养素的数量和质量，借此来评定正常营养需要得到满足的程度。膳食调查是营养调查工作中的一个基本组成部分，其本身又是相对独立的内容。单独的膳食调查结果就可以成为，对所调查的单位或人群改善营养和进行咨询、指导的主要工作依据。通过膳食调查可帮助发现存在的问题，作为合理调配食谱的依据及供制定膳食营养素参考摄入量时的参考，并有助于预防、诊断、治疗营养素缺乏症。

## 一、膳食调查方法

### （一）调查对象的选择

在膳食调查前首先需考虑到调查对象的选择，调查对象包括两方面：①点的选择；②人员的选择。主要根据我们进行膳食调查的目的及人力、物力来决定，原则上应注意到代表性，也就是既能代表全面，又能包括一般与特殊的。

### （二）调查时间与日数

调查时间由于食品供应受季节的影响很大，因此，最好为一年四季每季调查一次，当条件有限的情况下亦可选择代表性较强的二季调查。根据不同的调查方法，决定每次调查的日数。

### （三）调查方法

所有的膳食调查方法都要取得两项资料，即在调查期间内各项食物的总消耗量以及调查期间用膳者人数、年龄、性别及劳动强度等。由这两项资料就可计算出每人每日的食物消耗量。

1. 称量法

将每日每餐各种食物的生重、熟重及食后剩余量分别称量记录，根据以上重量计算出实际摄入的各种食物的生重，将 3 ~ 7 天消耗的各种食物加以整理分类，再根据每餐用膳人数，求出平均每人每日食物消耗量，查《食物成分表》计算之。通常调查 3 ~ 7 天内的膳食，此法适用于集体、家庭及个人的膳食调查，是比较准确的一种方法，但所需人力、时间较多。

2. 记账法

根据食堂在一定时间内的账单，计算出该期间内各种食物的消耗总量，再根据入伙人数求出该期间平均每人一天所消耗的各种食物的重量，查《食物成分表》计算出每人每日所摄取的各种营养素的量。通常调查一个月，较适用于机关、学校、军队等集体伙食单位的膳食调查，此种方法比较简便，而且随时可以进行，但精确度较差。

3. 询问法

通过询问了解一定时间内摄入的主副食品，据此进行估计的方法。询问对象有进膳者、膳食管理人员、炊事人员等。询问内容包括就膳人数，一定时期平均每人每日消耗食品的种类、数量、膳费支出、就膳者的健康状况等。通常调查一周、半月或一月内的膳食，多用于个人膳食调查,亦可用于家庭或大灶制的集体膳食调查。该法比较简便,但较不准确。

4. 化学分析法

收集所调查对象一日膳食中要摄入的所有主食和副食,通过实验室的化学方法来测定其能量和营养素的数量和质量。此方法要求高,分析过程复杂,除非特殊要求,一般不做。

## 二、膳食调查结果计算与评价

### (一)膳食结构分析和评价

膳食结构是指各类食物的品种和数量在膳食中所占的比重。根据各类食物所能提供能量计算各种营养素的数量和比例,可以衡量膳食结构的组成是否合理。根据膳食中能量、蛋白质、脂肪和碳水化合物的比例以及动物性食物、植物性食物所占比重的不同,可以将世界不同地区的膳食结构分为:①动植物食物平衡型膳食结构;②以植物性食物为主的膳食结构;③以动物性食物为主的膳食结构;④地中海型膳食结构。我国居民的传统膳食结构是以植物性食物为主,谷类、薯类和蔬菜类的摄入量较高,肉类及其制品的摄入量较低,豆制品摄入总量不高且随地区不同而差异较大,奶类及其制品摄入量在大部分地区偏低。此类膳食结构的特点是高碳水化合物、高膳食纤维和低动物脂肪。

根据被调查对象的不同,首先利用称重法或24小时回顾法计算五大类食物,即谷类、蔬菜和水果类,鱼、禽、肉、蛋类,奶类及其制品,豆类及其制品,以及油脂类食物的摄入量。在此基础上依据中国居民平衡膳食宝塔,将上述五大类食物细分成9类,统计各类食物的摄入总量。同时,将被调查对象根据其体力劳动强度按低、中、高的水平与平衡膳食宝塔建议的不同劳动强度能量摄入量所对应的,各类食物参考摄入量进行比较,进而分析判断各类食物的摄入量能否满足人体需要。

1. 准备工作

1)确定被调查对象的能量需要量。人体的能量消耗包括基础代谢、体力活动和食物的热效应3个方面。为了达到能量的平衡,人体每天的能量摄入应恰好满足上述3个方面的能量需求。

我国成年男女(18~50岁)能量供给量RNI值(见表1.13)。

**表1.13 我国成年男女能量供给量RNI值**

| 体力活动水平 | 能量RNI(男)/($kcal \cdot d^{-1}$) | 能量RNI(女)/($kcal \cdot d^{-1}$) |
|---|---|---|
| 轻体力劳动 | 2 400 | 2 100 |
| 中等体力劳动 | 2 700 | 2 300 |
| 重体力劳动 | 3 200 | 2 700 |

要做到能量平衡,就要保证能量的供给和消耗之间的平衡,可根据被调查对象的工作性质确定其体力活动强度,用其基础代谢水平乘以体力活动水平即可大致求得一天的能量消耗。国际卫生组织于1985年推出了Schofield公式(见表1.14),计算一天的基础代谢能量消耗。

表 1.14　WHO 建议的基础代谢计算公式

| 年龄($y$) | 基础代谢计算公式(男) | 基础代谢计算公式(女) |
|---|---|---|
| 0~3 | $(60.9 \times w) - 54$ | $(61.0 \times w) - 51$ |
| 3~10 | $(22.7 \times w) + 495$ | $(22.5 \times w) + 499$ |
| 10~18 | $(17.5 \times w) + 651$ | $(12.2 \times w) + 746$ |
| 18~30 | $(15.3 \times w) + 679$ | $(14.7 \times w) + 496$ |
| 30~60 | $(11.6 \times w) + 879$ | $(8.7 \times w) + 829$ |
| >60 | $(13.5 \times w) + 487$ | $(10.5 \times w) + 596$ |

注:$w$ 为体重(kg)。我国 18 岁以上人群在上述计算结果的基础上减去 5%。

中国营养学会于 2001 年将我国居民体力活动强度由五级调整为三级,即轻、中、重体力活动(见表 1.15),成人能量的消耗量用 BMR 值乘以不同的体力活动水平(physical activity level, PAL)系数来计算。

人体能量需要量 = 基础代谢率(BMR) × 体力活动水平(PAL)

表 1.15　我国成年人体力活动水平系数

| 体力活动水平 | 工作内容(举例) | PAL | |
|---|---|---|---|
| | | 男 | 女 |
| 轻 | 办公室工作,电器钟表修理,售货员,酒店服务员,实验室操作,讲课等 | 1.55 | 1.56 |
| 中 | 学生日常活动,机动车驾驶,电工,车窗操作,金属切割等 | 1.78 | 1.64 |
| 重 | 非机械化农业操作,炼钢,舞蹈,体育运动,装卸,采矿等 | 2.10 | 1.82 |

2)准备被调查对象一天的 24 小时膳食回顾调查结果及平衡膳食宝塔图一份。下面是被调查对象小李(女,17 岁)某天的进餐情况(见表 1.16)。

表 1.16　小李过去 24 小时进餐记录

| 餐　次 | 食物名称 | 原料及用量/g |
|---|---|---|
| 早　餐 | 面　包 | 小麦粉(标准粉)150 |
| | 火　腿 | 火腿 25 |
| | 牛　奶 | 牛奶 250 |
| | 苹　果 | 苹果 100 |
| 午　餐 | 青椒肉片 | 青椒 100 |
| | | 瘦猪肉 45 |
| | | 花生油 6 |
| | 熏干芹菜 | 熏干 30 |
| | | 芹菜 100 |
| | | 花生油 5 |
| | 馒　头 | 面粉 150 |

续表

| 餐　次 | 食物名称 | 原料及用量/g |
|---|---|---|
| 晚　餐 | 番茄炒鸡蛋 | 番茄 125 |
| | | 鸡蛋 60 |
| | | 花生油 5 |
| | 韭菜豆腐汤 | 韭菜 25 |
| | | 南豆腐 30 |
| | | 花生油 3 |
| | 米　饭 | 大米 125 |

注:小李,女,17 岁,学生,身高:160 cm, 体重:53 kg,劳动强度:中等体力劳动强度

2. 分析和评价

1)食物分析:首先按照《中国食物成分表》找到食物编码和分类,见表 1.17。

表 1.17　常用食物分类

| 食物类别 | 质量/g | 食物类别 | 质量/g |
|---|---|---|---|
| 米及其制品 | | 乳类及制品 | |
| 面及其制品 | | 蛋类及制品 | |
| 其他谷类 | | 植物油 | |
| 薯类 | | 动物油 | |
| 豆类及其制品 | | 糕点类 | |
| 蔬菜类及其制品 | | 糖、淀粉 | |
| 水果类及其制品 | | 食盐 | |
| 坚果类 | | 酱油 | |
| 畜肉类及其制品 | | 酱类 | |
| 禽肉类及其制品 | | 其他 | |
| 鱼虾类 | | | |

2)食物归类:把示例中的食物按膳食宝塔归类,见表 1.18。

表 1.18　过去 24 小时被调查对象各类食物的摄入量

| 食物种类 | 实际摄入数量/g | 膳食宝塔推荐量/g |
|---|---|---|
| 1. 谷薯类 | 425 | 200 ~ 400 |
| 2. 蔬菜类 | 350 | 300 ~ 500 |
| 3. 水果类 | 100 | 200 ~ 400 |
| 4. 畜禽肉类 | 70 | 50 ~ 75 |
| 5. 鱼虾类 | 0 | 50 ~ 100 |
| 6. 蛋类 | 60 | 20 ~ 50 |
| 7. 奶类及奶制品 | 250 | 300 |
| 8. 豆类及豆制品 | 60 | 30 ~ 50 |
| 9. 油脂类 | 19 | 25 ~ 30 |

在进行食物归类时，有些食物需进行折算后才能相加，如计算乳类摄入量时，要按蛋白质含量把奶粉折算为牛奶，对于豆制品，也需要先折算成黄豆的量才能相加。

奶类食物摄入量按照每百克各种奶类或制品中，蛋白质的含量与每百克鲜奶中蛋白质的含量(3 g)之比作为系数，折算成鲜奶的量。

鲜奶量 = 奶制品摄入量 × 该奶制品蛋白质含量 ÷ 3

豆类及其制品以每百克豆类，及其制品中蛋白质的含量与黄豆中蛋白质的含量(31.5 g)之比作为系数，折算成黄豆的量。

黄豆量 = 豆类及其制品摄入量 × 该豆制品蛋白质含量 ÷ 35.1

3. 比较和分析

将被调查者 24 h 各类食物的摄入量，和相应的平衡膳食宝塔的建议摄入量进行比较：一方面评价摄入食物的种类是否齐全，即是否食物多样化；另一方面，评价各类食物的摄入量是否充足。在评价前，最好了解该对象在一段时期内该食物摄入的平均值(日均摄入量)。膳食指导时，强调并非每天都需要按照膳食宝塔的食物品种和数量来，平均水平保持即可。平衡膳食宝塔建议，不同能量消耗人群各类食物参考摄入量见表 1.19。

**表 1.19　不同能量消耗水平各类食物参考摄入量**

| 食物类别 | 低能量消耗(约 1 800 kcal/d) | 中等能量消耗(约 2 400 kcal/d) | 高能量消耗(约 2 800 kcal/d) |
|---|---|---|---|
| 谷类 | 300 | 400 | 500 |
| 蔬菜 | 400 | 450 | 500 |
| 水果 | 100 | 150 | 200 |
| 畜禽肉类 | 50 | 75 | 100 |
| 蛋类 | 25 | 40 | 50 |
| 鱼虾类 | 50 | 50 | 50 |
| 豆类及其制品 | 50 | 50 | 50 |
| 奶类及其制品 | 100 | 100 | 100 |
| 油脂类 | 25 | 25 | 25 |

4. 评价和建议

膳食宝塔建议的每人每日各类食物的事宜摄入量适用于一般健康成年人。在实际使用时，应根据个人年龄、性别和劳动强度选择适宜的食物参考摄入量。平衡膳食宝塔建议的各类食物摄入量是一个均值或比例，每日膳食不需要百分之百地符合膳食宝塔要求，但要遵循膳食宝塔的大体比例。此外，还需注意三餐进食量的合理分配，特殊情况可适当调整。

**(二)膳食能量和营养素摄入量计算与评价**

用 24 小时回顾法法进行 3 ~7 天的个人膳食调查，要求被调查者按食物摄取记录表(见表 1.20)认真详细记录调查期间各餐食物摄入量，然后将表 1.20 的结果记录于食物摄取量综合计算表，见表 1.21，综合计算出调查对象在调查期间的各种食物摄入量。并计算每人每日各营养素摄取量，做出初步评价。

**表 1.20　食物摄取量记录表**

| 姓名 | | 性别 | 年龄 | 民族 |
|---|---|---|---|---|
| 日期 | 餐次 | 主副食名称 | 食物种类 | 摄入量(生重/g) |
| | | | | |

表 1.21 食物摄取量综合计算表

| 食物名称 | 每餐摄入量 | | | | | | | | | | 合计 |
|---|---|---|---|---|---|---|---|---|---|---|---|
| | ① | ② | ③ | ④ | ⑤ | ⑥ | ⑦ | ⑧ | ⑨ | ⑩ | |
| | | | | | | | | | | | |
| | | | | | | | | | | | |
| | | | | | | | | | | | |

1. 计算步骤

(1)平均每人每日各类食物摄入量的计算

1)根据总共消耗各种食品的生重重量,算出每人每日平均消耗的各种生食品的重量。

2)按可食部分算出平均每人每日吃进的各项食品量(净重克数),将食物按谷类、蔬菜、水果、畜禽肉、蛋类、鱼虾、豆类及豆制品、乳类及乳制品、油脂等项分类累加,计算出食物构成。

(2)平均每人每日能量及各种营养素摄入量的计算

根据每人每日各类食物的摄入量查《食物成分表》,算出各项食品所含的营养素的量记入食物营养成分计算表。

某原料某种营养素的含量计算公式:

含量 = 实际摄入量(g) × 可食部分(%) × 成分表含量(g/100 g)

例 1:利用食物成分表计算 250 g 花蛤市品所提供的能量和视黄醇当量。

查阅食物成分表,得出 250 g 花蛤的可食部分为 46%,每 100 g 可食部分提供能量为 45 kcal。

250 g 花蛤提供的能量为 250 × 0.46 × (45/100) = 51.75(kcal)。

查阅成分表每 100 g 可食部分的花蛤所含总视黄醇当量的量为 23 μg。

则有 250 g 花蛤提供的视黄醇当量为 250 × 0.46 × (23/100) = 26.45 μg。

用同样的方法可以计算出 250 g 花蛤中含多少脂肪、蛋白质等各种营养素的量,将计算结果填入表内(见表 1.22)。其他食品的各类营养素含量计算方法同上。

表 1.22 食物营养成分计算表

| 类别 | 食物名称 | 重量/g | 能量/kcal | 蛋白质/g | 脂肪/g | 碳水化合物/g | 视黄醇当量/μgRE | 胡萝卜素/μg | 硫胺素/mg | 核黄素/mg | 尼克酸/mg | 抗坏血酸/mg | 维生素E/mg | 钾/mg | 钠/mg | 钙/mg | 铁/mg | 锌/mg |
|---|---|---|---|---|---|---|---|---|---|---|---|---|---|---|---|---|---|---|
| | | | | | | | | | | | | | | | | | | |
| | | | | | | | | | | | | | | | | | | |
| | | | | | | | | | | | | | | | | | | |
| | | | | | | | | | | | | | | | | | | |
| 合计 | | | | | | | | | | | | | | | | | | |

(3)平均每人每日膳食中营养素摄入量与 DRIs 比较

将各食物的能量和各营养素量分别相加,将计算结果和 DRIs 比较,并算出占 DRIs 的百分比(见表 1.23)。

表 1.23 平均每人每日膳食中营养素摄入量与 DRIs 比较

| | 能量/kcal | 蛋白质/g | 脂肪/g | 碳水化合物/g | 视黄醇当量/μgRE | 胡萝卜素/μg | 硫胺素/mg | 核黄素/mg | 尼克酸/mg | 抗坏血酸/mg | 维生素E/mg | 钾/mg | 钠/mg | 钙/mg | 铁/mg | 锌/mg |
|---|---|---|---|---|---|---|---|---|---|---|---|---|---|---|---|---|
| 摄入量(*A*) | | | | | | | | | | | | | | | | |
| DRIs(*B*) | | | | | | | | | | | | | | | | |
| *A*/*B*×100% | | | | | | | | | | | | | | | | |

(4)能量来源百分比计算

能量的来源是碳水化合物、脂肪和蛋白质。能量来源按平均每人每日所摄入之三大营养素发能量计算(见表 1.24)。

表 1.24 能量营养素来源百分比

| | 蛋白质 | 脂 肪 | 碳水化合物 | 合 计 |
|---|---|---|---|---|
| 摄入量/g | | | | |
| 产生能量/kcal | | | | |
| 占总能量百分比/% | | | | |

例如:设 *A*、*B*、*C* 分别为蛋白质、脂肪、碳水化合物的产能量。

蛋白质产能量:*A* = 平均每人每日蛋白质摄入量 × 蛋白质生理卡价 4 kcal/g

脂肪产能量: *B* = 平均每人每日脂肪摄入量 × 脂肪生理卡价 9 kcal/g

碳水化物产能量:*C* = 平均每人每日碳水化合物摄入量 × 碳水化合物生理卡价 4 kcal/g

*A* + *B* + *C* = 平均每人每日能量总摄入量,然后计算蛋白质、脂肪、碳水化合物所供给能量各占总能量的百分比。

$$\frac{A}{A+B+C}\times 100 = \text{能量来自蛋白质的百分比}$$

$$\frac{B}{A+B+C}\times 100 = \text{能量来自脂肪的百分比}$$

$$\frac{C}{A+B+C}\times 100 = \text{能量来自碳水化合物的百分比}$$

以上结果与标准进行比较。平均而言,碳水化合物(CHO)供能比为 55% ~65%;蛋白质(PRO)供能比为 10% ~15%;脂肪(FAT)供能比为 20% ~25%。

举例:某人每日摄入的蛋白质为 75 g,脂肪 80 g,碳水化合物 320 g,计算其每日的能量摄入量,并判断能量来源是否合理?

$$能量摄入量=(75+320)\times 4+80\times 9=2\ 300\ \text{kcal}$$

$$蛋白质供能比例=75\times 4/2\ 300\times 100\%=13.0\%$$

$$脂肪供能比例=80\times 9/2\ 300\times 100\%=31.3\%$$

$$碳水化合物供能比例=320\times 4/2\ 300\times 100\%=55.7\%$$

能量来源不够合理,脂肪供能比偏高,应降低脂肪的摄入,酌情增加碳水化合物的摄入。

(5)计算蛋白质来源百分比

将一日膳食中所摄入的蛋白质按动物性、大豆类、谷类、其他植物进行分类,并将膳食中的动物性蛋白质和大豆蛋白质加在一起,作为优质蛋白质的来源。然后,将优质蛋白质和谷类、其他植物来源的蛋白质分别除以一日摄入总蛋白质量,既得出来自优质蛋白质和各类食物蛋白质占总蛋白的百分比(见表1.25)。

**表1.25 蛋白质来源百分比**

| | 动物性食物+豆类 | 谷类 | 其他植物性食品 | 合计 |
|---|---|---|---|---|
| 摄入量/g | | | | |
| 占总摄入量/% | | | | |

例:某人进食蛋白质总量为80 g,而从动物性食品来的有15 g,从大豆制品中来的有5 g,二者合计20 g,则优质蛋白质所占百分比为20/80×100% =25%。

(6)三餐能量分配

以全日能量为100%,计算出早、中、晚三餐各占全日能量的百分数(见表1.26)。

**表1.26 三餐能量分配**

| | 早餐 | 午餐 | 晚餐 | 合计 |
|---|---|---|---|---|
| 能量/kcal | | | | |
| 占总能量/% | | | | |

2. 膳食调查结果评价

膳食调查结果评价的依据主要看其是否能满足用膳者的能量及各种营养素的需求,同时要结合烹调加工方法的合理性。具体方法是将膳食调查结果与每日膳食营养素参考摄入量进行比较,作出合理评价。

(1)食物构成

根据我国居民平衡膳食宝塔建议的参考摄入量进行评价。宝塔建议的每人每日各类食物适宜摄入量范围适用于一般的健康人,应用时要根据个人的年龄、性别、身高、体重、劳动强度等情况适当调整。年轻人劳动强度大的人需要的能量高,应适当多吃些主食;年老活动少的人需要能量少,可少吃些主食(具体见前述)。

(2)能量及各种营养素摄入量占参考摄入量的百分比

在膳食调查资料计算后,可得到平均每人每日能量及各种营养素摄入量。将此量与DRIs中的RNI或AI相比较。

1)能量和各种营养素摄入量:与推荐摄入量比较,相差在±10%以内为正常,一般认为应达到DRIs中的RNI或AI的90%以上可认为正常,低于80%为摄入不足,低于60%为严重不足。

2）能量和各种营养素的摄入量不宜超过 DRIs 中的 UL。

3）能量营养素来源比：三大产热营养素的适宜供热比为：①蛋白质占 10% ~15%；②脂肪占 20% ~25%；③碳水化合物占 55% ~65%。

4）蛋白质来源比：在合理的膳食中动物蛋白和大豆类蛋白（优质蛋白质）应达到总摄入蛋白质的 30% ~40%，最好达到 50%。

5）维生素、矿物质、膳食纤维摄入评价：一般评价其周平均摄入水平，与 DRIs 相差在 10% 以内为合理；结合制定对象的身体所需，有针对性地从膳食中进行补充，以改善机能状态；总体把握、合理搭配。

6）三餐能量比例：适宜的比例是：早餐占 30%，午餐占 40%，晚餐占 30%。

3. 膳食调查结果评价及建议

对膳食调查结果进行评价，指出膳食供给中存在的主要问题，并具体提出改善膳食供给的有效措施。

## [思考题]

1. 膳食调查结果的评价包括哪些方面？
2. 如何应用中国居民膳食宝塔对被调查对象的膳食模式进行评价？
3. 膳食调查的最终评价标准是什么？
4. 某人每日膳食中含有 320 μg 视黄醇，0.8 mgβ-胡萝卜素，同时还服用了含 400IU 维生素 A 的鱼肝油，计算其每日摄入的视黄醇总量，并判断是否满足供给量要求？
5. 某男，25 岁，身高 175 cm，体重 77 kg，工作性质为办公室文员，其一天的能量消耗大约是多少 kcal？
6. 利用食物成分表计算出 300 g 莲藕市品中抗坏血酸的含量。
7. 请利用食物成分表和各类营养素及能量 DRIs 表，计算文中所举例子（学生小李）的一日食谱中能量和各类营养素的摄入量，同时，结合膳食调查结果评价的要求分析其食谱是否合理并提出改进建议。
8. 简述 24 小时回顾法进行膳食调查的技术要点。
9. 简述设计 24 小时回顾法膳食调查表的工作程序，并设计一份样表。
10. 说明记账法膳食调查的主要工作程序，并设计记账法膳食调查所需的样表。
11. 简述对膳食结构进行评价的工作程序，并设计各类食物摄入量与平衡膳食宝塔推荐量的比较表。
12. 作为营养师，如何评价某咨询者的膳食结构和营养素摄入量？

# 第二章　人体营养状况测定与评价

## 第一节　人体体格测量

成年人最常用的体格测量指标是身高、体重、上臂围、腰围、臀围和皮褶厚度等，儿童生长发育测量常用的指标有体重、身高、坐高、头围、胸围、上臂围等，婴幼儿以顶臀长和身长测量对应于儿童的坐高和身高，来反映婴幼儿体格纵向发育情况。

### 一、体格测量的标准化

体格测量是人体营养状况评价的重要内容之一，这项工作完成的质量直接关系到机体营养状况评价的准确性。

**（一）标准和标准化的概念**

1）标准：是指对某项活动或其结果规定共同的和重复使用的规则、导则或特性的文件。标准的本质特征：就是一种"统一规定"。

2）标准化：是指制定共同的和重复使用的规则（即标准）的活动过程。标准化的实质："通过制定、发布和实施标准，达到统一"。标准化工作的根本目的是"在一定范围内获得最佳秩序和效益"。

**（二）体格测量工作的标准化**

1）精确度：又称精密度，指以最小的差异重复测定一个个体的能力。

2）准确度：是指测定值和"真值"相同的程度，即以尽可能的程度使所测值代表真实值的能力。

3）真值：又叫真实值，是最能反映被测个体体格的值。

## 二、婴幼儿身长、头顶至臀长、头围、胸围和体重的测量

### （一）卧式标准量床或量板的使用

标准量床或量板是一种专门的测量工具，用来测量3岁以下的婴幼儿体格发育纵向指标。

### （二）婴幼儿身长、头顶至臀长、头围、胸围、体重测量的方法及意义

1）婴幼儿头顶至臀长和身长测量：需采用卧位分别测量头顶至臀部和足底的距离，即头顶至臀长和身长作为对应于儿童的坐高和身高的测量指标来反映婴幼儿体格纵向发育情况。

2）婴幼儿头围和胸围测量：头围是指从双侧眉弓上缘经后脑勺枕骨粗隆绕头一周的长度，表示头颅的围长，间接反映颅内容量的大小。

①胸围：是指从两乳头线到后面两肩胛骨下角下缘绕胸一周的长度。

②临床意义：出生时胸围比头围小1～2 cm。随着年龄的增长，胸廓的横径增长迅速。1岁左右胸围与头围大致相等，12～21个月时胸围超过头围。胸围赶上头围的时间与小儿营养状况有密切的关系。2岁半时胸围还比头围小，则要考虑营养不良或胸廓、肺发育不良。

③婴幼儿体重测量：体重是指身体各部分的重量总和，它主要反映构成体重成分的骨骼、肌肉、内脏、体质和水分等的变化情况。

## 三、上臂围和皮褶厚度测量

### （一）上臂的解剖学结构

上臂是指肩关节到肘关节这一段。

1）肩峰：肩关节由肱骨头及肩胛骨的“关节盂”构成，在肩关节上方有一突出性标志，是肩膀的最高点叫肩峰。

2）鹰嘴：肘关节由肱骨下端和尺、挠骨上端构成，肘部骨性突起部位称尺骨鹰嘴。

3）肱二头肌：肱二头肌位于上臂前部，主管屈肘关节及前臂旋后。

4）肱三头肌：肱三头肌位于上臂后部，主管伸肘关节。

### （二）测量上臂围和皮褶厚度的意义

1. 上臂围

上臂围的侧量一般量取上臂肩峰至鹰嘴连线中点的臂围长。我国1～5岁儿童上臂围13.5 cm以上为营养良好，12.5 cm～13.5 cm为营养中等，12.5 cm以下为营养不良。

2. 皮褶厚度

主要表示皮下脂肪厚度，可间接评价人体肥胖与否。WHO推荐选用肩胛下角、肱三头肌和脐旁3个测量点。

1）判断营养状况：男性小于10 mm为消瘦、10～40 mm为营养中等，大于40 mm为肥胖。女性小于20 mm为消瘦、20～50 mm为营养中等、大于50 mm为肥胖。

2）推算人体密度（$D$）：通过测量人体不同部位皮褶厚度推算全身的脂肪含量。

根据皮褶厚度可推算人体密度（$D$）：$D = c - m \times$（log皮褶厚度值）。$c$和$m$是公式中的系数，由于性别和测量部位的不同所采用的计算公式中系数有一定的差别（见《公共营养师教

材——国家职业资格三级》78 页表 2.5)。

3)根据人体密度计算人体脂肪百分含量:$BF\% = (4.95/D - 4.50) \times 100\%$

4)用上臂围和肱三头肌皮褶厚度可计算上臂肌围和上臂肌面积,反映机体肌肉的发育状况。

$$上臂肌围(cm) = 上臂围(cm) - 3.14 \times 三头肌皮褶厚度(cm)$$

$$上臂肌面积(cm^2) = [上臂围(cm) - 3.14 \times 三头肌皮褶厚度(cm)]^2 \div (4 \times 3.14)$$

3. 测量仪器准备

1)软尺:无伸缩性材料制成,刻度精确到 0.1 cm。

2)皮褶厚度计:目前有多种,有直接数字显示的,也有刻度读数的。外形虽然各异,但原理相同,使用前需校正。

4. 测量方法

1)上臂围的测量:受试者自然站立,手臂自然下垂,充分裸露左上臂。测试人员站在其身后,找到肩峰与尺骨鹰嘴,取其连线中点用软尺水平围绕一周,读取周长。测量时注意找准位置,皮尺松紧适度,以免误差。读数以厘米(cm)计。

2)肱三头肌皮褶厚度测量:①受试者自然站立,被测部位充分裸露;② 测试人员站在被测人员的背面,取肩峰到尺骨鹰嘴连线中点上方约 2 cm 处,垂直方向用左手拇指和食指、中指将皮肤和皮下组织提起;③右手握皮褶计,在该皮褶提起点的下方 1 cm 处夹住皮褶测量其厚度;④在皮褶计指针快速回落后立即读数,要连续测量 3 次,求平均值。读数以 mm 计。

3)肩胛下角皮褶厚度测量:受试者自然站立,测试人员站在被测人员的背面。在右肩胛骨下角下方 1 cm 处,皮褶走向与脊柱成 45°,用左手拇指和食指、中指将被测部位皮肤和皮下组织夹提起来测量其厚度。读数以毫米(mm)计算。

## 第二节 实验室指标收集和判断

### 一、尿液

#### (一)尿液的种类

由于检测项目不同,所需尿液标本也有区别。一般分为以下几种:

1)任意尿:是指任何时间留取的尿液,常用于门诊,急诊病人的尿液检查。

2)晨尿:是清晨起床后的第一次尿标本。尿液较浓缩,其中的细胞和管型等相对集中。

3)餐后尿:午餐后 2 h 收集的患者尿液,对糖尿、蛋白尿的检出更为敏感。

4)白昼尿及夜间尿:是指整个白天或整个夜间的尿液,如从早上 7 点至晚上 7 点之间的全部尿液称白昼尿。

5)小时尿:即准确留取早晨 6 点至 9 点的全部尿液。

6)负荷尿:服用某种药品或营养素后某段时间内收集的尿液。

7)24 h 尿:主要用于尿液中某些溶质的定量分析。如蛋白质、肌酐、糖、电解质、激素等。

收集 24 h 内的全部尿液，量总体积。混合后取出约 60 mL 于棕色瓶内，并在送检单上写明总尿量，从速送检。

**（二）尿液在营养评价中的意义**

1）蛋白质测定：用于测定人体蛋白质的需要量和氨基酸代谢实验。

2）维生素测定：用于研究水溶性维生素的需要量及耐受实验，评价机体水溶性维生素的营养。

3）矿物质测定：用于评价矿物质的代谢，研究人体矿物质（如钙、铁、锌等）的需要量。

**（三）尿液收集注意事项**

1）收集容器的选择：根据检验要求，选择干净、适当的收集容器。收集 24 h 尿，需要盛装 2 L 以上的容器，尿常规检查用小瓶或小塑料杯即可。

2）正确粘贴标签：在收集容器上要粘贴标签，标签上要有患者姓名、性别、年龄、日期，住院病人还要有科室、床号。

3）标本要求：标本要求新鲜，无污染，足够量，如任意尿标本至少 12 mL，其余项目不少于 50 mL。夏天留 24 h 尿应加防腐剂，以防细菌繁殖，蛋白变性，影响检查结果。

## 二、粪便的收集和保存

**（一）粪便标本的种类**

一般分为常规粪便标本和浓缩粪便标本。

1）常规粪便标本：取拇指大小的 1 块粪便放在纸盒内送检即可。标本不宜取得过少，以免干燥无法检验。如为腹泻病人应采取脓血或黏液部分送检。

2）浓缩粪便标本：是将 24 h 内排出的所有粪便收集于同一容器中送检，注意防止小便的混入。

**（二）粪便用于营养学研究的意义**

主要用于营养代谢实验研究。

1）蛋白质测定：用于测定人体蛋白质的需要量，评价食物蛋白质的营养价值（氮平衡法）。

2）矿物质测定：用于研究人体矿物质（如钙、铁、锌等）的需要量，评价食物中矿物质的吸收率以及影响矿物元素吸收的因素。监测体内矿物质随粪便的排泄情况。

**（三）粪便收集注意事项**

正确收集粪便，是保证检测结果准确性的重要环节。

1）正确粘贴标签：在收集容器上要粘贴标签，标签上要有患者姓名、性别、年龄、日期，住院病人还要有科室、床号。

2）固定保存：适用于寄生虫及虫卵检测。粪便可在聚乙烯醇、硫柳汞一碘一甲醛或其他的固定液中保存数周。

3）冷藏保存：用有盖玻璃容器可延长冷藏保存时间（2～3 天）。

4）运送培养基保存：采集腹泻病人的粪便标本，用作病菌检测时需保存于运送培养基中。

5）0.05 mol/L 硫酸保存：做氮平衡实验时实验期间收集的粪便应加入适量 0.05 mol/L 硫酸后保存。

6)冷冻保存:用于矿物质代谢研究的粪便样品可冷冻保存。

## 三、血液标本的收集和保存

1)血液标本的种类:血液标本包括末梢血和静脉血,末梢血是指指血、耳垂血、足跟血。静脉血成人多采肘前静脉,儿童常采颈静脉或股静脉。

2)血液标本的采集:末梢血采集主要有耳垂取血和指尖取血两种,新生儿常在脚后跟取血。末梢血采集常由检验科人员操作,静脉采血常由护士执行。

3)血清或血浆的分离:血清标本是直接将血液注入清洁的试管或小瓶内,待其凝固后取上层的血清即可。若用全血或血浆进行检验,应将血液注入含有抗凝剂的试管或小瓶内,盖塞后,立即轻轻混匀,并尽快用离心机分离,血浆的分离比血清要快且量多。血清和血浆的区别是,血浆含有纤维蛋白原,而血清没有,其他成分完全相同。

4)注意事项:检验结果常常受到很多因素的影响,操作时应加以注意。

①采血操作中应防止溶血。如把血注入试管时应先把针头取掉、不能用力摇动试管。有的检验项目要求采集空腹血。

②温度对血标本中某些成分影响极大,应注意保存温度。

# 第三节 营养不良的症状和体征判别

## 一、蛋白质—能量营养不良判断

蛋白质—能量营养不良(protein energy malnutrition,PEM)是指由于蛋白质和能量摄入不足引起的营养缺乏病。根据发病原因,可分为原发性和继发性两种。原发性多因食品蛋白质和能量摄入不足而发生。继发性多与其他疾病并发。该病在成人和儿童均可发生,但以婴幼儿最为敏感,目前仍是发展中国家的一个重要的公共卫生问题。

### (一)病因

引起蛋白质—能量营养不良的原因有多种,常见的原因有如下几种。

1)食物摄入不足:①食物缺乏。由于社会的、自然的等各种原因造成食物短缺,长期食物摄入不足。②长期低蛋白、低能量膳食。如婴儿未及时添加辅食,不良的饮食习惯(如偏食、挑食),长期静脉输注葡萄糖作为唯一的能量来源的病人。

2)营养需要量增加:生理的、病理的情况下导致蛋白质和能量需要量增加。如急慢性传染病、大面积烧伤、外科大手术等。

3)消耗增加:胃肠道疾病、胃切除手术、短肠综合症等都是发生蛋白质—能量营养不良的重要原因。

### (二)代谢变化

蛋白质—能量营养不良时机体会发生一系列代谢变化。

1）能量：能量摄入不足，机体会运用自身储备的能量甚至消耗自身的组织以满足生命活动的能量需要。能量摄入不足的结果，是儿童生长发育停滞，成人身体消瘦和工作能力下降。

2）蛋白质：蛋白质—能量营养不良时肌肉蛋白减少，脑组织及心脏重量减轻。血浆蛋白下降，蛋白合成及分解速率均减慢。严重病例血浆氨基酸浓度可下降50%。浮肿型大部分必需氨基酸下降，支链氨基酸和苏氨酸下降尤为显著。

3）糖类：严重消瘦型者空腹血糖浓度比浮肿型要低，肝糖原在浮肿型增加，糖异生作用增强。

4）脂肪：脂肪代谢失常，浮肿型肝脂肪浸润严重。消瘦者血脂增高，浮肿者降低。

5）体液及电解质：血浆清蛋白降低是致水肿的重要原因。消瘦型和浮肿型均有水分储留，体内钾含量下降、血钠增加。

**（三）临床表现与分型**

1）主要症状：疲劳、情绪不好、虚弱无力，严重者可出现意识模糊，认知能力下降。

2）主要体征：生长停滞、体重下降、容易感染、腹泻、低血压、低体温及心动过速。

3）临床分型：一般分为3个类型：

①水肿型营养不良（kwashiorkor）：以蛋白质缺乏为主而能量供给尚能适应机体需要。主要表现为水肿、腹泻，常伴发感染、头发稀少易脱落、表情冷漠或情绪不好。凹陷性水肿常见于腹部、腿部，也可能遍及全身。

②消瘦型营养不良（marasmus）：以能量不足为主，主要表现为皮下脂肪和骨骼肌显著消耗和内脏器官萎缩。呈“皮包骨”样，腹部呈舟状或因胀气呈蛙状腹，腹壁薄可见肠蠕动或摸到大便包块。

③混合型：即蛋白质和能量均有不同程度的缺乏，常同时伴有维生素和其他营养素缺乏。临床表现介于上述二型之间。

**（四）人体测量**

患者体重减轻，轻度营养不良为理想体重75%～90%，中度60%～75%，重度60%以下。身长/体重比值下降，在急性发病者体内脂肪和肌肉组织减少。儿童长期慢性营养不良者体重和身长都受影响，浮肿型体重下降不明显，身长增长速率减慢。皮褶厚度变薄、上臂围缩小在消瘦型尤为显著。皮褶厚度和上臂围常用来评价蛋白质—能量营养不良时体内蛋白质和脂肪储备情况。

**（五）实验室检查**

血红蛋白、血清总蛋白、血清白蛋白可有不同程度改变。运铁蛋白、血清甲状腺素结合前白蛋白降低，是蛋白质营养不良的早期和敏感的指标。蛋白质摄取不足时，氨基酸比值升高，尿素及羟脯氨酸排出均减少。

## 二、营养性贫血的判断

营养性贫血多发生于2岁以下的幼儿，在儿童、青少年、育龄女性、孕妇、乳母中也常有发生。

**（一）营养性贫血的分类**

营养性贫血包括缺铁性贫血和巨幼红细胞性贫血。

1)缺铁性贫血:缺铁性贫血是由于体内铁缺乏,导致血红蛋白合成减少,引起低血色素性贫血。

2)巨幼红细胞性贫血:巨幼红细胞性贫血是由于体内的维生素 $B_{12}$ 与叶酸的含量不足,导致红细胞成熟障碍的一种大细胞性贫血。

**(二)营养性贫血的病因**

营养性贫血的病因是由于从食物中摄取的铁、维生素 $B_{12}$ 与叶酸的量不能满足身体需要而导致的血红蛋白合成减少、红细胞生成障碍的疾病。

1)缺铁性贫血的病因:①体内储铁不足。正常新生儿体内的储铁仅够生后4个月之需。②铁摄入量不足。铁摄入量不足是缺铁性贫血的主要病因。③生长发育因素。婴儿生长发育较快,如不注意添加辅食则易致缺铁。④铁的丢失和消耗过多。牛奶过敏易致肠出血,腹泻影响铁的吸收,增加铁的排泄,反复感染使铁的消耗增多。

2)巨幼红细胞性贫血的病因:①摄入不足。婴儿单纯用母乳喂养而不及时添加辅食,年长儿和成人长期仅进食植物性食物也可致病。②吸收障碍。维生素 $B_{12}$ 在回肠末端被吸收,慢性腹泻、脂肪下痢、局限性回肠炎、手术切除回肠等均可致维生素 $B_{12}$ 吸收障碍。肝脏疾病可影响维生素 $B_{12}$ 的储存。③需要增加。新生儿、未成年儿和婴儿生长发育较快,维生素 $B_{12}$ 的需要量增加。严重感染时,维生素 $B_{12}$ 的消耗增加,如果未及时补充可导致发病。

3)临床表现:缺铁性贫血与巨幼红细胞性贫血的临床表现略有区别。

①缺铁性贫血:a. 起病缓慢。皮肤黏膜苍白,尤其以口唇和甲床最明显。b. 疲乏无力。不爱活动,有烦躁不安或者萎靡不振。c. 食欲减退。常出现口腔炎、舌炎、舌乳头萎缩,有的还会出现异食癖。d. 机体免疫功能和抗感染能力下降。抗寒能力降低。e. 肝脾肿大,心率增快,血红蛋白、血清铁蛋白减少等。

②巨幼细胞性贫血:a. 一般表现。多呈虚胖、轻度浮肿、毛发稀疏发黄。b. 贫血表现大多数为轻—中度贫血,面色苍黄,疲乏无力,肝、脾、淋巴结肿大。c. 神经精神症状。表情呆滞,嗜睡,智力发育和动作落后,还常有肢体、躯干、头部和全身震颤。d. 食欲不振,腹泻和舌炎。

4)实验室检查:血红蛋白浓度、血清铁、血清白蛋白、运铁蛋白、前白蛋白等指标降低。缺铁性贫血呈小细胞低色素性贫血,维生素 $B_{12}$ 缺乏呈大细胞性贫血。

## 三、维生素A缺乏的判断

维生素A缺乏病是因人体维生素A缺乏引起以眼、皮肤改变为主的全身性疾病,是全球性的营养问题之一。

**(一)维生素A生理作用**

维生素A主要生理作用是维持正常的视觉功能,维持皮肤、眼睛、口腔、呼吸道、泌尿生殖道等的正常生理功能,促进生长发育。

**(二)维生素A缺乏与过量**

维生素A缺乏常表现为干眼病、夜盲、角膜溃疡、皮肤干燥、毛发枯干、免疫功能低下;儿童生长发育迟缓;影响生殖功能。维生素A过量导致维生素A中毒,表现为四肢疼痛、过度兴奋、生长停滞、脱发、婴儿囟门隆起颅压增高。

**（三）维生素 A 来源与供给量**

维生素 A 有两种食物来源，来自动物性食品称为维生素 A，来自植物性食品称类胡萝卜素，类胡萝卜素进入人体后在小肠和肝脏中可转变成维生素 A。

**（四）维生素 A 缺乏的判定标准**

1. 血清视黄醇含量

1）正常值：正常成年人血清视黄醇浓度为 1.05 ~ 3.15 μmol/L。WHO 认为：血清视黄醇浓度低于 0.70 μmol/L 时表示机体视黄醇不足，低于 0.35 μmol/L 时，表示机体视黄醇缺乏。

2）儿童：血浆视黄醇浓度应大于 1.05 μmol/L，0.7 ~ 1.02 μmol/L 为边缘缺乏，小于 0.7 μmol/L为缺乏。

2. 暗适应能力测定

暗适应能力降低是早期诊断维生素 A 缺乏的依据。

3. 生理盲点

生理盲点会扩大。

4. 眼结膜印迹细胞学法

可用醋酸纤维薄膜贴于受试者的球结膜上取样，然后染色，镜检。在维生素 A 缺乏期间，眼结膜杯状细胞消失，上皮细胞变大且角化。

5. 尿液上皮细胞检查

计数上皮细胞，超过 3 个/$mm^3$，排除尿路感染后，可认为是维生素 A 缺乏。

## 四、骨软化病（维生素 D 缺乏）的判断

维生素 D 是体内钙平衡最重要的食物调节因子之一。不同年龄阶段的维生素 D 缺乏临床表现有所区别。成人阶段的维生素 D 缺乏称为骨软化症，婴幼儿时期出现的维生素 D 缺乏则称为佝偻病。

**（一）维生素 D 主要生理作用**

促进钙和磷的吸收和骨中钙的沉淀，有利于骨的钙化，促进牙齿和骨骼的生长。成人维生素 D 缺乏称为骨软化病，儿童则称为佝偻病。

**（二）人体维生素 D 的来源**

维生素 D 有两种来源，内源性维生素 D，是人体皮肤中的 7-脱氢胆固醇经日光中的紫外线照射转变为骨化醇，即内源性维生素 $D_3$ 是人类维生素 D 的主要来源。外源性维生素 D 来自于动植物食物。来自于植物的维生素 D 称为维生素 $D_2$，来自于动物性食物的称为维生素 $D_3$。鱼肝油、动物肝脏最丰富，鸡蛋、牛肉、海水鱼中含量也很高。

**（三）骨软化病的症状和体征**

最常见的症状就是骨痛、肌无力和骨压痛。步态特殊，被称为“鸭步”。重度者有脊柱压迫性弯曲、身材变矮、骨盆变形、骨压痛。妊娠、哺乳期妇女和老年人，主要表现为骨骼软化、变形、易折断，严重时发生骨骼脱钙、骨质疏松、自发性、多发性骨折。

**（四）骨软化病的判定标准**

1）临床表现：早期表现腰酸腿痛、行动不便、骨骼压痛，偶有抽搐或麻木，骨质疏松、骨骼

变形。

2)X线检查:出现骨折或假性骨折或成人的青枝骨折、骨盆X射线片常呈三叶形上口。椎体受压而成楔形骨折或双凹形变形。

3)实验室检查:低血钙、低血磷、血清碱性磷酸酶升高。

## 五、儿童佝偻病的判断

维生素D缺乏是引起儿童佝偻病的主要原因,佝偻病会影响儿童生长发育,引起骨骼畸形,是儿童常见病和多发病,应积极防治。

**(一)佝偻病的临床表现**

临床上将佝偻病分为四期,即初期、激期、恢复期、后遗症期。各期临床表现有所不同。

1)神经精神症状:初期表现症状为多汗、夜惊、易激怒等,枕秃或环形脱发。

2)骨骼变化:乒乓头、方颅、出牙晚、胸部肋骨串珠、赫氏沟、鸡胸、"O"形腿或"X"形腿、手足镯。佝偻病活动期骨骼畸形与好发年龄有关。6个月以内的婴儿头部发育较快,以头部畸形为主,后半年胸部发育较快,常出现胸部畸形。能站立行走时常出现下肢畸形。

3)其他表现:发育不良,神情呆滞,直立行走的时间晚、痉挛或手足搐搦。

**(二)实验室检查**

激期血钙、血磷可降低,碱性磷酸酶活性升高、X线检查干骺端临时钙化预备带模糊或消失,呈毛刷状,并有杯口状改变。

**(三)防治**

1)重度佝偻病在医师指导下,可用维生素D大剂量突击疗法。一般活动期可用维生素D制剂口服,同时加服钙剂。

2)预防:①注意孕妇乳母营养,多晒太阳,婴儿也要多做户外活动,接触阳光;②补充维生素D,口服浓缩鱼肝油或和钙剂。

**(四)维生素D来源与供给量**

鱼肝油可作为婴幼儿维生素D的补充剂。动物性食品是天然维生素D的主要来源。牛奶中钙的吸收率较低,所以人工喂养需补充富含维生素D的食物。日光浴是取得维生素D的经济可靠的来源。婴儿每天需要10微克维生素D。一般烹调不会使食物中的维生素D损失。

## 六、维生素C缺乏的判断与评价

维生素C缺乏病又称坏血病,是由于膳食中长期缺乏蔬菜水果,而致维生素C缺乏导致的疾病。

**(一)维生素C的生理功能**

1)参与羟化反应。作为羟化过程的底物和酶的辅助因子参与胶原合成,促进神经递质合成,促进类固醇羟化,促进有机药物或毒物羟化解毒。

2)抗氧化作用。维生素C可促进抗体形成、促进铁的吸收、促进四氢叶酸形成、维持巯基酶的活性、清除自由基。

（二）**维生素 C 缺乏的症状和体征**

病情轻重不一，常见症状如下：

1）一般症状：面色苍白、倦怠无力、食欲减退、抑郁等表现。儿童表现为易激惹、体重不增，低热、呕吐、腹泻等。

2）出血症状：皮肤淤点、瘀斑、牙龈肿胀出血、偶见消化道出血、血尿、关节腔内出血，甚至颅内出血。

3）骨骼症状：由于婴儿关节腔内充满血性渗出物，四肢不能伸直呈蛙状体位，是婴儿早期症状之一。

4）其他症状：骨钙化不全，伤口愈合延迟等。

（三）**实验室检查**

可做毛细血管脆性试验、血浆计白细胞中维生素 C 含量测定、维生素 C 负荷试验等进行早期诊断。

（四）**食物来源与供给量**

膳食中维生素 C 的主要来源是新鲜蔬菜和水果，动物性食品仅肝、肾含少量的维生素 C，肉、鱼、禽、蛋、奶类食品中含量最少。目前我国，成人维生素 C 的推荐摄入量（RNI）值为 100 mg/d。高温、高寒、缺氧等应激状态、特殊工种、某些疾病以及孕妇、乳母应增加维生素 C 的摄入量。成人维生素 C 的可耐受最高摄入量（UL）值为 1 000 mg/d。

## 七、维生素 $B_2$ 缺乏的判断与评价

维生素 $B_2$ 又称核黄素。是体内许多重要辅酶的组成成分，这些辅酶是细胞生物氧化过程中不可缺少的重要物质。

（一）**维生素 $B_2$ 的生理功能**

1）参与生物氧化和能量代谢。

2）参与维生素 $B_6$ 和烟酸的代谢。

3）参与体内抗氧化防御系统。

4）参与药物代谢。

（二）**维生素 $B_2$ 缺乏的症状与体征**

维生素 $B_2$ 缺乏导致多种生理改变，而以五官、皮肤的症状较为明显。

1）口腔炎：表现为唇炎、口角炎、舌炎。患者可有口角糜烂、口腔溃疡、舌紫红、舌裂、舌乳头肥大、地图舌。

2）眼部症状：眼部发烧、眼痒，视力模糊、畏光、流泪、视力疲劳、角膜充血。

3）皮肤改变：脂溢性皮炎、阴囊炎等。

（三）**维生素 $B_2$ 缺乏的实验室检查**

1）红细胞核黄素测定。

2）尿核黄素测定。

3）核黄素负荷实验。

4）全血谷胱甘肽还原酶活力系数测定。

(四)食物来源于供给量

维生素 $B_2$ 广泛存在于动植物食品中,肉类、动物内脏、蛋、奶含量丰富,豆类、水果和蔬菜含量也较高,谷类食物含量较少。我国成人膳食维生素 $B_2$ 的 RNI 值男性为 1.4 mg/d,女性为 1.2 mg/d。

## 八、锌缺乏的判断与评价

锌缺乏是人群中常见的营养缺乏症,尤其以经济落后的发展中国家更为严重。婴幼儿、儿童、孕妇及育龄妇女是锌缺乏的高发人群。

(一)锌的生理功能

1)酶的组成成分。

2)促进生长发育。

3)参与免疫功能。

4)维持生物膜结构与功能。

(二)锌缺乏的原因

锌缺乏的原因可分为原发性和继发性两种。

1)原发性因素:①锌的膳食摄入量及生物利用率低;②锌的生理需要量增加。

2)继发性因素:①肠吸收障碍。肠病性肢端性皮炎、糖尿病、酗酒、透析、胃酸缺乏、肝病、胃肠道切除、慢性失血等。②其他疾病状态下继发。烧伤、手术、高烧、严重感染等增加机体的分解代谢。

(三)锌缺乏判断

根据症状体征和实验室检查进行判断。

1. 锌缺乏的症状与体征

1)一般表现:贫血面容、口角溃烂、口角炎、萎缩性舌炎、舌面光滑发红;眼、口、肛门等周围,以及肢端、肘膝、前臂等处有对称性糜烂、水疱等皮炎的症状。

2)生长发育障碍:可影响骨骼、内脏器官、生殖器官和脑的生长发育。孕妇严重锌缺乏可出现胚胎畸形。

3)指甲和毛发:指甲变脆、匙状甲,头发枯黄。

2. 锌缺乏的实验室检查

1)发锌:发锌小于 70 μg/g ( $<$1.07 μmol/L)作为判断儿童锌缺乏的临界值。

2)血清/血浆锌:血浆/血清锌的水平反映近期锌营养状况。

3)尿锌:缺锌时,尿排出锌降低。

(四)锌缺乏的防治

应根据发病原因进行防治。

1)继发性锌缺乏:应针对原发性疾病进行积极治疗,临床上对肠外营养支持治疗,烧伤、烫伤等病人应及时补充锌。

2)原发性锌缺乏的预防:主要应以膳食调整为主,增加动物性食物的摄入量,特别是瘦肉、动物内脏及海产贝类等,必要时考虑补充锌制剂及锌强化食物。

## ［思考题］

1. 评价婴幼儿生长发育状况需要测量哪些指标？并介绍测量各指标的操作程序。
2. 关于皮褶厚度的测定，世界卫生组织推荐的 3 个测量点分别是何处？简要叙述各测量点进行皮褶厚度测定的操作程序。
3. 测定上臂围有何意义？并熟悉测定上臂围的操作程序。
4. 利用氮平衡法研究人体蛋白质需要量时需要收集哪些生物样品测定氮含量？
5. 分别说明判定维生素 A 缺乏、维生素 $B_2$ 缺乏、钙缺乏、铁缺乏的工作程序。

# 第三章　营养咨询与营养教育

## 第一节　营养与食品安全知识指导

### 一、食品选购指导

**（一）食品的基本概念**

我国《食品安全法》第九十九条中对“食品”的定义如下：食品，指各种供人食用或者饮用的成品和原料以及按照传统既是食品又是药品的物品，但是不包括以治疗为目的的物品。《食品工业基本术语》对食品的定义：可供人类食用或饮用的物质，包括加工食品、半成品和未加工食品，不包括烟草或只作药品用的物质。

**（二）食品的分类**

1. 按照营养特点分类

1）谷类及薯类（米、面、土豆、红薯等）。

2）动物性食物（羊肉、鸡、草鱼、鸭蛋、牛奶及其制品等）。

3）豆类及其制品（黄豆、豆腐、豆制品等）。

4）蔬菜水果类（包括植物的根、茎、叶、果实等，如胡萝卜、白菜、苹果等）。

5）纯能量食物（色拉油、淀粉、食用糖、白酒等）。

2. 按照保藏方法分类

1）罐头食品。

2）脱水干制食品。

3）冷冻食品或冻制食品。

4）冷冻脱水食品。

5）腌渍食品。

6）烟熏食品。

3. 按照原料种类分类

果蔬制品、肉禽制品、水产制品、乳制品、粮食制品等。

4. 按照加工方法分类

焙烤制品、膨化食品、油炸食品等。

5. 按照食用人群分类

1)婴幼儿食品。

2)中小学生食品。

3)孕妇、哺乳期妇女,以及恢复产后生理功能等特点食品。

4)适用于特殊人群需要的特殊营养食品,如运动员、宇航员食品,高温、高寒、辐射或矿井条件下工作人群的食品,高血压病患者适宜低脂肪、低胆固醇食品,以维持、增进人体健康和各项功能为目的,适于各类人群的各种功能性食品。

**(三)食物类营养特点**

膳食金字塔中的食物营养特点。

1. 谷类食品

指禾本科作物的种子,主要有稻米、面粉、玉米、小米、高粱等,占中国人能量来源的70%左右。谷类含6%~10%的蛋白质,但生物利用率较低。含70%~80%的碳水化合物,主要是淀粉,消化率很高。含一定量的膳食纤维。磷、钙、铁等无机盐类生物利用率低。含维生素$B_1$和烟酸较多,但必须经加碱处理才能被人体利用,含维生素$B_2$少。玉米、小米含少量胡萝卜素。谷类种子碾磨过细将损失较多的维生素和无机盐,糙米的出米率以92%~95%、小麦的出粉率以81%~85%为宜。过分洗米、弃米汤、不适当加碱等也可损失营养素。

2. 豆类食品

指豆科作物种子及其制品,也包括其他油料作物。大豆含蛋白质35%~40%,为营养价值较高的优质蛋白质。特别是赖氨酸较多,是弥补各类蛋白营养缺欠的理想食品。大豆含油脂17%~20%,其中含人体必需脂肪酸亚油酸约50%,是任何其他油脂所不能比拟的。大豆约含30%的碳水化合物,其中人体不能利用的占一半,所以考虑大豆的营养价值时,碳水化合物以折半计算为宜。大豆中还含钙、铁、锌、维生素$B_1$、维生素$B_2$和烟酸。大豆中也含有抗营养因素,对人有不良的生理作用,但经适当处理(如湿热、发酵、发芽等)后可基本消除。大豆加工成豆制品后,消化率可由整大豆的60%提高到90%左右。其他豆类如小豆、绿豆、花生、葵籽等也与大豆相似,但其蛋白质营养价值稍低。

3. 蔬菜、水果

是人体胡萝卜素、维生素C和钙、铁、钾、钠等元素的重要来源。所含的膳食纤维、有机酸、芳香物质等也有益于增进食欲,促进消化。含维生素C较多的蔬菜主要是叶菜类,如花椰菜、甘蓝等,特别是蔬菜代谢旺盛部分,如嫩叶、幼芽和花部含量较多。水果中则以柑橘、山楂、鲜枣及猕猴桃等含量最多。深绿和黄红颜色的蔬菜、水果含胡萝卜素较多,如苋菜、韭菜、胡萝卜、甘薯和芒果、杏等。蔬菜、水果常因加工烹饪不当而损失营养素,如切洗流失、加热氧化、金属离子触媒破坏等,应引起注意。有些野菜、野果常含丰富的维生素和无机盐类,是大有开发利用前途的食物资源。某些蔬菜习惯上废弃的部分,如萝卜缨、芹菜叶中分别含有较多的钙、胡萝卜素、维生素$B_1$、$B_2$和C等,应注意充分加以利用。

4. 畜禽肉类食品

可供给人体优质蛋白质和部分脂肪，无机盐含量不多但易于吸收利用。也是维生素 A 和 $B_2$ 的重要来源。猪肉含蛋白质量较低，而且，所含较多饱和脂肪对人体健康不利，而鸡肉或草食动物肉的蛋白质含量高。所以营养学家、畜牧学家与食品生产经营部门均主张用鸡肉代替猪肉。

5. 鱼类等水产食品

在蛋白质营养价值方面可与畜禽肉类媲美，所含脂肪 70% ~80% 为多不饱和脂肪酸，胆固醇含量也较低，所以远比畜禽肉类脂肪为优。含铁、钙等无机盐和微量元素比畜禽肉类高几倍至十几倍，含丰富的碘和较多的维生素 $B_2$ 和烟酸。鱼肝富含维生素 A 和 D。鱼类以外的海产动物，营养价值与鱼类相似。海产植物如海带、紫菜等含有 10% ~30% 的蛋白质，也含较多的钙、铁、碘和维生素。海产品中的砷均是有机砷形式，对人体无害。有的含粗纤维较多，影响消化。

6. 蛋类食品

鸡、鸭、鹅蛋的化学组成基本相似。鲜蛋含蛋白质为 13% ~15%，其营养价值最高，为营养学实验研究中的理想蛋白质。含维生素 A、D 和 $B_2$ 较多。鲜蛋含有抗生物素蛋白和抗胰蛋白酶因素，又易受微生物污染，故不宜生食。蛋白烹调方式对营养价值影响不大。

7. 奶类食品

人和各种动物奶分别对其各自的初生子代营养价值最高，对异己子代的营养价值较低，所以对婴儿应强调母乳喂养。用牛奶时应仿人奶组成调整其营养成分，主要是加水稀释酪蛋白，补充乳(蔗)糖和维生素 A、D 等。牛奶含蛋白质和钙较多，也是维生素 A、$B_2$ 的良好来源，但含铁少，若不补铁，易引起缺铁性贫血。奶粉和炼乳的营养成分与鲜奶基本相同。

**(四)食品包装上的营养标签**

1. 食品营养标签

是向消费者提供食品营养成分信息和特性的说明，包括营养成分表、营养声称和营养成分功能声称。制定营养标签管理办法的主要目的是指导和规范企业食品营养标签的标示，引导消费者合理选择食品，促进膳食营养平衡，保障人民身体健康。

2. 没有不好的食物，只有不好的膳食

世界上没有一种食物能提供我们身体所需的全部营养素，任何一种食物都可以提供某些营养素，关键在于调配多种具有不同特点的食物，组成平衡膳食。在选购食品过程中，辨识营养标签，可以为平衡膳食搭配提供科学、客观的营养素含量参考依据。

目前，食品营养标签的国际化发展已成趋势，世界各国在食品营养标签的标准和法规方面均有不同程度的表现。通过食品营养标签标准的实施，可以消除消费者对食品标签的迷惑，引导消费者选择食品时朝着健康饮食的方向靠近，同时，可以鼓励食品生产厂家生产创新的、真正的健康产品。

营养标签上的营养成分表是标有食品营养成分名称、含量和占营养素参考数值(NRV)的百分比的表格。表格中可以标示的营养成分包括能量、营养素、水分和膳食纤维等。营养成分的含量标示使用每 100 g、100 mL 食品或每份食用量作为单位，营养成分的含量用具体数值表示，同时标示该营养成分含量占营养素参考值(NRV)的百分比。营养素参考值(NRV)是食品营养标签上比较食品营养成分含量多少的参考标准，是消费者选择食品时的一种营养参照尺度。营养素参考值是依据我国居民膳食营养素推荐摄入量(RNI)和适宜摄入量(AI)制定的。中国 NRV 参考值见表 3.1。

**表 3.1　中国 NRV 参考值**

| 营养成分 | NRV | 营养成分 | NRV |
|---|---|---|---|
| 能量 | 8 400 kJ | 泛酸 | 5 mg |
| 蛋白质 | 60 g | 生物素 | 30 μg |
| 脂肪 | <60 g | 胆碱 | 450 mg |
| 饱和脂肪酸 | <20 g | 钙 | 800 mg |
| 胆固醇 | <300 mg | 磷 | 700 mg |
| 碳水化合物 | 300 g | 钾 | 2 000 mg |
| 膳食纤维 | 25 g | 钠 | 2 000 mg |
| 维生素 A | 800 μgRE | 镁 | 300 mg |
| 维生素 D | 5 μg | 铁 | 15 mg |
| 维生素 E | 14 mg a-TE | 锌 | 15 mg |
| 维生素 K | 80 μg | 碘 | 150 μg |
| 维生素 $B_1$ | 1.4 mg | 硒 | 50 μg |
| 维生素 $B_2$ | 1.4 mg | 铜 | 1.5 mg |
| 维生素 $B_6$ | 1.4 mg | 氟 | 1 mg |
| 维生素 $B_{12}$ | 2.4 μg | 铬 | 50 μg |
| 维生素 C | 100 mg | 锰 | 3 mg |
| 烟酸 | 14 mg | 钼 | 40 μg |
| 叶酸 | 400 μgDFE | | |

8 400 kJ 能量相当于 2 000 kcal。蛋白质、脂肪、碳水化合物供能分别占总能量的 13%、27% 与 60%。

举例，某牛奶中蛋白质含量为 2 g/100 mL，饮用该食品 300 mL 补充了人体一天应摄入蛋白质的百分之多少呢？

本次摄入该食品补充一天人体所需蛋白质的百分含量为 $2\times3/60=10\%$。

通过这种计算，消费者可以了解食物摄入后为我们补充相应营养素的充足与否，同时，消费者亦可利用营养成分表中营养成分含量值和 NRV% 来比较不同食物中某种营养成分的含量高低。此外，消费者还可通过营养标签中的营养声称了解食物中能量或某营养成分的含量水平如高钙、低脂等，以及与自己熟知同类食品的营养成分含量或能量值比较。

**（五）饮料的种类与其特点**

1）饮用矿泉水：含有一定量的矿物盐、微量元素或二氧化碳气体。

2）饮用纯净水：以符合生活饮用水卫生标准的水为水源，采用蒸馏法、电渗析法、离子交换法、反渗透法及其他适当的加工方法，去除水中的矿物质、有机成分、有害物质及微生物等加工制成的水。

3)茶饮料(品)类:用水浸泡茶叶,经抽提、过滤、澄清等工艺制成的茶汤或在茶汤中加入水、糖液、酸叶剂、食用香精、果汁或植(谷)物抽提液等调制加工而成的制品。

4)碳酸饮料:在一定条件下充入二氧化碳气的制品。不包括由发酵法自身产生的二氧化碳气的饮料。

5)特殊用途饮料(品)类:即我们俗称的特殊用途饮料(品)类通过调整饮料中天然营养素的成分和含量比例,以适应某些特殊人群营养需要的制品。包括运动饮料、营养素饮料和其他特殊用途饮料三大类。

6)果蔬汁:它是用新鲜或冷藏蔬菜(包括可食的根、茎、叶、花、果实,食用菌,食用藻类及蕨类)等为原料,经加工制成的制品。

### (六)食品选购应注意的卫生问题(见表3.2)

表3.2 食品选购注意的卫生问题

| 食品种类 | 卫生问题 | 处理措施 |
| --- | --- | --- |
| 粮谷类和豆类 | 发霉、生虫 | 不选发霉生虫的粮、豆,或去霉去虫 |
| 蔬菜、水果 | 凋萎、叶片变黄、长霉、软化、腐臭和变色等腐烂变质;肠道致病菌及寄生虫卵污染 | (1)选择新鲜的蔬菜、水果<br>(2)食用前弃除整棵(个)腐坏部分,彻底洗净和消毒,特别是生食的蔬菜和水果 |
| 肉类 | 蛋白质腐败、寄生虫 | 选择经过检疫的、新鲜合格的肉类食品 |
| 鱼类 | 蛋白质腐败 | 不吃不新鲜的鱼,观察肠、头部分 |
| 油脂 | 脂肪酸败 | 选择没有哈喇味的、清凉透明的植物油 |
| 包装食品 | (1)腐败变质<br>(2)已超过保质期<br>(3)掺杂使假 | (1)注意选择标志清楚的食品,产品的外包装上要有产品的名称、生产企业的名称、厂址、注册商标、产品规格等<br>(2)注意食品的生产日期、生产批号及保存(质)期,不要选择超过保质期的食品<br>(3)进行食品质量的感官检查,如包装是否完整,包装是否变形、锈蚀、膨胀等<br>(4)如可透过包装材料看到食品的内容物,要观察食品是否有发霉、浑浊、生虫、沉淀等现象<br>(5)包装食品开封后,在食用前要对食品颜色、气味、质地等进行检查,发现异常不要食用 |

## 二、烹饪营养的指导

### (一)食物中营养素在生、熟食用时的比较(见表3.3)

表3.3 食物中营养素在生、熟食用时的比较

| 分 类 | 生 食 | 熟 食 |
| --- | --- | --- |
| 维生素 | 几乎没被破坏 | 主要破坏水溶性维生素,脂溶性维生素在高温环境下被破坏 |

续表

| 分 类 | 生 食 | 熟 食 |
|---|---|---|
| 微量元素 | 几乎完全保留 | 加热会导致损失 |
| 酶 | 有生命的酶 | 受热被破坏 |
| 蛋白质 | 摄取适量未被变性的蛋白质 | 蛋白质变性 |
| 脂肪 | 摄取新鲜的植物性脂肪 | 脂肪氧化 |
| 叶绿素 | 几乎没被破坏 | 烹饪和加热时被破坏 |
| 胚芽 | 维持原状 | 加工过程中被破坏 |
| 纤维素 | 维持原状 | 加工过程中被破坏 |
| 植物性生理活性营养素 | 维持原状 | 加工过程中被破坏 |

**（二）烹调过程中的食品成分变化**

食物的烹调方法是各式各样的，成分的变化是多种多样的（化学变化和物理变化），而成分的损失程度也不相同。

1）烧、盐渍时水分损失大。

2）脂肪在加热时部分流出。

3）蛋白质在受热时一般损失较少。

4）在蒸煮食品时，可溶性成分（盐类、糖类、维生素等）、呈味成分等的一部分转移到煮汁中。首先是合理洗涤烹饪原料。烹饪原料中所含的水溶性维生素容易随水流失，在洗涤过程中，要掌握好洗涤的程序和次数，如蔬菜应先洗后切。

5）对过油的原料尽可能上浆或挂糊，避免原料直接与高温油接触。

6）在炒制含水分较高的蔬菜时，会使水溶性维生素随细胞液流入菜汤中，可通过勾芡的方法把汤汁变浓，使菜汤中的营养物质靠浓汤汁的吸附作用粘在菜肴上，以尽量防止营养素的损失。

其次，应采取适当的加热方法。食物原料中营养素的受损程度与加温时间及受热温度呈正相关，故在烹饪含维生素较多的食物原料时，应尽可能采用炒、溜、拌等烹调方法，火候要掌握恰当，少用烧、炖等方法，以减少维生素的损失。

有些调料在烹调过程中会对原料产生影响像煮稀饭时加碱，就是不可取的。制作油条、油饼加碱或经高温，可使维生素 $B_2$ 被破坏 50% 左右，维生素 $B_1$ 损失殆尽。

**（三）各类食物的烹饪注意事项**

1. 面食的加工与烹饪

面粉常用的加工方法有蒸、煮、炸、烙、烤等，随制作方法不同，其营养素损失程度也不同。一般蒸馒头、包子、烙饼时营养素损失较少；煮面条、饺子等大量的营养素如维生素 $B_1$（可损失 49%）、维生素 $B_2$（可损失 57%）、尼克酸（可损失 22%）会随面汤流失。所以，煮面条、饺子的汤要尽量喝了。炸制的面食如油饼等可使一些维生素几乎全部被破坏，所以要少吃。

2. 米类的烹调

米类加工前的淘洗就可损失较多营养素，根据实验，大米经一般淘洗维生素 $B_1$ 的损失率可达 40% ~60%，维生素 $B_2$ 和尼克酸可损失 23% ~25%。洗的次数越多，水温越高，浸泡时间越长，营养素的损失越多。所以，淘米时要根据米的清洁程度适当洗，不要用流水冲洗，不要用热水烫，更不要用力搓。

米类以蒸煮比较好，吃捞饭丢弃米汤的方法营养素损失最多，除维生素 $B_1$、维生素 $B_2$ 和尼克酸可损失 50%、67%、76%外，还可失掉部分矿物质。

3. 肉类和鱼类的烹调

红烧或清炖维生素损失最多，但可使水溶性维生素和矿物质溶于汤内。蒸或煮对糖类和蛋白质起部分水解作用，也可使水溶性维生素及矿物质溶于水中，因此，在食用以上方法烹调的肉类或鱼类食物时，要连汁带汤一起吃掉。炒肉及其他动物性食物营养素损失较少，炸食会严重损失维生素，但若在食品表面扑面糊，避免与油直接接触，则可以减少维生素的损失。

4. 鸡蛋的烹调

蒸、煮和炒营养素损失少，炸鸡蛋维生素损失较多。

5. 蔬菜的烹调

蔬菜是我国人民膳食中维生素 C、胡萝卜素和矿物质的主要来源。浸泡可使维生素 B 族和维生素 C 族损失，在切菜过程中也可损失部分维生素 C。所以洗菜时要用流水冲洗，不可在中浸泡，要先洗后切，不要切的太碎，吃菜时要连汤一起吃；做汤或焯菜时要等水开了再把菜放入，且不要过分地挤去水分；蔬菜要现做现吃，切忌反复加热。

## 三、家庭食物中毒及其预防

### （一）食品存在的卫生隐患

1. 生物性污染

1）微生物污染：如细菌及细菌毒素的污染，毒菌及霉菌毒素的污染。

2）寄生虫及虫卵的污染：如蛔虫、绦虫、旋毛虫等。

3）昆虫污染：如粮食中的甲虫类、蛾类、螨类等；肉、鱼、酱、咸菜中的蛆、蝇等；某些干果、糖果中的害虫等。

2. 化学性污染

1）金属与非金属：汞、铜、铅、砷、氟、非金属元素。

2）有机物：氰化物、有机磷、有机氯。

3）无机物：亚硝酸盐、亚硝胺类。

3. 物理性污染

放射性污染；杂质混杂。

### （二）常见的肠道微生物

1. 沙门氏菌食物中毒

沙门氏菌是一属革兰氏阴性短杆菌，目前已发现 1 700 余种，国内发现至少 133 个菌型，除伤寒、副伤寒外，最常见的是鼠伤寒、猪霍乱、鸭等沙门氏菌。

在外环境中的抵抗力强，在污染的水或土壤中，能生活数日至数月，在咸肉（含食盐

8% ~10%）中能生存5个月，在蛋类中能存活20 ~30天。对热较敏感，60 ℃10 ~20 min死亡，煮沸立即死亡。沙门氏菌在各种食品，特别是动物性食品中，在适当温度（18 ~37 ℃）下能大量繁殖。

2. 副溶血性弧菌食物中毒

副溶血性弧菌食物中毒，也称嗜盐菌食物中毒，世界性分布。

本菌是一组革兰氏阴性杆菌，能在含盐较浓的培养基中生长，生长最适宜的盐浓度为2% ~4%。

副溶血性弧菌在自来水中一天内死亡，在河水、塘水、井水内存活时间一般不超过2天，在海水中大部分可存活47天。

本菌对热很敏感，56 ℃经50 min死亡。-20 ℃经11周尚能继续存活。对醋酸、酒精与常用化学消毒剂很敏感。

3. 葡萄球菌食物中毒

引起食物中毒的主要是金黄色葡萄球菌。细菌污染食物后，室温下可以大量繁殖，并产生肠毒素。

患乳腺炎的牛（羊）也可在挤奶过程中污染牛（羊）奶。食物污染后，在30 ℃左右经4 ~5 h或18 ~22 ℃经12 ~20 h，葡萄球菌即可在其中繁殖并产生足以致病量的肠毒素。

肠毒素虽经煮沸30 min亦不能完全破坏。因此，一般的烹调加热不能消除其毒害作用。

4. 变形杆菌

中毒食品主要以动物性食品为主，其次为豆制品和凉拌菜，发病季节多在夏、秋，中毒原因为被污染食品在食用前未彻底加热，变形杆菌食物中毒是我国常见的食物中毒之一。

变形杆菌一般不致病。夏、秋季节温度高，变形杆菌在被污染的食品中大量繁殖，如食用前未彻底加热，其产生的毒素可引起中毒。

**（三）不同细菌引起的中毒其呕吐、腹痛程度不同，大便性状不同**

1）沙门氏菌：大便为水样、恶臭，有时含有黏液血便。

2）副溶血性弧菌：腹痛较明显，具有血水样便。

3）金黄色葡萄球菌：呕吐较明显，呕吐物含胆汁，有时带血和黏液。

4）变形杆菌引起者还可发生颜面潮红、头痛、荨麻疹等过敏症状。

**（四）霉菌毒素与霉变食品中毒**

霉菌是一部分真菌的俗称，区别于我们熟知的食用真菌，霉菌的菌丝体比较发达而没有较大的子实体，一般通过孢子繁殖，广泛存在于周围的自然环境中。目前已知霉菌约500种，其中大部分有益于人类，如在发酵食品中广泛应用的菌种。大约有1/10的霉菌可产生有害的霉菌毒素。

## 四、食品污染和腐败变质及其预防

**（一）常用农药的残留及毒性**

残留农药进入人体的途径，如图3.1所示。

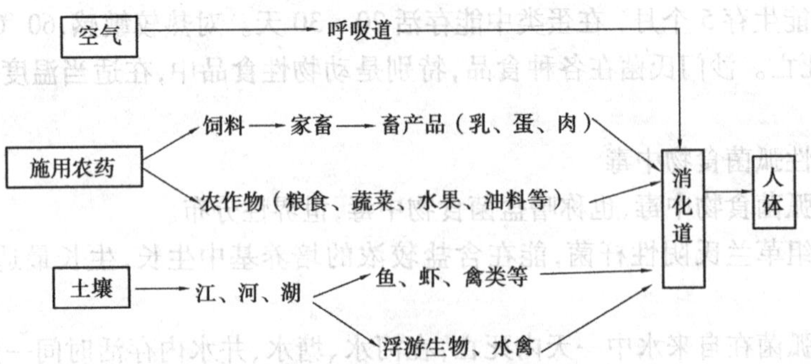


**图 3.1 残留农药进入人体的途径**

1. 有机磷农药

我国使用量最大(敌敌畏、乐果、敌百虫、马拉硫磷等杀虫剂)。

有机磷农药属于脂溶性(fat resolvabale);有不稳定性(instability),易分解。

主要表现为急性毒性。随品种的不同差别较大,对人的毒性属神经毒,其作用机理主要是抑制胆碱酯酶的活性,引起胆碱能神经功能紊乱,可出现一系列神经毒性表现(出汗、震颤、共济失调、精神失常、语言失常等)。

2. 有机氯农药

动物体内蓄积在脂肪及含脂肪多的组织, 属中等毒性。

发现工业品六六六主要损害动物肝、肾,而且其损害程度与剂量呈效应关系。人群调查,通过测耳垢(耳耵聍)中六六六、DDT 含量,证明其含量与人体脂肪呈正相关。乳汁中含量与摄入量呈正相关。也通过胎盘进入胎儿体内,对染色体也有影响。高剂量 DDT 对男性生殖功能有损害。六六六的蓄积量与男性肝癌、肠癌、肺癌及女性直肠癌发病相关,并有统计学意义。在慢性危害中,有白细胞减少症等。

**(二)食品储藏和加工过程对农药残留量的影响**

1. 储藏(storage)

可能缓慢降低,但也有部分农药渗透至食品内部,如谷、蔬、果等。不同的农药、不同的食物、不同的储藏温度农药残留量的降低程度不同。

2. 加工(process)

不同工艺可有不同程度的降低:①洗涤(wash);②去壳(get rid of hull);③水果(带皮、去皮);④粉碎(crush)、混合(mix)、搅拌(whisk);⑤精制(refine)(油脂精炼、粮谷精加工等);⑥发酵 (zymosis);⑦烹调(cook);⑧罐装(tin)等。

**(三)食品容器包装袋材料的食品卫生**

食品在生产加工、储存、运输、销售过程中,可能接触各种容器具及包装材料、设备等。在接触过程中很可能将一些有害物质转移至食品中,造成对食品的污染,危害人体健康。因此,注意食品容器、包装材料及设备的卫生质量,防止有害物质进入食品,对保障人民健康是十分重要的问题。

我国传统使用的包装材料和容器种类很多,各有其卫生问题,但现在使用最多而且较为普遍的是塑料。

1. 聚乙烯(polyethylene)

优点:化学性质稳定,耐腐蚀、不透明、吸水率很小,有一定的伸缩性和抗冲击性,耐寒、易封口、耐酸、生物活性小,一般无毒或低毒,一般不使用增塑剂和稳定剂。所以,从食品卫生角度认为它是最安全的塑料,主要制成塑料桶等成型品和塑料食品袋、塑料膜。

缺点:有低聚体,易溶于油脂,使食品带蜡味,影响食品感官性状,所以这种塑料不宜用来盛油脂;使用温度不超过 100 ℃,不便高温消毒,时间久了易变色,所以印字和花较难辨认。

1)刚出锅的食物(油条、包子、油饼等)易露底,更不能蒸煮。

2)由于透气性能好,故不宜用来长时间包装香料、花椒、茶叶及奶粉等(吸潮)。

3)对高油脂类食品或肉类会发生“走油”现象。

4)回收再生制品不宜作食具或食品容具等。

2. 聚丙烯(polypropylene)

优点:

1)具有耐热性(100 ℃以上),熔点 165 ~ 167 ℃。

2)能高温消毒(high temperature antisepsis )。

3)耐溶剂性(耐油脂 impregnate-resistant )。

4)透明度好(well diaphaneity)。

5)耐一般酸碱(acid-resistant and alkali-resistant)。

6)耐受曲折(flexure-resistant)。

7)透气性小(low ventilation)。

聚丙烯广泛应用于食品包装,主要为成型品。

缺点:

1)耐低温差,易老化,所以要添加抗氧化剂、抗老化剂,要求添加剂稳定无毒;

2)长期储存油类和油脂会发生溶胀和软化。

3)与铜制品接触会发生断裂而老化。

应用聚丙烯时应注意:

①有可能加入大量颜料,对颜料的限制主要是要求用溶剂强力涂擦不应褪色。

②回收制品严禁用于盛装食品。

这两种塑料组成中 C∶H 为1∶2,燃烧时不冒烟,而且比重小(15% NaCl 溶液上浮),以此与其他相鉴别。

3. 聚苯乙烯(polystyrene,PS)

优点:耐化学腐蚀性、无色透明、易着色、美观,成型品加工在 80 ℃以下,对酸稳定、耐寒性好。

缺点:较脆、无弹性、易破坏,常温下对油脂不稳定,故不能长期储油,不耐热,75 ~ 80 ℃变形。

主要加工成透明盒小餐具或食品包装袋用覆盖薄膜,低发泡的薄膜聚苯乙烯纸,一次性餐具。储存某些食物可产生异味,如牛奶、肉汁、糖液、酱等,存放发酵奶饮料后可有极少量苯乙烯转入饮料,其转入量的多少与储温、时间有关。苯乙烯单体有毒,有人认为在食品中的安全浓度为不大于 62 mg/kg,FDA 规定小于 1%,英、荷等规定小于 0.5%。

4. 聚氯乙烯(polyvinyl chloride,PVC)

氯乙烯的多聚体,是产量最大的塑料,规格多种,因分子中有氯,故有其特征。

特点:

1)高温下易分解出 HCl,故必须加稳定剂以防热分解。

2)比重大,较前几种大,可用比重法相区别。

3)氯亲电子性,使其相容性广泛,可加入多种添加剂。

卫生问题:

①聚合体本身是无毒的,主要是氯乙烯单体和添加剂的毒性问题。氯乙烯单体对人具有致癌性和致畸性。

②还有热产物的毒性。

③这种塑料不能用来直接接触食品,适做雨衣、床单、凉鞋、提包、管道、盛装液体用瓶。

5. 复合塑料薄膜(complex plastic film)

工业上是用聚乙烯和偏聚二氯乙烯塑料薄膜相结合制成的一种复合塑料薄膜,可克服某些塑料的不足,如可以避免聚乙烯透气性大及偏聚二氯乙烯难以封口的特点,可用来包装奶粉、茶叶、糖、油脂、糕点及酒精性饮料等食品较为理想,具有耐水、透明、美观、易封口等优点。同时具有纸的印刷性好的优点,所以,食品商店广泛使用。但需注意的是偏聚二氯乙烯单体含量应小于 1 mg/kg。

**(四)食品腐败**

食品腐败变质是以食品本身的组成和性质为基础,在环境因素的影响下主要由微生物作用所引起,是微生物、环境因素、食品本身三者互为条件、相互影响、综合作用的结果。

富含蛋白质的食品在微生物的作用下,首先分解为肽,再分解为氨基酸,进一步分解成有机胺、硫化氢、硫醇、吲哚、粪臭素和醛等物质,胺类是碱性含氮化合物,是鉴定肉、鱼新鲜度的指标之一(需氧的芽孢杆菌、假单孢菌、变形杆菌、微球菌、霉菌)。

脂肪的变质主要是酸败 ,随之产生具有特殊刺激气味的酮和醛等酸败产物,即哈喇味(产碱杆菌)。

碳水化合物分解通常称为酸发酵(芽孢杆菌、梭状芽孢杆菌、霉菌、酵母)。

**(五)家庭防止食物腐败中毒的措施**

1)餐具、厨具每天消毒。

2)厨房干燥通风。

3)生熟分开。

4)科学烹调。

5)不食用可能造成食物中毒和有安全隐患的食物。

6)污染区和清洁区分开。

7)不剩饭菜。

8)厨房环境清洁。

9)家庭厨师养成良好的个人卫生习惯。

# 第二节　平衡膳食咨询与营养教育

## 一、平衡膳食测评

**（一）学习目标**

1）掌握合理营养和平衡膳食的基本概念和应用。

2）掌握应用膳食宝塔和指南评估膳食的方法；了解个体膳食结构的特点及存在的问题。

**（二）知识点**

1. 食品分类

（1）根据食品的来源和性质可分类

1）动物性食品：畜禽肉类、奶类、蛋类、水产品等。

2）植物性食品：谷类、豆类、硬果类、蔬菜类、水果类等。

3）加工食品：以动物性和/或植物性食品原料加工制成的各种食品，如油脂、糖、罐头、糕点食品的分类（代谢产物的酸碱特性），食物的成酸、成碱作用是指摄入的食物经过消化、吸收、代谢后变成酸性或碱性的代谢物，以此将食物分为酸性食品和碱性食品。

（2）根据食品的代谢产物的酸碱特性分类

食物的成酸、成碱作用是指摄入的食物经过消化、吸收、代谢后变成酸性或碱性的代谢物，以此将食物分为酸性食品和碱性食品（不是食物本身的酸碱性质）。

1）酸性食品：通常含有较丰富的蛋白质、脂肪和糖类。它们含成酸元素（Cl、S、P）较多，如肉、蛋、鱼等动物性食品，以及谷类食品等。

2）碱性食品：是指含钾、钠、钙、镁较多的食物。如蔬菜、水果和乳类等。

2. 合理营养（Rational Diet）

将不同种类的食物合理搭配食用，以满足机体对各种营养素的需求（种类、数量及比例），称合理营养（也称为平衡膳食）。“没有不好的食物，只有不合理的膳食，关键在于平衡”，平衡膳食关键在于“平衡”观念。

平衡膳食包括两层意思：第一是，膳食中能量和各种营养素种类和数量上全面达到DRIs；第二是，各种营养素之间比例合适，建立起一种生理上的平衡。如：产热营养素能量来源比；维生素 $B_1$、$B_2$ 和 PP 摄入量之间的平衡；饱和、单不饱和、多不饱和脂肪酸之间的平衡；钙磷平衡，等等。

3. 膳食指南

膳食指南是根据营养学原则，结合国情制定的，是教育人民群众采用平衡膳食，以摄取合理营养、促进健康的指导性意见。其核心是提倡平衡膳食和合理营养，以达到促进健康的目的，也就是在现代生活中提倡均衡营养的概念。

（1）中国居民膳食指南的主要内容（2007 版）

1）食物多样，谷类为主，粗细搭配。

2）多吃蔬菜水果和薯类。

3)每天吃奶类、大豆或其制品。

4)常吃适量鱼、禽、蛋、瘦肉。

5)减少烹调油用量,吃清淡少盐膳食。食盐、酱油、味精、酱和酱菜、腌制食品等都含有盐。20 mL 酱油含盐 3 g,10 g 黄酱含盐 1.5 g。

6)食不过量,天天运动,保持健康体重。

7)三餐分配要合理,零食要适当。提倡早好(30%)、中饱(40%)、晚少(30%)。科学的早餐:谷类 + 蔬菜水果 + 畜禽肉 + 奶及制品。

8)每天足量饮水,合理选择饮料。

9)如饮酒应限量。建议:成年男性一天饮酒的酒精量不超过 25 g(相当于啤酒 750 mL,或葡萄酒 250 mL,或 38 ℃白酒 75 g);女性不超过 15 g,(相当于啤酒 450 mL,或葡萄酒 150 mL,或 38 ℃白酒 50 g),儿童、孕妇忌酒。

10)吃新鲜卫生的食物

重庆市提出的“一把蔬菜一把豆,一个鸡蛋加点肉,五谷杂粮要吃够”的口号,就很好地体现了膳食平衡的思想。

(2)重庆市居民膳食营养指南(2010)

1)食物多样,谷类为主。

2)常吃粗粮杂粮和薯类。

3)多吃蔬菜水果和菌菇类。

4)每天吃蛋、奶和大豆或其他制品。

5)适量消费畜、禽和鱼虾类,少吃肥肉和内脏。

6)合理烹饪,减少油脂、烟熏和辛辣食品摄入。

7)饮食运动两平衡,维持健康体重。

8)每天足量饮水,科学选择饮料。

9)三餐分配要合理,零食要适当。

10)食物要新鲜卫生。

4. 平衡膳食宝塔的主要内容及应用注意事项

(1)平衡膳食宝塔的主要内容

平衡膳食宝塔的主要内容概述见表 3.4。

**表 3.4 平衡膳食宝塔分层及各层主要内容**

| 平衡膳食宝塔 | 推荐摄入量(生重) | 备 注 |
|---|---|---|
| 第五层(塔尖):油脂和盐 | 油脂≤25 g<br>盐<6 g | 应该以植物油为主 |
| 第四层:奶类和豆类 | 奶:100 g<br>豆:50 g | 奶类应首选补钙食物;50 g 豆制品相当于 40 g 大豆或 80 g 豆腐干 |
| 第三层:鱼虾、禽肉、蛋 | 鱼虾:50 g<br>畜禽肉:50 ~ 100 g<br>蛋:25 ~ 50 g | 有条件可以多吃一些鱼、虾及其他水产品;蛋类一般;每天不超过 1 个为好 |
| 第二层:蔬菜和水果类 | 蔬菜:400 ~ 500 g<br>水果:100 ~ 200 g | 应多选用深色蔬菜和水果 |
| 第一层(塔底):谷类 | 300 ~ 500 g | 建议多吃全谷类食物、粗粮、杂粮 |

(2)平衡膳食宝塔应用注意事项

1)宝塔建议的各类食物的摄入量一般是指食物的生重,熟食类应折合成生重来计算。各类食物的组成是根据全国营养调查中居民膳食的实际情况计算的,所以每一类食物的重量不是指某一种具体食物的重量。如谷类是面粉、大米、玉米粉、小麦、高粱等的总和。

2)宝塔建议的每人每日各类食物适宜摄入量范围适用于一般健康成人,应用时应根据个人情况适当调整。同时宝塔建议的是一个平均值和比例,日常生活无需每天都样样照着"宝塔"推荐量吃,但要经常遵循宝塔各层各类食物的大体比例。例如:要求吃鱼每天50~100 g,可改为每周2~3次,每次150~200 g。

3)宝塔包含的每一类食物中都有许多的品种,虽然每种食物都与另一种不完全相同,但同一类中各种食物所含营养成分往往大体上近似,在膳食中可以互相替换。"以粮换粮、以豆换豆、以肉换肉"

4)我国幅员辽阔,各地的饮食习惯及物产不尽相同,只有因地制宜充分利用当地资源才能有效地应用平衡膳食宝塔。

5)膳食对健康的影响是长期的结果。应用平衡膳食宝塔需要自幼养成习惯,并坚持不懈,才能充分体现其对健康的重大促进作用。

(3)平衡膳食宝塔的应用原则

1)确定你自己的食物需要。

2)同类互换,调配丰富多彩的膳食。

3)要合理分配三餐食量。

4)要因地制宜充分利用当地资源。

5)要养成习惯,长期坚持。

5. 膳食结构

膳食结构是指膳食中各类食物的数量及其在膳食中所占的比重。主要膳食结构特点见表3.5。

**表3.5　四种膳食结构的特点和存在的问题**

| 膳食结构 | 特　点 | 存在问题 |
|---|---|---|
| 动植物食物平衡<br>(如日本) | 动植物食物比例适当<br>膳食能量能满足需要<br>宏量营养素供能比合理 | 目前这种膳食结构已受到西方膳食模式的影响 |
| 植物性食物为主<br>(多数发展中国家) | 谷类食物多,动物食物少<br>膳食能量基本满足需要<br>膳食纤维充足,动物脂肪低 | 钙、铁、维生素A不足,易发生营养缺乏病 |
| 动物性食物为主<br>(欧美大多数国家) | 动物食物多,植物食物少<br>高脂、高能量、高蛋白、低纤维 | 能量过剩,营养过剩易发生慢性病 |
| 地中海膳食结构<br>(意大利、希腊、法国、西班牙、葡萄牙等地中海沿岸国家) | 富含植物性食物;食物加工程度低;橄榄油为主要食用油;每餐后吃新鲜水果;每天适量的奶制品;每周食用适量鱼、禽;每月适量红肉;习惯饮用葡萄酒;低饱和脂肪、高碳水化物、蔬菜和水果充足 | 虽然是一种值得推崇的膳食结构,但普通家庭一般不容易做到 |

### (三)膳食构成的测定和评估

1. 工作准备

膳食调查表、食物成分表、计算器等

2. 工作程序(模拟门诊咨询的方式)

1)确定每日能量需要量:根据来访者的年龄、性别、身高、体重、劳动强度,以及工作性质等确定其每天能量的需要量。

2)确定每天食物种类和比例(见表3.6)。

表3.6 平衡膳食宝塔建议不同能量膳食的各类食物参考摄入量/($g \cdot 日^{-1}$)

| 食 物 | 低能量<br>1 800 kcal | 中等能量<br>2 400 kcal | 高能量<br>2 800 kcal |
|---|---|---|---|
| 谷类 | 300 | 400 | 500 |
| 蔬菜 | 400 | 450 | 500 |
| 水果 | 100 | 150 | 200 |
| 肉、禽 | 50 | 75 | 100 |
| 蛋类 | 25 | 40 | 50 |
| 鱼虾 | 50 | 50 | 50 |
| 豆类及其制品 | 50 | 50 | 50 |
| 奶类及其制品 | 100 | 100 | 100 |
| 油脂 | 25 | 25 | 25 |

3)调查各类食物的摄入量(一般采用食物频数法:①询问3~7 d的摄入情况;②标明是工作日还是周末;③记录的量是吃掉的量)。

4)整理分析膳食调查表。将记录连续3~7 d的膳食摄入情况归纳入膳食结构调查分析表。

5)估算平均每日每类食物的摄入量。

6)评估膳食结构(与平衡膳食宝塔推荐的量进行比较)。

7)根据分析结果,给出改进建议。

摄入的哪些食物符合平衡膳食食物组推荐的量:________。

摄入的哪些食物小于平衡膳食食物组推荐的量:________。

摄入的哪些食物多于平衡膳食食物组推荐的量:________。

植物性食物为主应如何?

动物性食物为主应如何?

动植物食物均衡应如何?

## 二、膳食纤维摄入量的评估

### (一)学习目标

1)掌握膳食纤维的定义,并了解食物的含量。

2)了解我国膳食纤维摄入量估计数值。

3)能推算膳食纤维的摄入量充足与否并给出合理建议。

**(二)知识点**

1. 膳食纤维概念与分类

膳食纤维是指不被人体肠道内消化酶消化吸收,但能被大肠内的某些微生物部分酵解和利用的,一类非淀粉多糖类物质及木质素组成。膳食纤维的主要成分是非淀粉多糖,包括纤维素、半纤维素、果胶及树胶,还包括非碳水化合物成分的木质素(见表3.7)。

**表3.7　膳食纤维的种类、食物来源和主要功能**

| 种　类 | 主要食物来源 | 主要功能 |
|---|---|---|
| 不溶性纤维 | | |
| 木质素 | 所有植物 | 正在研究之中 |
| 纤维素 | 所有植物(如小麦制品) | 增加粪便体积 |
| 半纤维素 | 小麦、黑麦、大米、蔬菜 | 促进胃肠蠕动 |
| 可溶性纤维 | | |
| 果胶<br>树胶 | 柑橘类、燕麦制品、木耳、菇类、魔芋和豆类等 | 延缓胃排空时间、减缓葡萄糖吸收、降低血胆固醇 |

2. 膳食纤维的主要生理功能

1)改善大肠功能,防止便秘。

2)降低大肠癌的发病。

3)降低血浆胆固醇,防止心血管疾病。

4)改善血糖生成反应,预防糖尿病。

5)控制体重。

3. 中国居民膳食营养素参考摄入量

推荐每日膳食纤维适宜摄入量为30 g。

4. 增加膳食纤维的途径

1)早餐多吃高膳食纤维食物。

2)多吃全谷类食物。

3)食品多样化。

4)水果蔬菜连皮连籽吃。

5)多吃整个水果,少喝果汁。

6)按照食品标签提示,选择高膳食纤维食品。

**(三)膳食纤维摄入量评估**

1. 工作准备

膳食纤维调查评估表见表3.8。

2. 工作程序

1)询问膳食情况。

2)估测膳食纤维摄入水平。

膳食纤维摄入量水平评价标准:①按照平衡膳食宝塔推荐的食物量(蔬菜 500 g、水果 200 g、豆类 50 g、谷类 300 g)判断;②计算摄入频率高的主要食物及其膳食纤维的平均含量,小于 22 g 即为摄入不足。

3)建议见表 3.8。

表 3.8 膳食纤维摄入量调查评估表

| 食物类别 | 常吃种类 | 最常吃 | 平均次/周 | 摄入量/周 | 估计膳食纤维摄入量 |
|---|---|---|---|---|---|
| 谷薯类 | | | | | |
| 蔬菜 | | | | | |
| 水果 | | | | | |
| 豆类 | | | | | |
| 坚果 | | | | | |
| 补充食品 | | | | | |
| 其他 | | | | | |
| 总计 | | | | | |
| 评价 | | | | | |

## 三、健康生活方式测评

### (一)学习目标

掌握不健康生活的方式以及范围;了解健康生活方式的准确信息并给出评价和建议。

### (二)知识点

1. 什么是健康

健康是一种在身体上、精神上的完满状态,以及良好的适应能力,而不是仅仅没有疾病和衰弱的状态。

对人健康影响的因素:15% 取决于遗传, 10% 取决于社会条件,8% 取决于医疗条件,7% 取决于自然环境, 60% 取决于个人生活方式。

2. 什么是生活方式

指长期受到一定社会文化、经济、风俗、家庭影响而形成的一系列的生活习惯、生活制度和生活意识。

生活方式是一个内容相当广泛的概念,它包括人们的衣、食、住、行、劳动工作、休息娱乐、社会交往、待人接物等物质生活和精神生活的价值观、道德观、审美观等。

3. 不良生活方式

1)膳食结构不合理,不良饮食习惯。

2)缺乏运动或运动不足。

3)吸烟。

4)过量饮酒、酗酒。

5)心理失衡、焦虑、紧张、压抑等。

6)生活无规律、睡眠不足。

7)有病不求医,乱吃补药,滥用保健品。

(三)**健康生活方式的测定和评估**。

1. 工作准备

调查问卷。

2. 工作程序

1)选择或设计调查问卷:问卷内容应该包括营养、运动、烟草使用情况、酒精和药物、压力处理、安全、疾病的预防等。

2)询问和填写调查问卷:受试者填表时,应该给出一定的时间,但不要受试者长时间考虑选择哪个更好。

3)整理、分析调查问卷。

4)评估。

5)给出合理化的建议。

## 四、体力活动水平测评

1)身体活动水平调查和评估需要准备:身体活动日记记录卷、记步器等。

2)工作程序:①选择调查方法;②填表;③收集和核准;④判断;⑤统计7天活动量和时间;⑥计算每天身体活动水平;⑦分析活动频率、时间和强度;⑧身体活动水平评估。

## 五、体重控制的营养教育

**(一)学习目标**

掌握体质指数的测评;利用现场条件,具体形式,学会现场引导和沟通技巧。

**(二)知识点**

1. 肥胖标准

男性体脂肪 >25%;女性体脂肪 >30%。肥胖的关键在于体脂肪的存积,而非单纯的体重多寡。

2. 什么是肥胖

肥胖是指人体脂肪的过量储存,表现为脂肪细胞增多和(或)细胞体积增大,即全身脂肪组织块增大,与其他组织失去正常比例的一种状态。常表现为体重增加,超过了相应身高所确定的标准体重。

3. 如何诊断肥胖

人体测量法:标准体重法、皮褶厚度法、体质指数法。

(1)标准体重法

$$\text{标准体重(kg)} = \text{身高(cm)} - 100\text{(或者 105)}$$

$$\text{肥胖度(\%)} = \text{(实际体重} - \text{标准体重)} / \text{标准体重} \times 100\%$$

判断标准：≥10%为超重；20%～29%为轻度肥胖；30%～49%中度肥胖；≥50%为重度肥胖。

(2)体质指数(body mass index,BMI)(见表3.9)

BMI的公式为：

$$BMI = 体重(kg)/[身高(m)]^2 \quad kg/m^2$$

表3.9

| | 国际卫生组织 | 亚　洲 | 中　国 |
|---|---|---|---|
| 正常体重 | 18.5～24.9 | 18.5～22.9 | 18.5～23.9 |
| 超重 | ≥25～29.9 | ≥23～24.9 | ≥24～27.9 |
| 肥胖 | ≥30 | ≥25 | ≥28 |

4. 肥胖的类型

苹果型肥胖：腹部肥胖，俗称“将军肚”，多见于男性。中心性肥胖是多种慢性病的最重要危险因素之一。

鸭梨型肥胖：肚子不大，臀部和大腿粗，脂肪主要分布在外周，所以叫外周型肥胖，多见于女性，患心血管疾病、糖尿病的风险小于苹果型肥胖。

鉴别依据：腰围与臀围比值(waist-hip ratio,WHR)：男性苹果型WHR>0.9，女性苹果型WHR>0.8。

5. 肥胖发生的原因

(1)肥胖的病因学分类

1)继发性肥胖：继发于某些疾病的肥胖。

2)遗传性肥胖：肥胖相关基因突变导致的肥胖，有家族倾向性。

3)单纯性肥胖：包括体质性肥胖和获得性肥胖，约占肥胖95%左右。

(2)单纯性肥胖发生的原因

1)遗传因素：双亲均为肥胖者，子女中有70%～80%的人表现为肥胖，双亲之一(特别是母亲)为肥胖者，子女中有60%的人较胖。研究表明遗传因素对肥胖形成的作用约占20%～40%。

2)环境和社会因素：①进食过量。动物性食品、脂肪等高能量食品摄入明显增加；不良进食行为如进食过快、暴饮暴食、吃零食、吃夜宵等；②体力活动过少。交通工具便利、家务劳动减少、看电视、上网时间过长等；③社会因素。快餐文化、聚会、精神宣泄等。

6. 肥胖的危害

(1)肥胖的现时性危害

1)体态不良，影响美观。

2)行动不便，容易发生创伤、车祸等意外事故。

3)影响体温调节，怕热、多汗，易中暑。

4)影响心肺功能，肺活量不足，易发生低氧血症。

5)身体负荷过重，诱发关节炎、下肢静脉曲张等。

6)学习工作效率低，易疲劳。

7)容易引发心理问题。

(2)肥胖的长期性危害

肥胖是多种慢性病发病的独立危险因素。

(3)儿童肥胖的危害

1)肥胖儿童血脂高。

2)肥胖儿童易患呼吸道疾病:肥胖儿童胸壁脂肪堆积,压迫胸廓扩张受限,顺应性降低,膈肌运动受限,影响肺通气功能,使呼吸道抵抗力降低,易患呼吸道疾病。

3)肥胖儿童易诱发脂肪肝。

4)肥胖儿童易患消化系统疾病。

5)肥胖儿童的免疫功能低下。

6)肥胖儿童有高胰岛素血症。

7)肥胖儿童性早熟。

8)肥胖儿童智商低。

7. 科学减肥的原则

控制饮食 + 运动 + 行为改变。

**(三)维持体重和能量的营养教育**

1. 工作准备

体重计、身高计、钢尺、计算器等。

2. 工作程序

1)准备生命数据卡。

2)体重身高测量。

3)计算体重指数。

4)游戏活动。

5)关键词联系互动。

6)主持人小结。

7)分析和画出问题树。

8)控制策略和控制树。

## 六、平衡膳食的营养教育

**(一)工作准备**

《中国居民膳食指南》、膳食宝塔挂图等。

**(二)工作程序**

1)开场。

2)讲解《中国居民膳食指南》的意义。

3)讲解和说明平衡膳食宝塔。

4)解释平衡膳食宝塔的应用。

5)参与式教育。

6)结束语。

## 七、科普文章的编写

**(一)知识点**

1)科普文章的基本要求和写作原则:科学性、思想性、艺术性。

2)科普文章的基础:博览、精摘、勤思。

3)科普题材的挖掘:从日常生活、工作实践、创新成果、疾病流行信息和规律、营养相关慢性病变化趋势、来信来访等方面挖掘题材。

4)科普文章的主题提炼:小(具体化)、尖(针对性)、新(新颖)。

5)科普文章的写作技巧:讲故事、说经典、道案例;文学修辞法;宣传技巧;信息表达形式的设计。

**(二)科普文章编写程序**

1)主题和标题的确定:新、奇、疑、趣、巧、准、变。

2)确定读者群。

3)提炼关键信息和资料。

4)确定载体和形式。

5)形成初稿。

6)试读。

7)修改。

8)上交媒体。

## [思考题]

1. 减少蔬菜烹调加工过程营养素损失的方法有哪些?
2. 简述选购食品的主要注意事项。
3. 简述健康生活方式测评的工作程序。
4. 如何通过感官判断食品是否发生腐败变质?
5. 家庭中预防食品腐败变质的主要措施有哪些?
6. 简述体重控制营养教育的工作程序。
7. 简述膳食构成测评的工作程序。
8. 简述体力活动水平测评的工作程序。

# 第四章　膳食指导与评估

本章目的和要求：掌握健康成人食谱编制基本技能基础上，熟悉编制儿童个体、幼儿园以及学校集体食谱。学会通过对食谱的营养评价并根据要求合理调整食谱，熟练掌握儿童个体一日食谱编制程序。

## 第一节　普通食谱编制

### 一、营养配餐基本概念

**（一）营养配餐的概念**

按人们身体的需要，根据食物中各种营养物质的含量，设计一天、一周或一个月的食谱，使人体摄入的蛋白质、脂肪、碳水化合物、维生素和矿物质等几大营养素比例合理，即达到平衡膳食。

**（二）营养配餐的目的和意义**

1）可以将各类人群的膳食营养素参考摄入量，具体落实到用膳者的每日膳食中，使他们能按照需要摄入足够的能量和各种营养素，同时又防止营养素或能量的过高摄入。

2）可根据群体对各种营养素的需要，结合当地食物的品种、生产季节、经济条件和厨房烹调水平，合理选择各类食物，达到平衡膳食。

3）通过编制营养食谱，可指导食堂管理人员有计划的管理食堂膳食，也有助于家庭有计划地管理家庭膳食，并且有利于成本核算。

**（三）营养配餐的理论依据**

1）中国居民膳食营养素参考摄入量（DRIs）。

2）中国居民膳食指南和平衡膳食宝塔。

3）食物成分表。

4）营养平衡理论。

①三大宏量营养素比例合适

②优质蛋白比例合适。

③脂肪酸(饱和/不饱和)比例合适。

## 二、制订食谱的基本原则

1)保证营养平衡。

①按照《中国居民膳食营养素参考摄入量》的要求,满足能量和营养素需求,特别关注特殊人群。

②各种营养素比例适宜。

③食物搭配要合理。

④膳食制度合理。

2)照顾饮食习惯。

3)考虑季节和市场供应。

4)兼顾经济条件。

## 三、食谱编制的基本方法

**(一)计算法**

依据计算得到个体能量需要,根据膳食组成,计算蛋白质、脂肪、碳水化合物的供给量,参考每日维生素和无机盐供给量,查阅食物营养成分表最终选定食物种类和数量。

**(二)食品交换法**

根据不同能量需要,按蛋白质、脂肪和碳水化合物的比例,计算出各类食物的交换份数,并按每份食物等值交换选择,再将这些食物分配到三餐中,即成食谱。

## 四、计算法制订食谱的基本步骤

**(一)确定每日能量**

1)普通健康人(群):以中国居民膳食营养素推荐摄入量(RNI)为依据。

2)特殊人(群):应用能量消耗法计算基础代谢、食物特殊动力作用、活动所需、生长发育。

3)疾病个体食谱:以疾病病理生理特点及治疗目的为依据。

**(二)确定三大营养素需要量**

举例:某人全天总能量2 300 kcal,根据蛋白质、脂肪和碳水化合物分别占总能量的15%、25%和60%,那么其需要量分别为:

蛋白质:2 300 ×15% ÷4 =87 g

脂肪:2 300 ×25% ÷9 =64 g

碳水化合物:2 300 ×60% ÷4 =345 g

**(三)确定每日食物的种类和数量**

对于特别要求的必需食物如牛奶、鸡蛋等应先确定并计算其营养素含量,然后再确定蔬菜类,再确定主食量(主食量是以,计算所需的所有碳水化合物谷类提供为假设),再确定含蛋白丰富的肉类副食,最后确定烹调用油(对于无特殊要求的普通人,蔬菜中的蛋白质、脂类和碳水化合物都可以忽略不计,所以,蔬菜类也可以最后确定)。

根据上述计算结果和参考微量营养素的推荐表,查阅常见食物成分表选定食物种类和数量。特别注意:

1)动物蛋白和豆类蛋白不低于蛋白总量的1/3。

2)多选用植物油。

3)碳水化合物主要由淀粉类主食供应。

4)注意利用食物互补作用。

**(四)确定三餐能量分配比例**

1)早餐:30%,有优质蛋白和脂肪。

2)午餐:30%~40%,保证三大生热营养素的供给量。

3)晚餐:20%~30%,多配蔬菜和容易消化及饱腹感强的食物。

4)加餐:10%,点心和水果。

**(五)计算各餐中食物的量**

对于有经验的食谱编制者,也可以直接计算全天的食物的量,再分配到各餐中。

1. 首先分别计算各餐中三大营养素的需要量

以碳水化合物为例:

早餐:$2\ 300 \times 60\% \times 30\% / 4 = 103.5$ g

午餐:$2\ 300 \times 60\% \times 40\% / 4 = 138$ g

晚餐:$2\ 300 \times 60\% \times 20\% / 4 = 69$ g

加餐:$2\ 300 \times 60\% \times 10\% / 4 = 34.5$ g

蛋白质,脂肪的量以同样的方法计算所得。

2. 以表格形式列出各餐中碳水化合物、脂肪和蛋白质的需要量(见表4.1)

**表4.1　碳水化合物、脂肪和蛋白质分配到各餐中的数量/g**

| 营养素 | 早餐 | 午餐 | 晚餐 | 加餐 |
|---|---|---|---|---|
| 碳水化合物 | 103.5 | 138 | 69 | 34.5 |
| 蛋白质 | 25.8 | 34.5 | 17.2 | 8.6 |
| 脂肪 | 19.1 | 25.6 | 12.8 | 6.4 |

3. 以午餐为例说明计算方法

1)由表4.1知,午餐中三大营养素的需要量分别是碳水化合物:138 g,蛋白质:34.5 g,脂肪:25.5 g。

2)按习惯午餐蔬菜是必需的副食,因此先将蔬菜固定(蔬菜300~500 g),本例中固定为400 g,其中空心菜250 g,青椒150 g(皆为可食部),计算400 g蔬菜中碳水化合物和蛋白质的含量(绿叶蔬菜中脂肪含量较低可忽略不计)。

①查食物成分表知:可食部100 g空心菜(重庆)中碳水化合物含量为2.3 g;蛋白质为1.7 g;因此,可计算250 g空心菜中碳水化合物和蛋白质含量分别为:

碳水化合物：$250\times2.3\%=5.75$ g

蛋白质：$250\times1.7\%=4.25$ g

②同样查食物成分表知：可食部100 g青椒（重庆）中碳水化合物含量为2.1 g；蛋白质为1.2 g；150 g青椒中碳水化合物和蛋白质含量：

碳水化合物：$150\times2.1\%=3.15$ g

蛋白质：$150\times1.2\%=1.8$

③400 g蔬菜中碳水化合物和蛋白质含量分别为：

碳水化合物：$5.75+3.15\approx9$ g

蛋白质：$4.25+1.8\approx6$ g

3）计算午餐主食供给量：

①午餐主食以大米为例，则大米中碳水化合物含量应为：$138-9=129$ g

②查表知，可食部100 g大米（东北）中碳水化合物含量77.3 g，因此计算午餐需要大米的质量为：$129\div77.3\%=167$ g

③查表知，可食部100 g大米（东北）中蛋白质含量8.4 g，脂肪1.1 g；计算167 g大米中蛋白质和脂肪含量分别为：

蛋白质：$167\times8.4\%=14$ g

脂肪：$167\times1.1\%=1.8$ g

4）午餐副食（肉类）需要量的计算：

①现选择只含蛋白质和脂肪的肉类、水产类或蛋类等，此处以牛肉为例。那么需要牛肉提供的蛋白质为：$34.5-6-14=14.5$ g

②查表知：100 g牛肉（河南）中蛋白质和脂肪的含量分别为18.7 g和4.6 g

③计算所需的牛肉：$14.5\div18.7\%=77.5$ g

④计算午餐牛肉中脂肪的含量：$77.5\times4.6\%=3.6$ g

5）计算午餐需要烹调用油。

整个午餐需要脂肪减去主食和肉类中脂肪的含量即为烹调用油。

最后需要补充油脂：$25.6-1.8-3.6=20$ g

（六）食谱报告（见表4.2）

**表4.2 午餐食谱**

| 内　容 | 原　料 | 质量/g |
|---|---|---|
| 大米饭 | 大米（东北） | 167 |
| 青椒牛肉丝 | 青椒 | 150 |
| | 牛肉 | 77.5 |
| | 植物油 | 12 |
| | 盐 | 3 |
| 蒜蓉空心菜 | 空心菜 | 250 |
| | 大蒜 | 1～2个 |
| | 植物油 | 8 |
| | 盐 | 2 |

# 第二节 食谱营养评价和调整

## 一、食谱营养评价的目的和意义

1)目的是为使编制的食谱更合理,更科学。

2)通过分析食谱,评价能量和各营养素是否基本达到需要,做到及时合理调整。

3)营养师进行食谱营养分析和评价要求:

①必须明确不同疾病的饮食特点。

②必须了解各类食物的营养特点。

## 二、食谱营养评价要求

1)食谱所含五大类食物是否齐全?

2)各类食物量足够?

3)全天能量和营养素摄入是否适宜?

4)三餐是否合理? 特别是早餐能量和蛋白质是否足够?

5)优质蛋白是否足够?

6)三种产能营养素比例是否恰当?

## 三、在食谱分析和评价过程中注意事项

1)不一定达到100%。

2)能量首先考虑,90%以上。

3)保证大多用餐人员不发生营养缺乏,某一指标低于60%。

4)食物多样化,尽量做到三餐食谱不重复。

5)烹调注意食物色、香、味。

6)在同类食物中进行不同品种的变换调整。

## 四、食谱评价步骤

1)首先按类别将食物归类排序,并列出每种食物的数量。

2)从食物成分表中查出每100 g食物所含营养素的量,算出每种食物所含营养素的量。公式为:

食物中某营养素含量=食物量(g) ×可食部分比例×100 g食物中营养素含量/100

3)将所有食物中的各种营养素分别累计相加,计算出一日食谱中3种能量营养素及其他营养素的量。

4)用同年龄同性别的RNI或DRIs进行比较。

5)计算三大产能营养所的比例。

6)计算动物性和豆类蛋白占总蛋白的比例。

7)计算三餐能量比。

8)注意下面特殊食谱:①高蛋白、低蛋白、低脂、低嘌呤、无渣、低盐或无盐、低胆固醇、无乳糖、糖尿病等饮食;②对于不同的特殊饮食。a. 首先应确定哪些食物是严格限制的,哪些食物是应增加摄取的,哪些食物是可以适当摄取的,哪些食物是可以随意摄取的;b. 在确定食物种类时,对严格限制的食物应先排除在外,对应增加摄取量的食物优先定量,在此基础上对各类主、副食进行定量并编排食谱。

## 五、食谱评价和调整

### (一)餐次比例和修改

1. 准备一个全天食谱(见表4.3)

**表4.3 某12岁男孩全天食物摄入**

| 食物名 | 摄入量 | 餐次 | 食物名 | 摄入量 | 餐次 |
|---|---|---|---|---|---|
| 1. 粳米标一 | 50 g | 早餐 | 12. 猪瘦肉 | 50 g | 晚餐 |
| 2. 白皮鸡蛋 | 50 g | 早餐 | 13. 木耳 | 20 g | 晚餐 |
| 3. 标准粉馒头 | 75 g | 早餐 | 14. 芹菜 | 100 g | 晚餐 |
| 4. 黄瓜 | 100 g | 早餐 | 15. 冬瓜 | 100 g | 晚餐 |
| 5. 粳米标一 | 120 g | 午餐 | 16. 虾米 | 10 g | 晚餐 |
| 6. 鸡肉 | 75 g | 午餐 | 17. 青菜 | 100 g | 晚餐 |
| 7. 豆腐 | 100 g | 午餐 | 18. 色拉油 | 15 g | 晚餐 |
| 8. 海带 | 100 g | 午餐 | 19. 粳米标一 | 100 g | 晚餐 |
| 9. 藕 | 100 g | 午餐 | 20. 柑 | 200 g | 点心 |
| 10. 鸡毛菜 | 100 g | 午餐 | 21. 牛乳 | 250 g | 点心 |
| 11. 色拉油 | | | | | |

2. 食谱营养素成分分析(见表4.4)

表 4.4 全天食谱营养成分计算表

| 餐别 | 食物名称 | 可食部/g | 能量/kcal | 蛋白/g | 脂肪/g | 碳水化合物/g |
| --- | --- | --- | --- | --- | --- | --- |
| 早餐,早点 | 粳米标一 | | | | | |
| | 白皮鸡蛋 | | | | | |
| | 标准粉馒头 | | | | | |
| | 黄瓜 | | | | | |
| | 合计 | — | | | | |
| 午餐,加餐 | 粳米标一 | | | | | |
| | 鸡肉 | | | | | |
| | 豆腐 | | | | | |
| | 海带 | | | | | |
| | 藕 | | | | | |
| | 鸡毛菜 | | | | | |
| | 色拉油 | | | | | |
| | 柑 | | | | | |
| | 合计 | — | | | | |
| 晚餐,加餐 | 粳米标一 | | | | | |
| | 猪瘦肉 | | | | | |
| | 木耳 | | | | | |
| | 芹菜 | | | | | |
| | 冬瓜 | | | | | |
| | 虾米 | | | | | |
| | 青菜 | | | | | |
| | 色拉油 | | | | | |
| | 牛乳 | | | | | |
| | 合计 | — | | | | |
| 合计 | — | — | | | | |

3. 设计或准备餐次能量比例分析评价(见表 4.5 和表 4.6)

表 4.5 餐次营养素总量分析

| 餐别 | 能量/kcal | 蛋白质/g | 脂肪/g | 碳水化合物/g |
| --- | --- | --- | --- | --- |
| 早餐 | | | | |
| 午餐 | | | | |
| 晚餐 | | | | |
| 合计 | | | | |

表 4.6 餐次能量比例计算表

| 餐别 | 能量/% | 蛋白质/% | 脂肪/% | 碳水化合物/% |
|---|---|---|---|---|
| 早餐 | | | | |
| 午餐 | | | | |
| 晚餐 | | | | |
| 能量比 | — | | | |

**(二)程序**

1)三餐食物供能比例分析。

2)三餐能量比例评价。

3)修改和调整。

**(三)蛋白质和脂肪的调整**

1. 食物营养知识

1)较高和极少蛋白质的食物。

2)优质蛋白。

2. 食物胆固醇和脂肪含量情况

1)低脂、低胆固醇食物。

2)脂肪种类。

3. 蛋白质互补的原则和评价

1)遵循 3 个原则。

2)氨基酸模式。

# 第三节 儿童、学生和集体食谱编制

## 一、学龄前儿童膳食指导

**(一)学龄前儿童营养需要特点**

1)能量和蛋白质。单位体重需要的能量均高于成人(见表 4.7),要求熟记 3 ~6 岁女孩每天总能量的需要量。

表 4.7 3~6 岁儿童能量和蛋白质的 RNIs

| 年龄/岁 | 能量/($kcal \cdot d^{-1}$) | | 蛋白质/g |
|---|---|---|---|
| | 男 | 女 | |
| 3 | 1 350 | 1 300 | 45 |
| 4 | 1 400 | 1 400 | 50 |
| 5 | 1 500 | 1 500 | 55 |
| 6 | 1 700 | 1 600 | 55 |

2)脂肪占总能量的比例:30% ~35%。

3)矿物质需要。

①钙:3 岁儿童钙需要量为 350 mg/d,4—6 岁儿童钙需要量 450 mg/d;因此要求奶类及其制品摄入量约 300 mL/d。常见含钙丰富的食物(见表 4.8)。

表 4.8 从下列食物中可以获得 800 mg 左右的钙

| 食物名称 | 用量/g | 食物名称 | 用量/g |
|---|---|---|---|
| 牛乳 | 770 | 全脂奶粉 | 118 |
| 奶酪 | 100 | 虾皮 | 80 |
| 虾米 | 150 | 河虾 | 240 |
| 白虾米 | 200 | 石螺 | 20 |
| 鲜海参 | 175 | 小香干 | 80 |
| 北豆腐 | 400 | 海带 | 200 |
| 木耳 | 300 | 芝麻酱 | 68 |
| 黄豆 | 400 | 黑豆 | 350 |

②碘:常见含碘丰富的食物海带、紫菜、海鱼、虾贝类。

③铁:儿童铁的摄入量 12 mg/d,常见含铁丰富的食物有肝脏、动物血、瘦肉,具体(见表 4.9)。

表 4.9 从下列食物中可以获得 10 mg 左右的铁

| 食物名称 | 用量/g | 食物名称 | 用量/g |
|---|---|---|---|
| 猪血 | 115 | 鸭血 | 30 |
| 鸡血 | 40 | 鸡肝 | 80 |
| 猪肝 | 45 | 鸭肝 | 40 |
| 猪肾 | 160 | 牛肾 | 106 |
| 牛肉干 | 60 | 猪心 | 233 |
| 瘦猪肉 | 330 | 鸡蛋 | 500 |
| 鲜扇贝 | 140 | 海参(鲜) | 80 |
| 蚌肉 | 20 | 虾米 | 90 |
| 芹菜 | 150 | 菠菜 | 300 |

④锌:儿童锌的摄入量 12 mg/d,常见含锌丰富的食物有牡蛎、鱼、肉、蛋。

4)维生素。注意维生素 A 与维生素 C 的足够摄入量。

①常见含维生素 A 丰富的食物有蛋黄、肝脏,以及含维生素 A 原丰富的深色蔬菜,具体(见表 4.10)。

**表 4.10 从以下食物中可以获得 800 μg 左右视黄醇当量的 VA**

| 食物名称 | 用量/g | 食物名称 | 用量/g |
|---|---|---|---|
| 羊肝 | 4 | 牛肝 | 4 |
| 鸡肝 | 8 | 猪肝 | 16 |
| 鹅肝 | 13 | 鸡心 | 90 |
| 奶油 | 80 | 鹌鹑蛋 | 240 |
| 鸡蛋黄 | 183 | 鸭蛋黄 | 40 |
| 胡萝卜 | 116 | 菠菜 | 164 |
| 冬寒菜 | 70 | 茴香 | 200 |
| 芥兰 | 140 | 西兰花 | 66 |
| 芒果 | 60 | | |

②常见含维生素 C 丰富的食物有新鲜的蔬菜和水果。

**(二)学龄前儿童饮食特点**

1)根据其咀嚼和消化能力食物选择逐渐过渡。

①类型:由半流逐渐过渡到软饭再过渡到普食。

②体积:由小到大。

③种类:由少到多。

2)培养良好饮食习惯。

3)饮食禁忌。油炸、烟熏、辛辣、多刺鱼。

**(三)配餐准备工作**

1. 工具

记录本、笔、纸、《中国居民膳食营养素参考摄入量表》。

2. 程序

1)一般情况:年龄,性别、身高、体重,饮食习惯。

2)查表确定每天能量的摄入量。

3)确定短期和中长期目标。

4)注意事项。

## 二、学龄儿童膳食指导

**(一)营养需要特点**

第二生长高峰,能量增长快。

**(二)该年龄段学习紧张、活动量大、消耗大、需要量大**

其每天能量和蛋白质需要见表4.11。

**表4.11　学龄儿童每天能量和蛋白质需要量**

| 年龄/岁 | 能量/($kcal \cdot d^{-1}$) | | 蛋白质/g |
|---|---|---|---|
| | 男 | 女 | |
| 7 | 1 800 | 1 700 | 60 |
| 8 | 1 900 | 1 800 | 65 |
| 9 | 2 000 | 1 900 | 65 |
| 10 | 2 100 | 2 000 | 70/65 |
| 11 | 2 400 | 2 200 | 75 |
| 14～18 | 2 900 | 2 400 | 85/80 |

**(三)矿物质的需要量**

1)钙:7～10岁800 mg/d;11～18岁1 000 mg/d。

2)碘:7～10岁90 μg/d,11～13岁120 μg/d,14～18 μg/d。

**(四)膳食设计程序**

1)工作准备。

2)程序。

3)一般情况。

4)查询参考标准。

5)计算三大营养素的数量。

6)本地区食物情况。

7)计算主要食物的需要量。

8)出报告。

## 三、学校营养午餐食谱的设计

**(一)学校营养午餐食谱的设计原则**

1)营养、卫生、科学、合理。

2)考虑学生饮食习惯、所在季节、地区和经济承担能力。

3)粗细搭配。

4)优质蛋白。

5)富含钙的食物,低盐。

6)食物多样化。
7)运送要有保温措施。
8)注意烹调方法。
9)监测学生身体生长发育状况,预防营养不良和过剩。

## 四、食谱编制举例

**(一)个体**

学龄前儿童食谱。

**(二)步骤**

1)准备工作。
2)编制程序:
①确定全日能量。
②三大营养素需要量。
③根据餐次比计算每餐营养素需要量。
④主食品种和数量的确定。
⑤副食的品种和数量。
⑥蔬菜量的确定。
⑦油和盐的确定。
⑧食谱报告。
⑨食谱评价。
⑩调整食谱。
⑪举例(见表4.12)。

**表4.12 医院营养科饮食配方**

| 姓名:×× | 编号:diet1 | 日期:2010-07-23 | | |
|---|---|---|---|---|
| 年龄:6岁 | 性别:男 | 身高:110 cm | 体重:20 kg | 标准:男童 |

| 早餐食谱(共4种) | | 点心食谱(共3种) | |
|---|---|---|---|
| 1:标准粉馒头 | 50 g | 1:西瓜 | 250 g |
| 2:红皮鸡蛋 | 50 g | 2:蛋糕 | 50 g |
| 3:牛乳 | 220 g | 3:核桃(干,胡桃) | 5 g |
| 4:白糖 | 20 g | | |
| 午餐食谱(共7种) | | 晚餐食谱(共9种) | |
| 1:标一粳米 | 75 g | 1:标一粳米 | 75 g |
| 2:红胡萝卜 | 100 g | 2:小白菜(青菜) | 100 g |
| 3:冬瓜 | 100 g | 3:番茄 | 100 g |
| 4:鲫鱼 | 100 g | 4:海带(干) | 20 g |
| 5:色拉油 | 17 g | 5:猪瘦肉 | 25 g |
| 6:精制盐 | 2 g | 6:色拉油 | 18 g |
| 7:虾皮 | 10 g | 7:精制盐 | 2 g |
| | | 8:核桃(干,胡桃) | 5 g |
| | | 9:豆腐 | 75 g |

### (三)集体——幼儿园食谱

1. 工作准备

1)食物成分表、计算器或软件。

2)幼儿园规模、人数、年龄和性别构成。

3)幼儿园或家长经济水平。

2. 编制程序

1)确定儿童膳食能量目标。

2)三大营养素确定。

3)每餐宏量营养素需要。

4)食物品种、数量和人数。

5)编制一日食谱。

6)食谱营养分析计算。

## [思考题]

1. 简述食谱编制的理论依据有哪些?
2. 某同学,男,25 岁,身体健康。主食中大米和面食各占 50%,每天 250 mL 牛奶,一个鸡蛋(可食部 50 g),适量肉类、豆腐和蔬菜,豆类蛋白占优质蛋白质的 25%。请用计算法,按照成人一日食谱编制的工作程序,为该同学编制 1 日带量食谱。
3. 简述个体一日食谱营养评价和调整的程序。
4. 请简述一个 5 岁女孩一日食谱的编制程序。
5. 对以下 2 个食谱进行营养评价和调整。评价和调整的内容:全天能量是否足够? 三餐能量比例是否合适? 三大供能营养素的比例是否合适? 如何调整?

食谱 1　基本情况:女性,年龄 12 岁, 身高 140 cm,体重 32 kg,具体内容(见表 4.13)。

**表 4.13　一个 12 岁女孩一日食谱/g**

| 早餐食谱 | | 午餐食谱 | | 晚餐食谱 | |
|---|---|---|---|---|---|
| 标准粉馒头 | 100 | 粳米标一 | 150 | 粳米标一 | 125 |
| 红皮鸡蛋 | 50 | 南方豆腐 | 100 | 红胡萝卜 | 100 |
| 牛乳 | 220 | 大白菜 | 100 | 鲫鱼 | 100 |
| 白糖 | 10 | 猪瘦肉 | 50 | 虾皮 | 10 |
| | | 色拉油 | 20 | 色拉油 | 20 |
| 点心食谱 | | 精制盐 | 3 | 精制盐 | 3 |
| 苹果 | 250 | 海带(干) | 25 | 冬瓜 | 100 |
| | | 木耳 | 20 | 青菜 | 100 |
| | | 番茄 | 100 | | |

食谱2　基本情况：女性，年龄9岁，身高125 cm，体重26 kg，具体内容（见表4.14）。

表4.14　一个9岁女孩一日食谱/g

| 早餐食谱 | | 午餐食谱 | | 晚餐食谱 | |
|---|---|---|---|---|---|
| 标准粉馒头 | 100 | 粳米标一 | 100 | 粳米标一 | 100 |
| 红皮鸡蛋 | 50 | 豆腐 | 150 | 红胡萝卜 | 100 |
| 牛乳 | 220 | 青菜 | 100 | 猪瘦肉 | 50 |
| 白糖 | 15 | 鲫鱼 | 100 | 虾皮 | 10 |
| | | 番茄 | 100 | 冬瓜 | 100 |
| 点心食谱 | | 色拉油 | 20 | 色拉油 | 16 |
| 苹果 | 200 | 精制盐 | 3 | 精制盐 | 3 |
| 西瓜 | 200 | | | | |
| 核桃（干） | 20 | | | | |

# 第五章　食品营养评价

## 一、能量密度

### (一)概念

能量密度是指100 g该食物所提供的能量占一天膳食能量参考摄入量的比例。

$$能量密度 = \frac{100\ g 该食物提供能量}{相应能量推荐摄入量}$$

例题1:计算馒头(富强粉)相对轻体力劳动的成年男子的能量密度。

计算步骤:①查阅食物成分表。100 g馒头含能量为208 kcal;②查阅中国居民DRIs。成年男子能量推荐摄入量为2 400 kcal;③能量密度 =208/2 400 =0.087。

例题2:计算豆腐(均值)相对轻体力劳动的成年男子的能量密度。

计算步骤:①查阅食物成分表。100 g豆腐含能量为81 kcal;②查阅中国居民DRIs。成年男子能量推荐摄入量为2 400 kcal;③能量密度 =81 ÷2 400 =0.034。

### (二)注意事项

1)DRIs包括:平均需要量(EAR)、推荐摄入量(RNI)、适宜摄入量(AI)和最高耐受量(UL)。营养素或能量的参考摄入量应查阅相应的RNI或AI,而不是EAR和UL。

2)要按题目要求的特定人群查阅相应人群的推荐摄入量,同种食物相对不同人群具有不同的能量密度值。

### (三)能量密度的意义

能量密度反映出该食品为某一特定人群提供能量的能力,能量密度太低影响能量摄入,能量密度太高易引起超重和肥胖。

比较馒头和豆腐的能量密度:馒头为0.087,豆腐为0.034,馒头是豆腐的2.6倍,同等质量下馒头所含能量是豆腐的2.6倍。表明馒头向轻体力劳动的成年男子提供能量的能力强,有利于增加能量摄入和进行体力活动,但不利于减肥。

## 二、营养素密度

### (一)概念

100 g 该食物所提供的某一营养素占该营养素一天膳食参考摄入量的比例。

$$营养素密度 = \frac{100\ g\ 该食物提供的某种营养素}{此营养素的推荐摄入量}$$

例题 1:计算馒头相对轻体力劳动的成年男子的蛋白质、钙和铁的营养素密度。

计算步骤:①查阅食物成分表。100 g 馒头含蛋白质为 6.2 g,钙量为 58 mg,铁为 1.7 mg;②查阅中国居民 DRIs。成年男子蛋白质推荐摄入量为 75 g,钙为 800 mg,铁为 15 mg;③蛋白质的营养素密度 =6.2 ÷75 =0.083,钙的营养素密度 =58 ÷800 =0.072,铁的营养素密度 =1.7 ÷15 =0.113。

例题 2:计算豆腐(均值)相对轻体力劳动的成年男子的蛋白质、钙和铁的营养素密度。

计算步骤:①查阅食物成分表。100 g 豆腐含蛋白质为 8.1 g,含钙量为 164 mg,含铁为 1.9 mg;②查阅中国居民 DRIs。成年男子蛋白质推荐量为 75 g,钙推荐摄入量为 800 mg,铁为 15 mg;③蛋白质营养素密度 =8.1 ÷75 =0.108,钙的营养素密度 =164 ÷800 =0.205,铁的营养素密度 =1.9 ÷15 =0.127。

### (二)营养素密度的意义

营养素密度反映出该食品为某一特定人群提供某一营养素的能力,该食物的某一营养素密度越高反映出该食物含此营养素越丰富。例如:以馒头和豆腐的营养素密度做比较:

馒头:蛋白质密度 =0.083　钙密度 =0.072　铁密度 =0.113

豆腐:蛋白质密度 =0.108　钙密度 =0.205　铁密度 =0.127

豆腐/馒头的比值:1.30;2.85;1.12

表明同等质量下豆腐的蛋白质、钙和铁含量分别是馒头的 1.30、2.85、1.12 倍,豆腐在蛋白质、钙和铁的营养价值方面高于馒头。

## 三、营养质量指数(INQ)

### (一)概念

INQ 是指营养素密度与能量密度的比值,即

$$营养质量指数\ INQ = \frac{营养素密度值}{能量密度值}$$

### (二)INQ 计算方法和步骤

1)查阅食物成分表,查出 100 g 该食物所含能量和特定营养素含量。

2)查询特定人群能量和特定营养素推荐摄入量。

3)分别计算能量密度和营养素密度。

4)计算营养质量指数。

例题 1:计算馒头相对轻体力劳动的成年男子的蛋白质、钙和铁的营养质量指数。

计算步骤:①计算能量密度(见前面所述);②计算蛋白质、钙和铁的营养素密度:蛋白质

的营养素密度(见前面所述);③计算蛋白质、钙和铁的 INQ:蛋白质 INQ = 0.083/0.087 = 0.95,钙 INQ = 0.072/0.087 = 0.83,铁 INQ = 0.113/0.087 = 1.30。

例题 2:计算豆腐(均值)相对轻体力劳动的成年男子的蛋白质、钙和铁的营养质量指数。

计算步骤:①计算能量密度;②计算蛋白质、钙和铁的营养素密度(同前);③计算蛋白质、钙和铁的 INQ:蛋白质 INQ = 0.108/0.033 8 = 3.195,钙 INQ = 0.205/0.033 8 = 6.065,铁 INQ = 0.127/0.033 8 = 3.757。

**(三)营养质量指数的意义**

营养质量指数反映出该食品为某一特定人群提供营养素与能量的能力比,该食物的营养质量指数越高反映出该食物的营养价值越高。

1)INQ = 1,表明该食物提供营养素的能力与提供能量的能力相当,营养质量基本合格。

2)INQ < 1,表明该食物提供营养素的能力小于提供能量的能力,反映出能量密度较高,而营养素密度较低,表明该食物以提供能量为主,属于能量型食物,长期摄入该食品会发生营养素不足或能量过剩的危险,为营养价值低的食物。

3)INQ > 1,表明该食物提供营养素的能力大于提供能量的能力,反映出能量密度较低,而营养素密度较高,为营养价值高的食物。

例如:以馒头和豆腐的 INQ 做比较

馒头:蛋白质 INQ = 0.95　钙 INQ = 0.83　铁 INQ = 1.30

豆腐:蛋白质 INQ = 3.20　钙 INQ = 6.06　铁 INQ = 3.76

豆腐/馒头比值:3.37;7.30;2.89

表明同等质量下豆腐的蛋白质、钙和铁含量分别是馒头的 3.37、7.30、2.89 倍,豆腐在蛋白质、钙和铁方面的营养价值远高于馒头。

## 四、食品蛋白质质量评价

**(一)蛋白质含量**

1)查询食物成分表。

2)测定:凯氏定氮(氮含量)× 折算系数。

**(二)氨基酸模式**

1)必需氨基酸。

2)氨基酸模式。食物中各种必需氨基酸的相互比例,即氨基酸构成比或相互比值。通常将该食物中的色氨酸含量设定为 1,再分别计算其他必需氨基酸与色氨酸的相应比值而得到的。

3)氨基酸模式的直接比较。计算该食物的氨基酸模式,将其与人体氨基酸评分模式直接比较,评价该食物的蛋白质营养价值。

例题 1:利用表 5.1 评价鸡蛋和大米各自氨基酸模式的优缺点,以及两者的价值差异。另外,利用表 5.2 评价鸡蛋和大米分别对于婴幼儿和成人氨基酸模式的优缺点。

**表 5.1 标准氨基酸模式与鸡蛋和大米氨基酸模式比较**

| | 标准氨基酸模式 | 鸡 蛋 | 大 米 |
|---|---|---|---|
| 异亮氨酸 | 40 | 54 | 52 |
| 亮氨酸 | 70 | 86 | 82 |
| 赖氨酸 | 55 | 70 | 32 ★ |
| 蛋氨酸 | 35 | 57 | 30 |
| 苯丙氨酸 | 60 | 93 | 50 |
| 苏氨酸 | 40 | 47 | 38 |
| 色氨酸 | 10 | 17 | 13 |
| 缬氨酸 | 50 | 66 | 62 |

比较结果可见，在鸡蛋的氨基酸模式中，所有必需氨基酸含量均高于标准模式，表明鸡蛋蛋白质价值很高；在大米的氨基酸模式中，赖氨酸、蛋氨酸和苯丙氨酸均低于标准模式，其中尤以赖氨酸相对标准最低，为第一限制氨基酸。以上可见，鸡蛋蛋白价值远高于大米蛋白。

**表 5.2 婴幼儿和成人氨基酸模式与鸡蛋和大米氨基酸模式比较**

| | 标准氨基酸模式 | | 鸡 蛋 | 大 米 |
|---|---|---|---|---|
| | 婴幼儿 | 成人 | | |
| 异亮氨酸 | 46 | 16 | 54 | 52 |
| 亮氨酸 | 93 | 13 | 86 ★ | 82 |
| 赖氨酸 | 66 | 19 | 70 | 32 |
| 蛋氨酸 | 42 | 16 | 57 | 30 |
| 苯丙氨酸 | 72 | 17 | 93 | 50 |
| 苏氨酸 | 43 | 19 | 47 | 38 |
| 色氨酸 | 17 | 9 | 17 | 13 |
| 缬氨酸 | 55 | 13 | 66 | 62 |

比较结果可见，鸡蛋蛋白的各种氨基酸含量均高于成人标准模式，表明可满足成人对各必需氨基酸的需要，但与婴幼儿标准模式相比亮氨酸含量较低，不能满足婴儿对亮氨酸的需要；大米蛋白能够满足成人的需要，但在亮氨酸、赖氨酸、蛋氨酸、苯丙氨酸、苏氨酸、色氨酸方面均低于婴幼儿标准模式，反映出其蛋白价值相对婴儿需要很低。

（三）氨基酸评分法（AAS）

1）限制氨基酸。

2）氨基酸评分。将食物中各种必需氨基酸的含量与标准模式含量相比，比值最低的氨基酸为第一限制氨基酸，这个比值就是该食物蛋白质的氨基酸评分。

食品 AAS 的计算步骤：①查阅食品的氨基酸模式，获得各种必需氨基酸的含量；②对比人体氨基酸标准模式(见表5.1),计算各氨基酸比值;③找出比值最低的氨基酸即为限制氨基酸,最低比值即为AAS。

例题2:利用表5.3计算大米的氨基酸评分。

**表5.3　大米的氨基酸模式**

| 标准氨基酸模式 | | 大　米 | 氨基酸比值 |
|---|---|---|---|
| 异亮氨酸 | 40 | 52 | 52÷40=1.30 |
| 亮氨酸 | 70 | 82 | 82÷70=1.17 |
| 赖氨酸 | 55 | 32 | 0.58★ |
| 蛋氨酸 | 35 | 30 | 0.86 |
| 苯丙氨酸 | 60 | 50 | 0.83 |
| 苏氨酸 | 40 | 38 | 0.95 |
| 色氨酸 | 10 | 13 | 1.24 |
| 缬氨酸 | 50 | 62 | 1.30 |

大米的各必需氨基酸含量与标准模式的含量的比值分别为:1.30、1.17、0.58、0.86、0.83、0.95、1.24、1.30。最低比值为0.58,因此,大米的氨基酸评分为0.58,第一限制氨基酸为赖氨酸。

3)蛋白质消化率及校正的氨基酸评分(PDCAAS)。

①消化率:吸收氮/摄入氮×100%。

②PDCAAS=AAS ×消化率。

例题3:结合例题2的计算结果,假设大米蛋白为75%,计算大米的PDCAAS。

PDCAAS=AAS×消化率

由例题2的计算结果知,大米蛋白AAS为0.58。

大米蛋白PDCAAS为0.58×75% =0.44。

**(四)蛋白质利用率**

1.蛋白质的功效比值

每摄入1 g蛋白质所增加的体重克数(注:不同蛋白的功效比值为实验检测数据)。

2.蛋白质生物价(BV)

表示蛋白质被消化吸收后被利用的程度。

$$BV = \frac{氮储留量}{氮吸收量} \times 100\%$$

3.蛋白质净利用率(NPU)

表示蛋白质被利用的程度。

$$NPU = \frac{氮储留量}{氮摄入量} \times 100\% = BV \times 消化率$$

例题4:假设某食品蛋白质,人体摄入100 g,吸收了80 g,储留身体了40 g,请计算此蛋白的BV和NPU。

$$BV = \frac{\text{氮储留量}}{\text{氮吸收量}} \times 100\% = 40/80 \times 100\% = 50\%$$

$$NPU = \frac{\text{氮储留量}}{\text{氮摄入量}} \times 100\% = 40/100 \times 100\% = 40\%$$

问题:如何全面评价食物的蛋白质营养价值?

①蛋白质含量(数量)。

②氨基酸模式(质量):AAS 和 PDCAAS。

③蛋白质利用率(利用):功效比值、BV、NPU。

**(五)蛋白质互补作用及营养价值的评价**

1. 蛋白质互补的原则

①种属越远越好;②种类越多越好;③食用时间相隔越短越好,最好同时食用。

2. 如何计算混合膳食蛋白质的 AAS

混合膳食蛋白质 AAS 的计算步骤:①计算各类蛋白在膳食总蛋白中的比例;②计算混合食物中各必需氨基酸的总含量;③与标准氨基酸模式(表 5.1)比较,计算膳食的各个氨基酸的比值;④找出比值最低者,获得膳食蛋白的 AAS。

例题 4:早餐一份包括:燕麦片 30 g,牛奶 250 mL,面包 150 g,计算此混合膳食的 AAS。

1)计算各类蛋白在膳食总蛋白中的比例(见表 5.4)。

**表 5.4 某早餐蛋白质来源比**

| 食物 | 蛋白含量 | 重量 | 所含蛋白量/g | 所占比例/% |
|---|---|---|---|---|
| 燕麦 | 15 g/100 g | 30 g | 15 ×30/100 =4.5 | 4.5/23.8 =18.9 |
| 牛奶 | 3 g/100 mL | 250 mL | 3 ×250/100 =7.5 | 7.5/23.8 =31.5 |
| 面包 | 7.9 g/100 g | 150 g | 11.8 | 11.8/23.8 =49.6 |
| 膳食蛋白质总计:4.5 +7.5 +11.8 =23.8 | | | | |

获得:燕麦、牛奶和面包中的蛋白各占膳食总蛋白的 18.9%、31.5% 和 49.6%。

2)计算混合食物中各必需氨基酸的总含量(见表 5.5)。

**表 5.5 某早餐混合膳食氨基酸含量**

| 氨基酸 | 燕麦 | 牛奶 | 面包 | 混合膳食总计 |
|---|---|---|---|---|
| 赖氨酸 | 34.9 | 71.3 | 19.1 | 38.6 |
| 蛋氨酸 | 43.3 | 32 | 42.4 | 39.3 |
| 苏氨酸 | 32.1 | 34.7 | 25.6 | 29.7 |
| 色氨酸 | 16.9 | 13 | 10.5 | 12.5 |

由前面计算结果知,燕麦、牛奶和面包中的蛋白各占膳食总蛋白的比例为 18.9%、31.5%、49.6%,由此计算混合膳食中各必需氨基酸的含量。

赖氨酸含量:34.9 ×18.9% +71.3 ×31.5% +19.1 ×49.6% =38.6

蛋氨酸含量:43.3 ×18.9% +32 ×31.5% +42.4 ×49.6% =39.3

苏氨酸含量:32.1×18.9% +34.7×31.5% +25.6×49.6% =29.7

色氨酸含量:16.9×18.9% +13×31.5% +10.5×49.6% =12.5

(注:由于3种食物中均以赖氨酸等四种氨基酸的相对含量较低,混合后仍是四种氨基酸较低,而我们需要寻找的正是含量最低的氨基酸。因此,只计算此四种氨基酸的比值即可找到最低的AAS)

3)计算混合膳食各个氨基酸含量与标准模式含量的比值(见表5.6)。

**表5.6　混合膳食各个氨基酸含量与标准模式含量的比值**

| 标准氨基酸模式 | | 混合膳食中的含量 | 氨基酸比值 |
|---|---|---|---|
| 赖氨酸 | 55 | 38.6 | 38.6/55 =0.7★ |
| 蛋氨酸 | 35 | 39.3 | 39.3/35 =1.12 |
| 苏氨酸 | 40 | 29.7 | 29.7/40 =0.74 |
| 色氨酸 | 10 | 12.5 | 12.5/10 =1.25 |

4)找出最低比值,获得膳食蛋白的AAS,最低比值为0.7。因此,此混合膳食的AAS为0.7,第一限制氨基酸为赖氨酸。

## 五、食物碳水化合物评价——血糖生成指数

### (一)血糖生成指数(GI)的概念

GI是指含50 g碳水化合物的食物,与相当量的葡萄糖在一定时间(一般为餐后2 h)体内血糖反应水平的百分比值,反映食物与葡萄糖相比升高血糖的速度和能力。通常葡萄糖的GI值被定为100。

### (二)血糖生成指数的意义

GI反映食物升高血糖的速度和能力,GI值可评价食物的餐后血糖负荷。

高GI的食物,进入胃肠后消化快、吸收率高,葡萄糖释放快,血糖升高快、峰值高,血糖负荷重;低GI食物,在胃肠中停留时间长,吸收率低,葡萄糖释放缓慢,血糖升高慢,负荷低。

血糖生成指数在55以下为低GI食物;血糖生成指数在55~70为中等GI食物;血糖生成指数在70以上为高GI食物。

长期高GI饮食可使机体对胰岛素需求增加,增加糖尿病的发病风险。

### (三)食物血糖生成指数的影响因素

1.碳水化合物的类型

简单说,单糖GI值高于多糖。支链淀粉比直链淀粉消化快,GI值较高。

2.食物中其他成分

食物中的脂肪和蛋白质能延缓食物的吸收速率,从而降低GI。

增加食物中膳食纤维的含量则不仅有利于降低GI,还有改善肠道菌群等作用。

3.食物的形状和特征

较大颗粒的食物需经咀嚼和胃的机械磨碎过程,延长了消化和吸收的时间,血糖反应是

缓慢、温和的形式。

4. 食物的加工烹饪方法

加工越细的食物，越容易被吸收，升糖作用也越大。另外，烹调的方法也很重要，同样的原料烹调时间越长，食物的GI也越高。

**（四）食物血糖负荷（GL）的概念**

GL = 食物 GI × 食物实际可利用碳水化合物含量(g)

评价：GL > 20 为高 GL 食物；

GL 在 11—20 为中 GL 食物；

GL < 10 为低 GL 食物。

例题1：假设已知面条的 GI 值为37%，如果一次进食 120 g 面条，计算 GL 值，并评价此膳食的血糖负荷状况。

GL = GI × 可利用的碳水化合物量（克）

查食物成分表：面条的碳水化合物含量为 59.5 g/100 g

120 克面条含碳酸化合物量 = 59.5 × 120/100 = 71.4 g

GL = 0.37 × 71.4 = 26.4；GL 值远大于 20，表明此膳食的血糖负荷超标，不利于机体控制血糖水平。

**（五）如何计算混合食物的 GI 值和 GL 值**

1）计算各类食物的碳水化合物所占比例。

2）按比例计算各食物的 GI 值的贡献：食物 GI 值乘以该食物提供碳水化物的百分比。

3）将各食物 GI 值的贡献相加，获得总 GI 值。

4）将总 GI 值 × 总碳水化合物量，获得总 GL 值。

**（六）血糖生成指数的应用**

科学指导糖尿病患者饮食：首先，应选择低 GI 和中 GI 的食物。糖尿病患者尽量不用或少用单糖和双糖类，严格限制纯糖食品、甜点等；其次，要合理搭配食物。选择高 GI 食物时，可以搭配低 GI 食物混合食用，如粗杂粮的 GI 值较低，但适口性较差，细粮 CI 值较高，粗细粮搭配既可以改善口感，又可以降低 GI。

## 六、食物脂肪评价——脂肪酸比例

**（一）必需脂肪酸的含量**

人体生理需要但自身无法合成，必须由膳食提供的脂肪酸，包括亚油酸和 α-亚麻酸。评价食物脂肪应包括总脂肪含量和必需脂肪酸含量。脂肪供能比为 20% ~30%。

**（二）脂肪酸的分类**

1）饱和脂肪酸。

2）单不饱和脂肪酸。

3）多不饱和脂肪酸（n-3 和 n-6）。

**（三）胆固醇和反式脂肪酸**

1）胆固醇：成年人胆固醇推荐日摄入量 < 300 mg。

2)反式脂肪酸:氢化油、人造黄油。

**(四)食物脂肪的评价与计算**

1)总脂肪含量与供能比。

2)必需脂肪酸、胆固醇含量。

3)饱和：单不饱和：多不饱和脂肪酸质量比。

食品营养价值评价小结:

1)总体性评价(能量和营养素):能量密度；营养素密度;营养质量指数。

2)蛋白质质量评价:①蛋白质含量;②氨基酸模式(AAS、PDCAAS);③利用率(功效比值、BV、净利用率);④蛋白质互补作用。

3)碳水化合物的评价:GI、GL。

4)脂肪的评价:①含量和供能比;②必需脂肪酸;③胆固醇;④脂肪酸比例。

## 七、食品营养标签

**(一)食品营养标签的概念及意义**

1. 什么是食品营养标签

食品营养标签是向消费者提供食品营养成分信息和特性的说明,包括营养成分表、营养声称和营养成分功能声称。2008 年卫生部制定了《食品营养标签管理规范》并于2008 年5 月1 日正式实施。

2. 为什么要制订食品营养标签

制定营养标签管理办法的主要目的是,指导和规范企业食品营养标签的标示,引导消费者合理选择食品,促进膳食营养平衡并保障人民身体健康。

3. 国外食品营养标签状况

世界卫生组织在2004 年调查的74 个国家中,没有食品营养标签管理法规的国家只有19 个,有法规的国家为55 个,其中10 个国家强制性执行。早在20 世纪90 年代美国、英国、加拿大、澳大利亚、新西兰等发达国家就实施了营养标签管理;亚洲马来西亚、日本、韩国等亚洲国家、我国的台湾和香港也都制订了营养标签管理。

4. 营养标签对消费者有什么好处

1)了解食品的营养特点。

2)选购食品的指南。

3)膳食平衡的参考。

4)营养健康知识的来源。

5)引导企业生产更多符合营养要求的食品。

5. 什么是食品标签

食品标签指食品包装上的文字、图形、符号及一切说明物。食品标签的内容包括食品名称、配料清单、净含量、制造者及经销者的名称和地址、日期和储藏说明、产品标准号、质量等级、批号、食用方法、能量和营养素含量等内容。

6. 食品营养标签和食品标签什么关系

食品营养标签属于食品标签上的一部分内容。

7. 任何包装食品是否都要营养标签

5月1号起食品企业可以自愿选择执行。当食品企业生产产品标示营养成分或者进行声称的时候，应当按照《食品营养标签管理规范》要求标示营养成分。如果不标营养成分，也不进行任何营养/功能声称，则不需要换包装。

8. 什么预包装食品可以被豁免

以下6种情况的食品不必标示营养成分：

1）食品每日食用量不足10 g或10 mL。

2）包装的生肉、生鱼、生蔬菜和水果。

3）包装的总表面积小于100 $cm^2$ 的食品。

4）现制现售的食品。

5）酒精含量大于等于0.5%的产品。

6）其他法律、行政法规、标准规定可以不标示标签的食品。

9. 营养标签工作实施中，食品企业的责任是什么

食品企业首先应当加强食品生产、保存和运输过程等环节的质量控制。应当对营养标签的真实性负责。

**（二）营养成分表**

1. 营养成分表应包含什么内容

营养标签上的营养成分表是标有食品营养成分名称、含量和占营养素参考数值（NRV）的%的表格。表格中可以标示的营养成分包括能量、营养素、水分和膳食纤维等。

2. 什么是营养标签中的核心营养素

在强制或自愿执行的营养标签管理的国家，把营养素分为必须标示和可选择标示两种。必须标注的营养素命名为核心营养素。一般来说，核心营养素应该是对本国最具有公共卫生意义的营养素。如美国规定15种，澳大利亚规定6种，我国规定4种：蛋白质、脂肪、碳水化合物、钠。

3. 什么是营养素参考值，它有什么意义

营养素参考值（NRV）是食品营养标签上，比较食品营养成分含量多少的参考标准，是消费者选择食品时的一种营养参照尺度。营养素参考值是依据我国居民膳食营养素推荐摄入量（RNI）和适宜摄入量（AI）制定的。

4. 食品营养标签中营养成分的含量应该如何标示

应当以每100 g（100 mL）和/或每份食品中的含量数值标示，如“能量1 200 kJ/100 g”，并同时标示所含营养成分占营养素参考值（NRV）的百分比。

5. 营养成分的测定应使用哪些方法

《规范》在附件1列出了常见的能量和核心营养素的测定或计算方法，其他营养素的测定方法可以从国家标准中查找，或者国际组织、文献中查找。

**（三）营养声称**

1. 什么是营养声称

营养声称是指对食物营养特性的描述和说明，包括营养成分含量声称和比较声称。

1）含量声称：指描述食物中能量或营养成分含量水平的声称。声称用语包括“含有”“高”“低”或“无”等（如牛奶是钙的来源、低脂奶、高膳食纤维饼干等）。

2）比较声称：指与消费者熟知同类食品的营养成分含量或能量值进行比较后的声称。声称用语包括“增加”和“减少”等。所声称的能量或营养成分含量差异必须≥25%（如普通奶粉可作为脱脂奶粉的基准食品；普通酱油可作为强化铁酱油的基准食品等）。

2. 食品中蛋白质的含量达到什么水平（方可标示“高蛋白质”或“富含蛋白质”）

当固体食品的蛋白质含量≥20% NRV，液体食品≥10% NRV 时候就可以说高蛋白。即≥12 g/100 g（固体）或≥6 g/100 mL（液体）时，均可以声称“高蛋白质”或“富含蛋白质”。

3.“低糖”食品对糖含量有什么要求

要求每 100 g 或 100 mL 的食品中糖含量≤5 g。

4.“低能量” 是指多少

它是指每 100 g 食品中的能量值≤170 kJ，或 100 mL 食品的能量值≤80 kJ。

5.“低胆固醇”是指多少含量

它是指每 100 g 食品中胆固醇含量≤20 mL，同时其能量值≤170 kJ；或每 100 mL 食品≤10 mL，同时能量值≤80 kJ。

6. 乳制品中的脂肪含量达到什么水平，才能标示“脱脂”

当 100 mL 液态奶和酸奶的脂肪含量≤0.5 g，或 100 g 奶粉的脂肪含量≤1.5 g 时，可以标示“脱脂”。

7. 高钙”是指多少含量

它是指每 100 g 食品（固体）中钙含量≥240 mg 或 100 mL 食品（液体）≥120 mg。

**（四）营养成分功能声称**

1. 什么是营养成分功能声称

指标识出某营养成分可以维持人体正常生长、发育和正常生理功能等作用的声称。

2. 哪种营养成分可以进行功能声称

功能声称中所涉及的营养成分，仅指具有营养素参考数值（NRV）的成分。目前《食品营养标签管理规范》给出了能量和 22 种营养成分的功能声称的标准用语。

3. 营养成分功能声称用语可以随意使用吗

只有当食品的能量或营养成分“含量显著”时，才能进行功能声称。例如：只有当食品中的钙含量满足“高钙”“钙来源”或“增加钙”等的要求后，才能标示“钙有助于骨骼和牙齿的发育”的功能声称用语。

4. 企业可以根据产品需要自己编写功能声称用语吗

不可以。

根据《规范》的规定，营养成分功能声称标准用语不得删改或添加，更不能任意编写；功能声称，成分范围的扩大和用语的增加由卫生部制定。

5. 营养成分功能声称使用要求和条件

当能量或营养素含量符合有关要求时，根据食品的营养特性，可选用以下一条或多条功能声称的标准用语（以下用语不得删改和添加）。

能量：

1）人体需要能量来维持生命活动。

2）机体的生长发育和一切活动都需要能量。

3）适当的能量可以保持良好的健康状况。

蛋白质：

1）蛋白质是人体的主要构成物质并提供多种氨基酸。

2）蛋白质是人体生命活动中必需的重要物质，有助于组织的形成和生长。

3）蛋白质有助于构成或修复人体组织。

4）蛋白质有助于组织的形成和生长。

5）蛋白质是组织形成和生长的主要营养素。

胆固醇：

每日膳食中胆固醇摄入量不宜超过 300 mg。

碳水化合物：

1）碳水化合物是人类生存的基本物质和能量主要来源。

2）碳水化合物是人类能量的主要来源。

3）碳水化合物是血糖生成的主要来源。

4）膳食中碳水化合物应占能量的 60% 左右。

钠：

钠能调节机体水分，维持酸碱平衡。

中国营养学会建议每日食盐的摄入量不要超过 6 g。钠摄入过高有害健康。

6. 食品营养标签上可否标示治疗疾病的声称

不可以。根据《食品营养标签管理规范》的规定，在我国销售的普通包装食品的营养标签上，不得进行与疾病相关的任何声称。

## （五）营养标签的格式

1. 食品营养标签有没有统一的格式

有统一的格式。《规范》附件 1 中推荐了 5 种格式。

基本格式 1：能量和 4 个核心营养素的表达形式（见表 5.7）。

**表 5.7 能量和 4 个核心营养素的营养标签格式**

| 项　目 | 每 100 g（mL）或每份 | 营养素参考值/%（或 NRV%） |
|---|---|---|
| 能量 | 千焦（kJ） | % |
| 蛋白质 | 克（g） | % |
| 脂肪 | 克（g） | % |
| 碳水化合物 | 克（g） | % |
| 钠 | 毫克（mg） | % |

基本格式 2：能量、4 个核心营养素和推荐的 6 个重要营养素的表达形式（见表 5.8）。

表5.8　能量、核心营养素和推荐的重要营养素的营养标签格式

| 项　目 | 每100 g(mL)或每份 | 营养素参考值%(或NRV%) |
| --- | --- | --- |
| 能量 | 千焦(kJ) | % |
| 蛋白质 | 克(g) | % |
| 脂肪 | 克(g) | % |
| ——饱和脂肪 | 克(g) | % |
| 胆固醇 | 克(g) | % |
| 碳水化合物 | 克(g) | % |
| ——糖 | 克(g) | % |
| 膳食纤维 | 克(g) | % |
| 钠 | 毫克(mg) | % |
| 钙 | 毫克(mg) | % |
| 维生素A | μg RE | % |

2. 营养声称应该怎么标

营养声称可以标在营养成分表下端、上端或其他任意位置。

3. 功能声称应该怎么标

营养成分功能声称应当标在营养成分表下端。

4. 营养成分的标示有顺序吗

有。其中能量和核心营养成分的顺序为:能量、蛋白质、脂肪、碳水化合物、钠。《规范》对其他营养成分的标示顺序也进行了规定。

**(六)营养标签的制作**

1)计算或检验食品的能量和营养素含量。

2)计算营养素%NRV值(能量及营养素密度)。

3)选择合适营养成分表格式,填写表格。

4)选择合适的营养含量声称和比较声称。

5)选择合适的营养成分功能声称。

6)按照要求绘制营养标签。

例1:请论述如何制作饼干食品的营养标签。

首先应制订及实施产品分析计划。

1)工作准备:

①了解原料组成和各原料营养特点(价值)。

②了解食品加工方法和过程,掌握食品营养品质变化。

③产品质量控制:起始、中间、最终产品控制。

④预测产品营养特点。

2)工作程序:

①确定检验项目(原料、规定、强化)。

②选择合适的实验室。

③送检样品。

④获得数据,计算营养素% NRV 值(能量及营养素密度)。

然后选择合适的营养成分表格式、营养含量声称、比较声称及营养成分功能声称。按照要求填写和绘制营养标签。

**(七)制作营养标签注意事项**

1)内容真实。

2)符合法规规定。

3)突出产品营养特点(优势)。

4)强化对目标消费群体的针对性。

## [思考题]

1. 计算方便面相对于7岁女孩的能量密度,蛋白质、维生素 $B_1$、钙的营养素密度。
2. 计算藕粉相对于65岁轻体力劳动男性的能量密度,维生素 $B_2$、铁、钾的营养素密度。
3. 利用营养质量指数,评价黑米相对于成年轻体力劳动男性其蛋白质、铁、钙、锌的营养价值。
4. 利用营养质量指数,评价豆浆和牛奶相对于7岁男孩,其蛋白质、铁、钙、锌的营养价值,并对比两者的不同。
5. 什么是氨基酸模式?如何利用氨基酸模式来评价食品蛋白质的营养价值?
6. 利用表5.9的数据,评价面粉和大米蛋白在氨基酸模式上各有哪些不足,并对比两者的不同。

**表5.9 面粉和大米的氨基酸模式**

| | 标准氨基酸模式 | 面 粉 | 大 米 |
|---|---|---|---|
| 异亮氨酸 | 40 | 42 | 52 |
| 亮氨酸 | 70 | 71 | 82 |
| 赖氨酸 | 55 | 20* | 32* |
| 蛋氨酸 | 35 | 31 | 30 |
| 苯丙氨酸 | 60 | 79 | 50 |
| 苏氨酸 | 40 | 28 | 38 |
| 色氨酸 | 10 | 11 | 13 |
| 缬氨酸 | 50 | 42 | 62 |

7. 利用表5.10,分别计算面粉和牛肉蛋白的氨基酸评分。假设牛肉的消化率为98%,面粉的消化率为93%,计算两者的PDCAAS。

表 5.10　面粉和牛肉的氨基酸模式

| 标准氨基酸模式 | | 面　粉 | 牛　肉 |
|---|---|---|---|
| 异亮氨酸 | 40 | 42 | 53 |
| 亮氨酸 | 70 | 71 | 82 |
| 赖氨酸 | 55 | 20 | 87 |
| 蛋氨酸 | 35 | 31 | 38 |
| 苯丙氨酸 | 60 | 79 | 75 |
| 苏氨酸 | 40 | 28 | 43 |
| 色氨酸 | 10 | 11 | 12 |
| 缬氨酸 | 50 | 42 | 55 |

8. 评价食物蛋白质的利用状况有哪些指标？分别表示什么？
9. 简述血糖生成指数和血糖负荷的概念及意义，浅谈糖尿病患者或糖尿病高危人群应如何利用血糖生成指数及血糖负荷的概念合理选择食物和控制膳食。
10. 假设已知馒头的 GI 值为 88%，如果一次进食 110 克馒头，计算其 GL 值，并评价此膳食的血糖负荷状况。
11. 某企业拟开发一配方奶粉，简要叙述其营养标签制作的主要程序。
12. 表 5.11 是刘太太早餐食谱的几种食物摄入量、其中可利用碳水化合物的含量及血糖生成指数（GI），请计算刘太太该早餐的总 GI。

表 5.11　王先生早餐食谱食物的可利用碳水化合物含量及 GI

| 食物名称 | 摄入量/g | 可利用碳水化合物含量/g | GI |
|---|---|---|---|
| 牛奶 | 200 | 6.8 | 27.6 |
| 馒头 | 50 | 23.5 | 88 |
| 面条 | 150 | 36.5 | 37 |

13. 简述设计市场食品信息调问卷的程序。

# 第六章　社区营养管理与干预

## 第一节　营养与健康信息的收集

社区营养工作的顺利开展是建立在完整的营养与健康信息和科学的营养状况调查分析的基础之上的,营养与健康信息收集是进行社区营养工作的基本保障,只有通过科学、准确、完整的信息收集和管理才能保障后续的社区营养工作。营养与健康信息包括专项调查或单一目标调查、综合信息调查等,调查形式根据目标而设定,其中调查表设计是保障信息收集的关键环节。

### 一、专项调查表的编制

#### (一)相关知识

1. 专项调查的形式

包括问卷调查、电话调查、发表调查、文案调查、日记调查、访问调查、媒介调查等。

2. 调查表的分类

根据内容和具体需要可分为专项信息调查、单一目标调查、综合信息调查等。根据填写方式不同可分为询问调查表和自填调查表。

3. 调查表编制的基本原则

1)相关性:问题要与主题有关。

2)客观性:问题不带调查者主观倾向和暗示。

3)适宜性:内容用语能被调查者接受和理解。

4)全面性:能反映所有所需信息。

5)合理性:逻辑关系、一般到个别。

6)可比性:问题呼应程度。

4. 调查表的内容

主要包括调查表名称、封面信、指导语、主体问题、答案、结束语等要素。

(1)封面信

200~300 字的自我介绍信,其作用是向被调查者介绍和说明调查者的身份、调查内容、调查目的和意义等。

(2)指导语

相当于填表说明书,用来指导被调查者填写问卷的一组说明。

(3)主体问题

从内容上看,问题分类包括:①有关行为或事实的问题。例如:您是否吸烟?②有关态度、意见、看法方面的问题。例如:您认为吸烟有害健康吗?③有关被调查者个人背景资料的问题。例如:年龄、性别、文化程度等。

从形式上看,问题分类包括:①开放式问题。不提供可选答案,用自己的语言自由回答。其优点是收集到的资料丰富、生动。其缺点是对回答者要求高,应答率低,费时、难进行统计;②封闭式问题。提供可选答案,分两项式和多项式。其优点是易答、省时、便于统计。其缺点是有时不能得到所有答案。

问题的数量要适中,通常以能在 20~30 分钟内完成应答为宜。问题排序应遵循先易后难、同类相关问题放在一起、先行为问题后态度问题、先封闭式问题后开放式问题、先引起调查者兴趣问题后引起产生顾虑问题的原则。

(4)问题的答案

答案设计要注意两个原则:一是答案的设计要与问题相一致;二是答案具有穷尽性和互斥性,所谓"穷尽性"是指答案包括所有可能的情况,"互斥性"指答案互相之间不能交叉重叠或相包含。答案的基本格式包括:填空式、二项选择式、多项选择式、排序式、尺度式等多种。

(5)结束语

对被调查者的合作再次表示感谢,以及关于不要填漏与复核的请求。

5. 调查表的修改

设计初稿用于预调查至关重要,因为,问卷中任何一点缺陷都将在调查资料中留下难以弥补的损失。所以,问卷必须经过试用和修改后才能用于正式调查。

**(二)调查表编制的步骤**

1. 准备工作

1)确定调查主题。

2)确定测量变量。

2. 工作程序

1)确定表头。

2)设计封面信。

3)确定测量变量和分类。

4)设计调查表初稿,并进行小规模试用。

5)针对试用中发现的问题对调查表进行修订。

6)调查表格式设计。

## 二、社区基本资料的收集

社区基本资料的搜集必须根据调查方法、目的和对象而确定其方式和方法。一般来说资料收集方法分为两种:一是直接收集社区历年综合信息数据;二是由单一家庭一个个收集再综合。收集资料的用途可分为两个方面:一是描述性研究,即利用观察记录或专题调查的资料进行归纳,描述疾病或健康状态在不同地区、时间、人群中的分布特征,提出健康影响因素的假设,为寻找病因或健康问题提供线索;二是分析性研究,常用对照研究和队列研究探索疾病的可疑危险因素,或对描述性研究提出的病因假设进行检验的方法。

实际工作调查目的:(1)了解情况,用以说明总体的特征,例如:某社区老年人的糖尿病患病率;(2)比较事物,例如:比较两个社区老年人的糖尿病发病率的高低;(3)研究事物间的相互联系,用以预测控制和探索影响因素。例如:糖尿病发病与特殊生活习惯的关系。

### (一)相关知识

1. 资料性质和分类

社区健康调查的统计资料通常分为数值变量和分类变量两大类。它们可根据需要进行互相转化,不同类型的资料采用不同的统计分析方法。

1)数值变量资料:又称定量变量,是对每个观察单位用定量的方法测定某项指标的数值大小所得的变量。一般有度量衡单位,又称计量资料,如年龄、身高。常用平均数、标准差、方差、回归等方法进行统计分析。

2)分类变量资料:又称定性变量,一般无度量衡单位。是将观察单位按某种属性或类别进行分组,清点各组观察单位数所得的资料。如性别、血型。分类变量的统计分析,应先分组、再计观察单位数,常用相对数、卡方检验等指标进行统计分析。

3)等级资料:调查居民的经济状况时,可按照贫穷、一般、富裕等级分组,然后清点每组人数。这种将观察单位按某种属性或类别的等级顺序进行分组,清点各组观察单位数有等级顺序,故亦称等级资料。常用相对数、秩和检验等指标和方法进行统计分析。

2. 社区调查和资料收集方法

社区调查的目的,是掌握社区人群健康或疾病状况的分布特征及变动趋势,探索健康的影响因素,经过综合分析,明确和推测社区人群中现在和将来要出现的健康问题。从而采取必要的措施,以达到促进健康、控制疾病、提高社区健康水平的目的。

调查方法按调查范围分全面调查(普查)和非全面调查(抽样调查和典型调查)。

社区调查的具体方法:

1)观察法:即通过对事件或研究对象的行为,及其影响因素等进行直接的观察来收集数据,是定性研究方法中收集非语言行为等资料的一种主要方法。

2)访谈法:通过面对面或电话交谈,获取所需信息的一种资料收集方法,按调查表逐项询问,并记录结果。

3)自填问卷法(信访法):社会调研中广泛应用的一种资料收集方法,要求被调查者在规定的时间内自行完成填写问卷。统一回收,优点是保密性好,缺点是应答率低,准确性较差。

4)专题小组讨论法:根据调查目的确定讨论主题,一人主持一人记录,围绕主题讨论,时间1 h左右。

3. 调查项目和表格确定方法

1)确定调查项目:指根据调查指标确定对每个观察单位的调查项目,包括分析项目和备查项目。分析项目:直接用于计算调查的指标以及分析排除混杂因素影响的内容。备查项目:是为了保证分析项目填写的完整和正确,便于对其核查、补填和更正而设置的,通常不直接用于分析。分析项目一个也不能少,备查项目宜少不宜多。

2)表格确定方法:力求简洁、清楚,多用填空及简单的符号和数字。编制详尽的填表说明,以备培训用。

**(二)社区基本资料收集的步骤**

1. 工作准备

1)了解社区基础资料包括哪些信息:一般包括人口数、人口动态、性别、年龄结构、居住分布、职业、教育程度等人口资料和环境资料、社区健康状况资料等。

2)确定基础资料的来源。

3)设计并打印出记录用的表格。

2. 工作程序

1)登门拜访。

2)说明目的。

3)整体资料。

4)个体资料。

5)核查数据。

6)资料的整理、分析报告。

# 第二节　营养和健康档案的建立和管理

社区居民健康档案是指,以社区居民个人健康问题为中心和以预防为导向的,周期性健康检查记录。

建立营养和健康档案的目的意义:

1)全面反映居民营养健康状况的最有效工具。

2)开展营养健康干预最理想的资料来源。

3)有利于开展针对性的营养指导、营养与食品安全知识传播,促进社会公众健康。

4)是开展营养干预项目的基础任务。

档案包含的基本内容:营养调查资料、相关干预措施、饮食指导、健康教育记录、个人的特殊健康状况。

## 一、个人健康档案的建立

**(一)相关知识**

1. 个人健康档案的主要内容

1)基本资料:①人口学资料,如姓名、年龄、性别、教育程度、职业、婚姻、种族、社会经济状况等;②健康行为资料;③生物学基础资料,如血压、体重、血型等;④临床资料,如主诉、现病史、过去史、家族史、个人史、各种检查结果、心理评估资料等。

2)问题目录:用于记录过去影响、现在正在影响、将来还要影响居民营养健康的异常情况。慢性问题列入长期性问题目录,急性问题列入暂时性问题目录。

3)病情流程表。

4)问题描述及问题进展记录(SOAP 描述法)。

2. 个人健康档案的建立方法

1)收集健康数据。

2)资料的核查和录入。

3)资料的管理。

4)资料的保存。

**(二)个人健康档案建立的步骤**

1. 工作准备

计算机,个人健康信息调查表和信息数据。

2. 工作程序

1)收集个人健康信息并进行整理。

2)文本档案的建立。

3)编制档案目录。

4)保存档案。

5)建立档案的查询方法。

## 二、人群基本资料的计算分析

**(一)相关知识**

1. 比和率的概念及计算方法

1)构成比:表示某一事物内部各组成部分所占的比重或频率,以百分数表示。如人群资料中男性占总人数的百分比,女性占总人数的百分比等。

2)比:也称相对比,表示两个数相除所得的值,说明两者的相对水平,常用倍数或百分数表示。如 2008 年,全国的出生性别男女比例为 108%,表示 2008 年出生的男孩数与女孩数的比为 108:100。

3)率:表示在一定的条件下,某现象实际发生的例数与可能发生该现象的总例数之比,说明单位时间内某现象发生的频率或强度。百分率、千分率、万分率或10 万分率表示。

率 = 某现象实际发生的例数/可能发生该现象的总例数 × $k$, $k$ = 100%, 1 000‰等。

2. 发病率的概念及计算方法

发病率是指一定时期内某特定人群中某种疾病新病例出现的频率。如某社区 2008 年缺铁性贫血的发病率为 5%,表示在 2008 年一年中该社区新发生的缺铁性贫血患者与该社区的总人数的比率。

3. 患病率的概念及计算方法

患病率是指在特定时间内一定人群中某疾病新旧病例所占的比例。如某社区2008年缺铁性贫血的患病率为5%,表示在2008年一年中该社区所有的缺铁性贫血患者与该社区的总人数的比率。

4. 患病率与发病率的区别

发病率是新发病例的比例,患病率是所有病例的比例。患病率是静态指标,衡量疾病的存在或流行情况,由横断面调查获得;发病率是动态指标,衡量疾病的出现或发生频率,由发病报告或队列研究获得。

**(二)人群基本资料计算分析的步骤**

1)认真阅读分析技能教材所提供的人群基本资料。

2)计算各种构成比(性别、患病人数、发病人数)。

3)计算两种性别的相对比。

4)计算发病率。

5)计算患病率。

# 第三节 营养干预方案设计和实施

社区营养干预的目标是提高社区居民的营养水平、改善膳食结构、预防控制营养不良,增进健康、提高社区居民的生活质量。营养干预的方式包括营养教育、营养强化、政策、行为干预等。

## 一、社区食物营养干预方案设计

**(一)相关知识**

1. 社区常见营养问题及其预防

1)蛋白质—能量营养不良。

2)铁缺乏和缺铁性贫血。

3)钙与维生素D缺乏。

4)锌缺乏。

5)维生素A缺乏。

6)超重和肥胖。

7)骨质疏松。

8)其他与营养有关的疾病。

2. 营养干预主要设计类型和策略

1)营养干预试验设计的类型:包括随机对照方案和类实验设计方案两种。

2)干预对象的选择:①选择预期发病率高的人群;②选择高危人群;③选择能从干预实验中获得最大利益的人群;④选择稳定的人群。

3)营养干预策略

①政策环境:指制定有利于营养干预的政策、规定等。

②营养教育干预:指通过公共信息、小传媒、人际交流等进行传播,提高人群的营养知识,促进人群态度和行为的改变。

③行为干预:通过提供信息、示范、咨询等帮助人们进行健康生活方式的选择,提供改变行为的必要技能。

④食物营养干预:通过改变膳食结构达到减少营养缺乏病、慢性病的目的。

3. 社区营养干预的步骤与方法(以社区营养干预缺铁性贫血为例)

1)社区诊断:通过社区咨询、访谈及问卷调查等方式收集资料并进行分析,了解缺铁性贫血的主要人群是谁,严重程度如何,原因是什么等。

2)制订目标:包括总目标(长期目标)和分目标。总目标就是降低社区居民贫血患病率,分目标提高社区居民的营养知识水平,缺铁性贫血的膳食防治措施等。

3)确定目标人群:包括三级目标人群。一级目标人群是指建议健康行为改变的实施对象;二级目标人群是指对一级目标人群有重要影响的人;三级目标人群是指对营养干预计划的决策者、领导、提供资助者等。

4)制订营养干预计划:确定特定目标人群存在该营养问题的严重程度和原因,探讨干预项目涉及的范围、可利用的资源以及社区参与等因素,同时确定干预的具体方法和措施。

4. 选择社区营养干预措施的基本原则

1)优先解决社区居民存在的重要营养问题。

2)干预措施对解决营养问题的作用大小。

3)干预措施的可行性。

4)干预措施的成本效益比。

5. 设计营养干预试验的注意事项。

1)干预的目标要明确。

2)干预措施的可操作性和针对性要强。

3)符合伦理道德。

**(二)营养干预方案设计的步骤**

1)准备工作。

2)工作程序:

①制定总体方案设计框架。

②确定项目目标。

③确定目标人群。

④制定营养干预策略。

⑤确定营养干预开展的主要活动。

⑥项目的评价。

⑦制定执行计划。

⑧制定经费预算。

⑨写明参加单位和人员。

## [思考题]

1. 简述营养与健康信息调查表的编制步骤。
2. 构成比、患病率、发病率的概念及计算方法。
3. 在社区针对缺铁性贫血问题如何进行营养干预?
4. 阐述资料的性质与分类,并举例说明。

# 第三篇　公共营养师四级技能

# 第一章　膳食调查与评价

## 一、膳食调查的定义

为了了解不同地区、不同生活条件下某人群或某个人的饮食习惯,以及膳食存在的主要问题;在一定时间内,调查群体或个体,通过膳食所摄取的能量和营养素的数量以及质量;根据食物成分表计算出每人每日各种营养素的平均摄入量,借此来评定正常营养需要得到满足的程度。

## 二、膳食调查主要内容

1)每人每日所吃食物的品种和数量。
2)了解烹调加工方法。
3)了解饮食制度、餐次分配。
4)过去的膳食情况和饮食习惯等。
5)调查对象的基本信息。

## 三、膳食调查常用的方法

1)称重法(称量法)。
2)记账法(查账法)。
3)询问法(24 小时回顾法)。
4)频率法。
5)膳食史法。
6)化学分析法。

# 第一节 食物摄入量调查

主要学习称重法。

1. 称量法定义

对某一个伙食单位或个人一日各餐食物食用量进行称重，计算每人每日的营养素摄入量。

2. 称重法调查时间

摄入食物具有季节性特点，因此膳食调查最好每季一次，如人力物力受限，可夏秋和冬春各一次，每次调查时间应为3～7天。

3. 称重法特点

准确性高，是膳食调查的"金标准"，但较复杂、费时费力。

## 一、食物重量的估计

食物重量是计算营养素摄入量最重要的指标。

常用食物量具和容量：常用食物容器是碗、盘、勺、杯等，调查前要做到心中有数。

常见食物的份：食物的份是指单位食物或常用单位量具中食物具体的数量份额。

常见量具和食物份的量：熟悉常见量具和食物份的量。

注意点：①食物重量记录填表时，应以"g"为单位，若按照习惯记录为"两、斤"，最后都应换算为"g"，并注意单位间换算：1斤=500 g，1两=50 g；②在实际工作中，若利用询问法了解食物摄入量，即记录的是食物重量的估计值。为保证调查结果可信度，开展调查前应加强培训，保证调查员对食物的估计重量和实际称重量之间的误差不超过±20%。

### （一）知识点训练

某调查员估计苹果、馒头、鸭蛋、牛奶和食用油的重量为230 g、110 g、90 g、280 mL和10 g，而实际重量分别为200 g、150 g、70 g、250 mL和15 g，请问该调查员培训是否合格？

解答：苹果的估计误差＝(230－200)/200＝15%

馒头的估计误差＝(110－150)/150＝－27%

鸭蛋的估计误差＝(90－70)/70＝29%

牛奶的估计误差＝(280－250)/250＝12%

食用油的估计误差＝(10－15)/15＝－33%

该调查员平均估计误差＝(15%＋27%＋29%＋12%＋33%)/5＝23.2%

由于合格的调查员平均估计误差应不超过20%，因此，该调查员培训不合格。

### （二）注意事项

估计误差可能是正值也可能为负值，计算平均误差时不得将正负值直接相加，应都取其绝对值进行计算，否则正负抵消就掩盖了真正的误差。

## 二、食物成分表的应用

食物成分表是记录食物成分数据的表格，在营养咨询和教育、膳食调查和指导、营养配餐和社区营养管理中广泛使用。我国现有食物成分表主要有：①《中国食物成分表2002》——以食物原料为主；②《中国食物成分表2004》——以包装食品为主；③《食物营养成分速查》——常见食物，使用简单、方便。

**（一）《中国食物成分表2004》的基本内容**

食物成分表包括食物一般营养成分表、食物氨基酸含量表、脂肪酸含量表。

**（二）食物成分表查询**

1. 食物编码

为方便查找食物，《中国食物成分表2004》将食物按照食品分类法分为21类，每种食物都有其唯一的食物编码。

如：竹笋的食物编码为04-5-401，即竹笋是04类（蔬菜类及其制品）、第5亚类（嫩茎、叶、花菜类）中第401条食物。

2. 食物成分表查阅步骤

先明确食物的分类，再从对应的亚类中逐一查找。

3. 食物成分表查阅注意事项

（1）食物成分表中没有的，可以用相似食物代替，但是要注明；（2）有的食物有科学名称和地方俗名之分，要做到认真区分和查询，避免混淆；（3）《中国食物成分表2004》是以食物原料为基础的，因而在称重记录时，许多被调查的食物要利用生熟比值换算成原料量。

4. 知识点训练

1）查《中国食物成分表2002》，荷兰豆和墨鱼分别属于（　　）。

A. 鲜豆类和软体动物类　　B. 鲜豆类和鱼类

C. 干豆类及制品和鱼类　　D. 干豆类及制品和海产品

2）查《中国食物成分表2002》，素鸡和海带分别属于（　　）。

A. 禽肉类及制品和海产品　　B. 禽肉类及制品和菌藻类

C. 干豆类及制品和菌藻类　　D. 干豆类及制品和海产品

3）按《中国食物成分表2002》查询食物成分时，遇到食物成分表中没有的食物，可以（　　）。

A. 用相似食物代替　　B. 在同一类食物中任选一种代替

C. 忽略该种食物　　D. 将该食物样品送实验室分析其成分

答案：（1）D；（2）C；（3）A。

**（三）食物营养成分的数据表达**

1. 度量单位的表达

每100 g可食部食物（原料）含有多少g（宏量营养素）或者多少μg（微量营养素）。

理解要点：（1）《中国食物成分表2002》表示食物原料中营养成分含量，即是大米而不是米饭、是市场上买回来的猪肉而不是烹调后的猪肉；（2）成分表中营养成分的量是指100 g可食部食物中的含量，如买回土豆通常食用前须去皮和淘洗，那么去皮和淘洗后的真正食用部分量为可食用部分。那么，成分表就是指去皮和淘洗后的100 g土豆中营养成分含量；(3)各种营养素在食物中含量差异较大，其单位包括g、mg、μg、kcal、kJ等。

2. 度量单位表达注意事项

(1)能量

食物成分表中“能量”一栏列出两种计量单位，即kcal和kJ，为方便计算通常选用kcal。

(2)维生素A、胡萝卜素和视黄醇当量

1)食物中的维生素A有多种化学式，在植物性食物中只有胡萝卜素，没有视黄醇；而绝大多数动物性食物中仅有视黄醇，没有胡萝卜素。通常我们用视黄醇当量(RE)来表示维生素A的活性，计算总的维生素A生物活性公式：

总视黄醇当量(μg RE) = 维生素A(μg) + β-胡萝卜素(μg) ×1/6 + 其他维生素A原类胡萝卜素(μg) ×1/12 + 维生素A补充剂(IU) ×0.3

2)利用食物成分表计算食物中维生素A含量，只需直接引用“视黄醇当量”栏数值(见表1.1与表1.2)，勿将“胡萝卜素”转换为视黄醇当量后，再加上“视黄醇当量”。植物性食物中视黄醇当量值实际上是食物成分表编者计算得出的数值，即为该种食物胡萝卜素含量的1/6。

**表1.1 动物性食物成分表举例**

| 食物名称 | 食部/% | 能量/kcal | 水分/g | 蛋白质/g | 脂肪/g | 膳食纤维/g | 碳水化物/g | 灰分/g | 胡萝卜素/μg | 视黄醇当量/μgRE | … |
|---|---|---|---|---|---|---|---|---|---|---|---|
| 蟹(河蟹) | 42 | 103 | 75.8 | 17.5 | 2.6 | — | 2.3 | 1.8 | — | 389 | … |
| 梭子蟹 | 49 | 95 | 77.4 | 15.9 | 3.1 | — | 0.9 | 2.6 | — | 121 | … |
| 蛏子 | 57 | 40 | 88.4 | 7.3 | 0.3 | — | 2.1 | 1.9 | — | 59 | … |
| 花蛤 | 46 | 45 | 87.2 | 7.7 | 0.6 | — | 2.2 | 2.3 | — | 23 | … |
| 河蚬(蚬子) | 35 | 47 | 88.5 | 7.0 | 1.4 | — | 1.7 | 1.7 | — | 37 | … |

**表1.2 植物性食物成分表举例**

| 食物名称 | 食部/% | 能量/kcal | 水分/g | 蛋白质/g | 脂肪/g | 膳食纤维/g | 碳水化物/g | 灰分/g | 胡萝卜素/μg | 视黄醇当量/μgRE | … |
|---|---|---|---|---|---|---|---|---|---|---|---|
| 芦笋 | 90 | 18 | 93.0 | 1.4 | 0.1 | 1.9 | 3.0 | 0.6 | 100 | 17 | … |
| 蕹菜(空心菜) | 76 | 20 | 92.9 | 2.2 | 0.3 | 1.4 | 2.2 | 1.0 | 1 520 | 253 | … |
| 菠菜 | 89 | 24 | 91.2 | 2.6 | 0.3 | 1.7 | 2.8 | 1.4 | 2 920 | 487 | … |
| 芥菜 | 71 | 14 | 94.6 | 1.8 | 0.4 | 1.2 | 0.8 | 1.2 | 1 700 | 283 | … |
| 茼蒿 | 82 | 21 | 93 | 1.9 | 0.3 | 1.2 | 2.7 | 0.9 | 1 510 | 252 | … |
| 芹菜 | 66 | 14 | 94.2 | 0.8 | 0.1 | 1.4 | 2.5 | 1.0 | 60 | 10 | |

(3)知识点训练

1)某人每日膳食中含有320 μg视黄醇，0.8 mg β-胡萝卜素，同时还服用了含400 IU维生素A的鱼肝油，计算其每日摄入的视黄醇总量？

解答：每日摄入视黄醇总量 = 320 + 0.8 ×1/6 + 400 ×0.3 ≈440(μgRE)

2）查《中国食物成分表2002》，荷兰豆可食部88%，含维生素A 80 μgRE，480 μg胡萝卜素，某人从超市买回100 g荷兰豆，可提供维生素A为（　　）。

A. 80 μgRE　　B. 160 μgRE　　C. 70.4 μgRE　　D. 140.8 μgRE

解答：100 g荷兰豆为市品，买回后须去茎等才可食用，其可食部比例为88%，则实际食用部分（可食部）重量为100 g×88% =88 g；食物成分表中100 g可食部荷兰豆中维生素A为80 μgRE，则88 g可提供维生素A为88 g×（80 μgRE/100 g）=70.4 μgRE。选C。

3）我国食物成分表中所涉及符号、标注及其意义（见教材P13表1.7）。

知识点训练：

在食物成分表中某食物的某营养素含量用"-"表示，说明（　　）。

A. 该食物中理论上应该存在一定量的该种成分，但未实际检测

B. 该食物中该种成分的含量低于目前检测方法的检出线或未检出

C. 理论上估计不存在该种成分

D. 该食物中该种成分的含量为0

答案：A。

## 三、食物可食部和废弃率的计算

### （一）食物可食部和废弃率的概念及计算

市品：从市场上采集来的食品，如香蕉、猪排。

可食部（EP）：食物中可以食用部分的比例，如香蕉去皮剩下的果肉、猪排剔除骨头后剩下的猪肉。

废弃率：食物中不可食用部分的比例，如香蕉皮、猪排剔除的骨头。

EP =（食品重量 - 废弃部分重量）÷食品重量×100%

注：EP会因运输、储存和加工处理的不同有所差异，若需得到较准确的值，需通过实际称量、计算得出；若条件不允许，也可查《成分表》获得较为接近的经验值。

知识点训练：

1）张大爷从农贸市场买回白萝卜3斤，削去皮和须200 g用于烹调，请问白萝卜的可食部、废弃率分别是多少？

解答：3斤 =1 500 g

白萝卜可食部 =（1 500 -200）/1 500×100% ≈87%

白萝卜废弃率 =200/1 500×100% ≈13%

或废弃率 =1 -87% =13%

2）一只2 000 g的鸭子，宰杀后烤制成600 g的烤鸭，吃完后残渣重150 g，该烤鸭的可食部为（　　）。

A. 25%　　B. 70%　　C. 75%　　D. 80%

答案：C。该题题干是要求计算烤鸭的可食部，不是鸭子的可食部，因此，烤鸭可食部 =（600 -150）/600×100% =75%。

2. 可食用部分营养素计算

计算公式：X = 食品市重×EP×A/100

X——某种食物可食用部分营养素含量；

A——每 100 g 可食用部分食物中该营养素的含量；

EP——可食部。

注意事项：如果调查得到的是食物可食部分的重量，而不是市重，则不需要再乘以 EP。

知识点训练：

1）查《中国食物成分表 2002》，白萝卜的可食部为 95%，能量为 20 kcal。现从农贸市场买回白萝卜 3 斤，其能量为多少？

解答：3 斤 = 1 500 g

X = 食品市重 × EP × A/100
= 1 500 g × 95% × 20 kcal/100 g
= 285 kcal

2）查《中国食物成分表 2002》，白萝卜的可食部为 95%，能量为 20 kcal。已经去皮和须并洗干净的白萝卜 300 g，其能量为（ ）。

A. 57 kcal　B. 60 kcal　C. 19 kcal　D. 20 kcal

解答：由于已经去皮和须并洗干净，300 g 白萝卜为可食部分重量，则

X = 食品可食部重量 × A/100
= 300 g × 20 kcal/100 g
= 60 kcal

3）一份 200 g 的北京烤鸭，被小王和小李两人均分吃掉。查《中国食物成分表 2002》，北京烤鸭可食部 80%，脂肪含量 38.4 g，小王通过北京烤鸭摄入脂肪的量是（ ）。

A. 38.4　B. 30.7　C. 61.4　D. 76.8

解答：B。本题要注意阅读题干，即 200 g 烤鸭被两人均分吃掉，那么小王仅吃掉 100 g 北京烤鸭；小王摄入脂肪量 = 100 × 80% × 38.4/100 = 30.7。

## 四、食物生熟重量比值的换算方法

由于我国食物成分表主要以食物原料为基础，因此，在做记录时需要填写食物的原料量。而在实际调查时，有些食物可能只能得到熟重量，这时就需要通过生熟重量比值来换算后再进行后续计算。

**（一）烹调重量变化率（WCF）**

主要用于反映食物烹调后重量的变化。

WCF =（熟食重量 − 生重）/ 生重 × 100%

损失率：烹调后失重的就叫损失率，如 500 g 生牛肉可卤成 200 g 卤牛肉，损失率为 60%。

膨胀率：有些晾干和晒干食品，烹调前需要水发后才能食用，如干木耳、蘑菇等，其水发后重量与水发前重量之比为食物膨胀率。

食物膨胀率 = 水发食品重量 / 干重 × 100%

**（二）生熟重量比值与原料重量的换算方法**

生熟重量比值 = 生食物重量 / 熟食物重量

注：烹调方法、加水量、食物储藏时间、产地或品种均会影响食物生熟重量比值，若实际工

作中需要较准确的值，则可通过实际称量、计算得出。若条件不允许，也可查《食物营养成分速查表》获得较为接近的经验值。

知识点训练：

1）小明吃了 100 g 卤牛肉，已知卤牛肉的生熟重量比值为 1.25，小明消耗原料牛肉为（　　）。

A.125 g　　B.100 g　　C.80 g　　D.无法计算

答案：选 A。利用生熟比 = 生食物重量/熟食物重量，则原料牛肉（生食物）重量 = 熟食物重量 × 生熟比 = 100 × 1.25 = 125 g。

2）张大爷在家将 100 g 面条煮熟，吃后剩下熟 60 g 熟面条，已知面条的生熟重量比值为 0.33，张大爷吃掉面条生重约为（　　）。

A.100 g　　B.80 g　　C.60 g　　D.40 g

答案：选 B。首先将剩下的 60 g 熟面条换算为生面条，即生面条重量 = 60 × 0.33 = 20 g；然后可计算出张大爷吃掉的面条生重 = 100 − 20 ≈ 80 g。

## 五、称重记录表的设计

称重法记录表是称重法膳食调查的重要部分，一份设计合理的记录表能够引导调查顺利进行，方便调查数据的录入和分析。

### （一）称重记录表的设计原则

1）餐次分开：准确记录三餐中每种食物，包括调味品和三餐以外的零食的摄入量。

2）项目完整、清晰：记录食物可以及时编码，以方便计算机录入。

3）足够的记录空间。

### （二）称重记录表的设计方法

举例：

1）一张简单的个人食物称重记录表（见表 1.3）。

**表 1.3　称量法调查记录/g**

| 姓名：　　性别：　　年龄：　　身高：　　体重：　　劳动强度： | | | | | | | | |
|---|---|---|---|---|---|---|---|---|
| 餐别 | 饭菜名称 | 食物名称 | 食物重量 | 可食重量 | 熟食重量 | 熟食余量 | 净熟食重 | 净生食重 |
| | | | | | | | | |

调查日期：　　　　调查者：

2)某单位的食物称重记录表(见表1.4)。

表1.4　称量法调查登记表/kg

单位：　　　日期：

| 餐别 | 饭菜名称 | 食物名称 | 食物重量 | 可食重量 | 熟食重量 | 熟食余量 | 净熟食重 | 摄生食总量 | 人均摄入食重/g |
|---|---|---|---|---|---|---|---|---|---|
| | | | | | | | | | |

就餐人数：　　　调查者：

（三）注意点

1)确定要记录的是"谁"的信息,是个体还是群体。是个体(见表1.3),则除了要记录食物量,还要记录年龄、性别、体力活动等基本情况;是群体(见表1.4),则要记录实际就餐人数,根据群体中人的性别、年龄等因素折算成"标准人"(见三级技能部分),再计算出人均摄生食重量。

2)调味品如食盐、味精以及食用油每餐食用量较少,可运用如下公式计算:

实际消费量 ＝结存量＋购进量－废弃量－剩余量

实际消费量:①指某种食物在3日调查中实际消费的量;②结存量:调查开始时家里现存的某种食物的量;③购进总量或自产量:每日购进某种食物的量;④剩余量:该家庭中剩余某种食物的量。

知识点训练:

对李婶一家3口人进行3日食物消费量调查,1月7日晚其食用菜子油结余量200 g,1月9日买回食用菜子油2 500 g,1月10晚剩余油量为2 350 g,调查期间废弃50 g,李婶一家日均食用菜子油实际消费量为(　　)。

A. 300 g　　B. 250 g　　C. 150 g　　D. 100 g

解答:选D。李婶一家食用油实际消费量＝200＋2 500－2 350－50＝300 g,日均消费量＝300/3＝100 g。

## 六、称重法进行膳食调查

### (一)称重法调查食物摄入量的具体步骤

1)设计称重法调查表。

2)准确记录每餐各种食物及调味品的名称。

3)准确称量:食物的生重、熟重、剩余量、零食。

4)计算生熟比:生熟比＝生食物重量/熟食物重量。

5)计算每种食物平均每人每日的摄入量。

### （二）举例

以下是对某个大学学生食堂进行的称重法膳食调查。

1）2010 年 3 月 1 日午餐，该餐包括米饭、炒土豆丝、青椒肉丝，就餐人数 50 人（见表1.5）。

**表 1.5　称量法调查登记表/kg**

单位：学员 1 食堂　　日期：20100301

| 餐别 | 饭菜名称 | 食物名称 | 毛重 | 净重 | 熟重 | 剩余量 | 净食重 | 摄生食总量 | 人均摄生食重/g |
|---|---|---|---|---|---|---|---|---|---|
| 午餐 | 米饭 | 大米 | | | | | | | |
| | 清炒土豆丝 | 土豆 | | | | | | | |
| | 青椒肉丝 | 青椒猪瘦肉 | | | | | | | |

就餐人数：50　　调查者：× ×

2）按照调查表逐一称量，并计算出净食重（见表 1.6）。

**表 1.6　称量法调查登记表/kg**

单位：学员 1 食堂　　日期：20100301

| 餐别 | 饭菜名称 | 食物名称 | 毛重 | 净重 | 熟重 | 剩余量 | 净食重 | 摄生食总量 | 人均摄生食重/g |
|---|---|---|---|---|---|---|---|---|---|
| 午餐 | 米饭 | 大米 | 10 | 10 | 23 | 3 | = 熟重 − 剩余量<br>= 23 − 3 = 20 | ? | |
| | 清炒土豆丝 | 土豆 | 8 | 7 | 10 | 0.5 | = 10 − 0.5 = 9.5 | ? | |

就餐人数：50　　调查者：× ×

3）利用生熟比计算出摄生食总量，并计算人均摄生食量（见表 1.7）。

**表 1.7　称量法调查登记表/kg**

单位：学员 1 食堂　　日期：20100301

| 餐别 | 饭菜名称 | 食物名称 | 毛重 | 净重 | 熟重 | 剩余量 | 净食重 | 摄生食总量 | 人均摄生食重/g |
|---|---|---|---|---|---|---|---|---|---|
| 午餐 | 米饭 | 大米 | 10 | 10 | 23 | 3 | 20 | = 净食重 × 生熟比<br>= 20 × 10/23 = 8.7 | = 摄生食总量/就餐人数<br>= 8.7 × 1 000/50 = 174 |
| | 清炒土豆丝 | 土豆 | 8 | 7 | 10 | 0.5 | 9.5 | = 9.5 × 7/10 | = 6.7 × 1 000/50 = 134 |

就餐人数：50　　调查者：× ×

# 第二节 膳食调查结果计算与评价

## 一、膳食中各类食物摄入量的计算

### (一)学习目标

了解食物的分类;掌握膳食中各类食物、膳食能量及各种营养素计算方法和程序。

### (二)知识点

中国居民膳食宝塔把居民每天所需食用的食物分为9类:油脂类、奶类及制品、豆类及制品、畜禽肉类、鱼虾类、蛋类、蔬菜类、水果类、谷薯类(见表1.8)。

表1.8 不同能量膳食各类食物参考摄入量

| 食 物 | 低能量1 800 kcal | 中等能量2 400 kcal | 高能量2 800 kcal |
|---|---|---|---|
| 谷类 | 300 | 400 | 500 |
| 蔬菜 | 400 | 450 | 500 |
| 水果 | 100 | 150 | 200 |
| 肉、禽 | 50 | 75 | 100 |
| 蛋类 | 25 | 40 | 50 |
| 鱼虾 | 50 | 50 | 50 |
| 豆类及其制品 | 50 | 50 | 50 |
| 奶类及其制品 | 100 | 100 | 100 |
| 油脂 | 25 | 25 | 25 |

### (三)膳食构成的测定和评估

1. 工作准备

《中国食物成分表2002》、中国居民膳食宝塔、计算器、相关的统计表格等。

2. 工作程序

以一名20岁健康女孩为例,通过科学的方法得到她的一日食物消耗登记表(见表1.9),计算其各类食物摄入量。

表 1.9　某女生一日食物消耗登记表

| 餐　别 | 食物名称 | 原料及用量/g |
|---|---|---|
| 早餐 | 面包 | 小麦粉 150 |
| | 火腿 | 火腿 25 |
| | 牛奶 | 牛奶 250 |
| | 苹果 | 苹果 100 |
| 午餐 | 青椒肉片 | 青椒 100 |
| | | 瘦猪肉 45 |
| | | 花生油 6 |
| | | 熏干 30 |
| | 熏干芹菜 | 芹菜 100 |
| | | 花生油 5 |
| | 馒头 | 面粉 150 |
| 晚餐 | 番茄炒鸡蛋 | 番茄 125 |
| | | 鸡蛋 60 |
| | | 花生油 5 |
| | | 韭菜 25 |
| | 韭菜豆腐汤 | 南豆腐 30 |
| | | 花生油 3 |
| | 米饭 | 大米 125 |

1)分类排序记录食物并计算各类食物摄入的总量(见表 1.10)。

表 1.10　各类食物摄入量统计表

| 类　别 | 食物名称 | 摄入量/g | 合　计 |
|---|---|---|---|
| 谷薯类 | 小麦粉(标准粉) | 150 | 425 |
| | 面粉 | 150 | |
| | 大米 | 125 | |
| 蔬菜类 | 青椒 | 100 | 350 |
| | 芹菜 | 100 | |
| | 西红柿 | 125 | |
| | 韭菜 | 25 | |
| 水果类 | 苹果 | 100 | 100 |
| 畜禽肉类 | 火腿 | 25 | 70 |
| | 瘦猪肉 | 45 | |

续表

| 类　别 | 食物名称 | 摄入量/g | 合　计 |
|---|---|---|---|
| 鱼虾类 | | 0 | 0 |
| 蛋类 | 鸡蛋 | 60 | 60 |
| 奶类及奶制品 | 牛奶 | 250 | 250 |
| 豆类及豆制品 | 熏干 | 30 | 60 |
| | 南豆腐 | 30 | |
| 油脂类 | 花生油 | 19 | 19 |

2)评价膳食结构:把以上食物归类,与中国居民膳食宝塔的推荐食物种类进行比较,检查其是否摄入了宝塔所推荐的各类的食物(见表1.11)。

**表1.11　膳食结构评价表**

| 食物种类 | 实际摄入品种 | 评价 |
|---|---|---|
| 谷薯类 | 小麦粉、大米、面粉 | √ |
| 蔬菜类 | 青椒、芹菜、西红柿、韭菜 | √ |
| 水果类 | 苹果 | √ |
| 畜禽肉类 | 火腿、瘦猪肉 | √ |
| 鱼虾类 | — | × |
| 蛋类 | 鸡蛋 | √ |
| 奶类及奶制品 | 牛奶 | √ |
| 豆类及豆制品 | 熏干、南豆腐 | √ |
| 油脂类 | 花生油 | √ |

3)评价食物数量:把以上食物按类计算,与中国居民膳食宝塔推荐食物数量进行比较,检查其摄入的每类食物在数量上是否达标(见表1.12,假设该女生每天需要能量1 800 kcal)。

**表1.12　食物数量评价表**

| 食物种类 | 实际摄入数量/g | 膳食宝塔推荐量/g | 评价 |
|---|---|---|---|
| 谷薯类 | 425 | 300 | 高 |
| 蔬菜类 | 350 | 400 | 低 |
| 水果类 | 100 | 100 | √ |
| 畜禽肉类 | 70 | 50 | 高 |
| 鱼虾类 | 0 | 25 | 缺乏 |
| 蛋类 | 60 | 50 | 高 |
| 奶类及奶制品 | 250 | 100 | 高 |
| 豆类及豆制品 | 60 | 50 | 高 |
| 油脂类 | 19 | 25 | 低 |

4)总体评价和建议：

①评价食物种类是否齐全?(结果见表1.11:缺少一类食物——鱼虾类)

②评价数量分布是否合理?(结果见表1.12)

③大致估计能量是否足够?

④合理化建议。

**(四)注意事项**

1)平衡膳食宝塔给出了一天中各类食物摄入量的建议,还要注意合理分配三餐食量。三餐食物量的分配及间隔时间与作息时间和劳动状况相匹配。

2)食物进行归类时,有些食物要折算后才能相加。如奶制品和豆制品。切记:奶制品和豆制品进行摄入量统计时,不能直接相加,而应该按蛋白质含量折算成鲜奶或黄豆后再相加,食物蛋白质含量(见表1.13)。

**表1-13　各类食物中蛋白质的含量**/[$g \cdot (100\ g)^{-1}$]

| 食物名称 | 蛋白质 | 食物名称 | 蛋白质 |
|---|---|---|---|
| 豆腐 | 8.1 | 黄油 | 1.4 |
| 豆 浆 | 1.8 | 奶酪 | 25.7 |
| 豆浆粉 | 19.7 | 奶油 | 2.5 |
| 黄 豆 | 35.1 | 全脂牛乳粉 | 20.1 |
| 黄豆粉 | 32.8 | 牛乳 | 3.0 |
| 绿 豆 | 21.6 | 酸奶 | 2.5 |

鲜奶摄入量 = 奶制品摄入量 × 蛋白质含量 ÷ 鲜奶蛋白质含量

黄豆摄入量 = 豆制品摄入量 × 蛋白质含量 ÷ 黄豆蛋白质含量

举例1:小张昨天早上喝了一杯200 mL豆浆,中午吃了75 g豆腐,请问她一天所摄入的豆制品为多少?

举例2:李女士喝了一瓶150 mL牛奶和20 g全脂奶粉,请计算她所摄入的奶制品为多少?

小张豆制品的摄入量 $= 200 \times 1.8\% \div 35.1\% + 75 \times 8.1\% \div 35.1\% = 10.26 + 17.31$

$= 27.57$ g

李女士奶制品摄入量 $= 150 + 20 \times 20.1\% \div 3.0\% = 150 + 134 = 284$ g

## 二、一份菜肴营养素摄入量的计算

**(一)学习目标**

练习膳食营养素计算步骤,掌握菜肴营养素的基本计算方法。

**(二)知识点**

1)不同的食物中蛋白质含量不一样,动物性及豆类蛋白质属于优质蛋白质。

2)各类食物中主要营养素摄入量计算步骤：

①从食物成分表中查询出各种食物每100 g的能量和各种营养素的含量。

②分别计算这一日中食用的不同食物所含营养素和能量的量。

③把所有食物提供的能量和营养素的量累计相加，就得到膳食摄入的总能量和营养素。

**(三)一份菜肴中营养素的计算方法**

1.工作准备

《中国食物成分表2002》、菜肴的原料及用量记录表、计算器等。

2.工作程序

以青椒肉片为例，计算其主要营养素的含量。

1)将该青椒肉片中的原料组成及重量列出(见表1.14)。

**表1.14 青椒肉片中的原料组成及重量**

| 菜 名 | 原 料 | 可食部重量/g |
|---|---|---|
| 青椒肉片 | 青椒 | 45 |
| | 瘦猪肉 | 100 |
| | 花生油 | 12 |
| | 调味料 | 少许 |
| | 食盐 | 5 |

2)根据食物成分表计算各原料的营养素含量，以蛋白质总量计算为例(见表1.15、表1.16)。

**表1.15 青椒肉片中各原料的营养素含量**

| 原料名称 | 可食部/% | 蛋白质/g | 维A/μgRE | 维E/mg | 钙/mg | 铁/mg |
|---|---|---|---|---|---|---|
| 瘦猪肉 | 100 | 20.3 | 44 | 0.30 | 6 | 3.0 |
| 青椒 | 100 | 1.0 | 57 | 0.59 | 14 | 0.8 |
| 花生油 | 100 | — | — | 42.06 | 12 | 2.9 |
| 食盐 | 100 | — | — | — | 22 | 1.0 |

**表1.16 青椒肉片中所提供蛋白质的量**

| 原料名称 | 摄入量/g | 可食部/% | 蛋白质/g | 蛋白质摄入量/g |
|---|---|---|---|---|
| 瘦猪肉 | 100 | 100 | 20.3 | 20.3 |
| 青椒 | 45 | 100 | 1.0 | 0.45 |
| 花生油 | 12 | 100 | — | 0 |
| 食盐 | 5 | 100 | — | 0 |
| 合计 | | | | 20.75 |

某原料某营养素的含量计算：营养素含量＝实际摄入量×可食部(%)×成分表含量/100

100 g 瘦猪肉提供的蛋白质:100 g×100%×(20.3/100)=20.3 g

45 g 青椒提供的蛋白质:45 g×100%×(1.0/100)=0.45 g

花生油及食盐均不含蛋白质

则一份青椒肉片提供的蛋白质=100 g 瘦猪肉提供的蛋白质+45 g 青椒提供的蛋白质+花生油及食盐提供的蛋白质=20.3+0.45+0=20.75 g

3)计算该菜肴中各种营养素的总含量。

根据以上蛋白质的计算方法,可计算出青椒肉片提供的其他营养素的量。累计菜肴中各原料的营养素含量(见表1.17)。

**表1.17　一份青椒肉片提供的主要营养素的量**

| 原料名称 | 可食部重量/g | 蛋白质/g | 维 A/μgRE | 维 E/mg | 钙/mg | 铁/mg |
|---|---|---|---|---|---|---|
| 瘦猪肉 | 100 | 20.3 | 44 | 0.30 | 6 | 3.0 |
| 青椒 | 45 | 0.45 | 25.7 | 0.27 | 6.3 | 0.36 |
| 花生油 | 12 | — | — | 5.05 | 1.44 | 0.35 |
| 食盐 | 5 | — | — | — | 1.1 | 0.05 |
| 合计 | | 20.75 | 69.7 | 5.62 | 14.84 | 3.76 |

3.注意事项

1)烹调加工方法对原料中的营养素种类和数量有一定的影响。

2)我国目前的食物成分表是以食物原料为基础,因此,在称重记录时部分食物要根据生、熟比值来转化成该对象实际摄入的原料量。

3)对于食物成份表查不到的食物,尽量用近似的代替。例如:重庆大米可用四川大米代替,若找不到具体的就用均值来代替。

## 三、一日膳食中能量及主要营养素的计算

### (一)学习目标

掌握膳食能量和主要营养素的计算方法;能根据 DRIs 对膳食营养状况进行评价。

### (二)知识点

1.三大产能营养素能量系数

蛋白质、脂肪、碳水化合物的能量系数分别为4、9、4 kcal/g。

2.膳食总能量计算方法

直接查表法、计算法。

1)直接查表法:首先把各种食物提供的能量通过查阅食物成分表后计算其提供的能量,然后把所有食物提供的能量相加,就得到膳食总能量。

2)计算法:首先分别计算出膳食中蛋白质、脂肪、碳水化合物的摄入量,然后按公式计算总能量。膳食总能量=蛋白质摄入量×4+脂肪摄入量×9+碳水化合物摄入量×4

3.膳食营养素含量计算

膳食中各类营养素含量即是摄入的各种食物中营养素含量的加和。以蛋白质为例：膳食中总蛋白质的含量 = 摄入的各种食物中蛋白质含量的总和 = $\sum$（食物量(g) × EP × 食物蛋白质含量/100 g）。

4. 膳食调查结果评价内容

1）食物摄入种类及摄入量评价。

2）膳食能量摄入评价。

3）三大产能营养素供能比（能量来源比）。

4）优质蛋白质来源比。

5）膳食营养素摄入量评价。

6）根据评价结果给出膳食改进建议。

**（三）膳食能量和主要营养素分析与评价**（以书上第 52 页思考题第 5 题为例）

1. 工作准备

相关表格、计算器、食物成分表等。

2. 工作程序

（1）总能量的计算

有两种计算方法。

方法 1：直接查阅食物成分表，将各食物原料对应的能量值相累计，可见其总能量为 1 222.96 kcal（见表 1.18 中第 4 列）。

**表 1.18　膳食中主要营养素的摄入量**

| 餐别 | 食物名称 | 实际摄入量/g | 能量/kcal | 蛋白质/g | 脂肪/g | 碳水化合物/g | vitA/μgRE | vitB1/mg | vitB2/mg | vitC/mg | 钙/mg | 铁/mg | 锌/mg |
|---|---|---|---|---|---|---|---|---|---|---|---|---|---|
| 早餐 | 面粉 | 120 | 249.6 | 7.44 | 1.44 | 51.84 | 0 | 0.02 | 0.02 | 0 | 69.6 | 2.04 | 0.48 |
| | 牛奶 | 25 | 116.5 | 4.98 | 4.73 | 13.5 | 68 | 0.02 | 0.2 | 1.75 | 164.75 | 0.73 | 0.54 |
| | | | 366.1 | | | | | | | | | | |
| 午餐 | 青椒 | 16.8 | 3.86 | 0.23 | 0.05 | 0.62 | 9.58 | 0.01 | 0.01 | 10.42 | 2.52 | 0.12 | 0.04 |
| | 瘦猪肉 | 45 | 177.75 | 5.95 | 16.65 | 1.08 | 51.3 | 0.1 | 0.07 | 0 | 2.7 | 0.72 | 0.93 |
| | 植物油 | 6 | 53.94 | 0 | 5.99 | 0 | 0 | 0 | 0 | 0 | 0.54 | 0.22 | 0.03 |
| | 大米 | 50 | 173 | 3.7 | 0.4 | 38.6 | 0 | 0.06 | 0.03 | 0 | 6 | 1.2 | 0.85 |
| | | | 408.55 | | | | | | | | | | |
| 晚餐 | 鸡蛋 | 52.8 | 82.37 | 6.76 | 5.86 | 0.69 | 102.43 | 0.07 | 0.17 | 0 | 23.23 | 1.21 | 0.53 |
| | 植物油 | 6 | 53.94 | 0 | 5.99 | 0 | 0 | 0 | 0 | 0 | 0.54 | 0.22 | 0.03 |
| | 面粉 | 150 | 312 | 9.3 | 1.8 | 64.8 | 0 | 0.03 | 0.03 | 0 | 87 | 2.55 | 0.6 |
| | | | 448.31 | | | | | | | | | | |
| 合计 | | | 1 222.96 | 38.36 | 42.91 | 171.13 | 231.31 | 0.21 | 0.55 | 12.17 | 356.28 | 9.01 | 4.03 |

方法 2：对照食物成分表，先计算出所有产能营养素的摄入量，再分别乘以各自的能量系

数,然后再相加即得到总能量(见表1.18中合计一行)。

总能量:38.36×4+42.91×9+171.13×4=1 224.15 kcal

(2)膳食调查结果计算与评价

1)食物摄入种类及摄入量评价:具体参照第一单元的方法进行。可见该女生食物摄入种类不全,且某些摄入量不足。

2)膳食能量摄入评价:与推荐摄入量比较,相差在±10%以内为正常。

例:某女生的能量供给量推荐值为2 100 kcal,实际摄入为1 224.15 kcal。

能量摄入占供给量标准的%=(1 224.15÷2 100)×100%=58.29%

评价:能量供给不足!

(3)三大产能营养素供能比

评价标准:碳水化合物供能比为55%~65%;蛋白质供能比为10%~15%(优质蛋白质的比例不少于30%),年龄越小,所占比重适当增加。脂肪供能比为20%~30%。

由表1.18的结果可得以下结果(见表1.19)。

**表1.19　能量来源分配比例**

| 类　别 | 能量/kcal | 占总能量/% |
|---|---|---|
| 蛋白质 | 153.44 | 12.53 |
| 脂肪 | 386.19 | 31.55 |
| 碳水化合物 | 684.52 | 55.92 |
| 合计 | 1 224.15 | 100 |

提示:脂肪供能比超标,应该适当减少脂肪的摄入。

(4)优质蛋白质来源比例(见表1.20)

**表1.20　蛋白质来源百分比**

| 食物类别 | 谷类 | 蔬菜水果 | 豆类 | 奶类 | 肉类 | 蛋类 | 合计 |
|---|---|---|---|---|---|---|---|
| 重量/g | 20.44 | 0.23 | 0 | 4.98 | 5.95 | 6.76 | 38.36 |
| 百分比/% | 53.28 | 0.6 | 0 | 12.98 | 15.51 | 17.62 | 100 |

优质蛋白质:(0+4.98+5.98+6.76)÷38.36×100%=46.19%或0+12.98%+15.51%+17.62%=46.11%

提示:虽然该女生蛋白质摄入量不足,但仅从优质蛋白质来源比例看,该女生优质蛋白质摄入来源比例合适。

(5)营养素摄入量评价

根据研究目的,将调查对象的日均膳食摄入量带入食物成分表,计算出目标营养素的累计实际摄入量,再与中国居民膳食营养素参考摄入量(DRIs)相比较(见表1.21)。

表 1.21　膳食主要营养素摄入量与 DRIs 比较

| 各类营养素和能量 | 膳食推荐量 | 实际摄入量 | 摄入量达标率/% |
|---|---|---|---|
| 能量/kcal | 2 100 | 1 106.93 | 52.71 |
| 蛋白质/g | 65 | 38.36 | 59.01 |
| 钙/g | 800 | 353.28 | 44.16 |
| 铁/g | 20 | 9.01 | 45.05 |
| 锌/g | 11.5 | 4.03 | 29.74 |
| 维 A/μgRE | 700 | 231.31 | 33.04 |
| 维 $B_1$/mg | 1.3 | 0.21 | 16.15 |
| 维 $B_2$/mg | 1.2 | 0.55 | 45.83 |
| 维 C/mg | 100 | 12.17 | 12.17 |

注：该女生的能量与营养素的摄入量均未达到 DRIs 的推荐标准。

3. 根据评价结果给出膳食改进建议

在前面评价的基础上，根据膳食能量及营养素摄入量、膳食模式等的分析结果，发现问题，给出合理的膳食建议。

## ［思考题］

1. 简述称重法进行膳食调查的优缺点。
2. 简述食物生熟重量比值的概念及计算公式。
3. 简述食物重量平均估计误差的概念、计算方法。
4. 某大学四年级学生 40 人，晚餐吃水饺。用 5 000 g 面粉（标准粉）、10 kg 白菜（可食部）、2 500 g猪瘦肉、500 g 鸡蛋（可食部）、500 g 大豆油和 200 g 食盐，做成 25 kg 生水饺。1 000 g生水饺煮熟后重 1 200 g，吃完晚餐后余生水饺 2 kg、熟水饺 3.6 kg。按每人吃一样多计算，请回答以下问题：（1）计算每人吃生水饺多少克？（2）计算每人吃面粉、白菜、猪瘦肉、鸡蛋和食盐分别是多少？（3）通过查食物成分表计算每人通过晚餐摄入的能量和主要营养素的量。
5. 教师小李（36 岁）和会计小刘（32 岁）两夫妻，有一个 8 岁的女儿。星期一晚上吃蛋炒饭：用 500 g 大米煮成 1 200 g 米饭，用三个红壳鸡蛋 180 g、50 g 大豆油和 8 g 食盐炒成蛋炒饭 1 400 g。吃后剩下 300 g。请计算标准人数，并计算每标准人星期一晚餐吃了大米、鸡蛋、大豆油的净生重量；查食物成分表，计算每标准人晚餐摄入的能量和产能营养素的量，并计算三大产能营养素供能比。
6. 设计家庭食物消费称重记录表的工作程序，并设计样表。
7. 简述膳食构成的测定与评估的工作程序。
8. 简述食物称重法进行膳食调查的具体步骤和注意事项。

# 第二章 人体营养状况测定与评价

人体营养状况的测定和评价，一般是通过膳食调查、人体营养状况测定和评价、人体营养水平的生化检验以及营养不足或缺乏的临床检查来进行全面、综合的评价。本章主要是介绍人体体格指标的测量、生物样品的收集和初步处理，以及营养缺乏症状和体征判别等。

## 第一节 人体营养状况测定

常用的人体测量指标包括体重、身高、胸围、腰围、皮褶厚度、上臂围等，由于简便易行，且可以较好地反映机体营养状况，所以是人体营养状况测量不可缺少的内容。

### 一、成人身高及体重的测量

身高指从足底到颅顶的高度，体重指人体各部分重量之和。身高和体重是反映个体营养状况的重要指标，综合反映蛋白质、能量以及其他一些营养素的摄入、利用和储备情况。

**（一）身高的测量**

1）一天波动 1 ~ 2 cm，上午减少急剧，下午减少缓慢，晚上变化很小，宜在上午 10 h 测量。

2）测量工具。过去常用软尺和立尺，现在使用身高计（机械身高计、电子身高计）。

3）测量工作程序：

①身高计安装：水平靠墙放置，刻度朝向光源。

②身高计校准：检查调零。

③记录基本情况：姓名、年龄、住址。

④身高测量方法：赤足、立正姿势，站于身高计，足跟、骶骨部及两肩胛间与立柱相接触，躯干自然挺直，头部正直，两眼平视前方，耳屏上缘与两眼眶下缘最低点呈水平。将水平压板轻轻沿立柱下滑，轻压于被测者头顶。注意：“三点靠立柱”“两点呈水平”。

⑤记录：以 cm 为单位，精确到小数点后 1 位，如 170.1 cm。

⑥测量结束。

**(二)体重的测量**

1)存在季节改变,一般秋季显著增加;每日随运动、排泄、出汗改变。

2)宜在早晨空腹排便后进行,群体可在上午10点进行。

3)测量工具:体重计。

4)测量工作程序(以电子体重计为例)。

①电子体重计安装(装入电池、水平放置)。

②开机。

③校准(标准砝码,或一定体积的水)。

④体重测量方法:被测者踏上台面站稳,体重计显示重量,不能晃动。称量前脱去鞋帽和外衣,仅穿背心和短裤,或估计衣物重量。

⑤记录:以kg为单位,记录到小数点后1位。

⑥测量结束,按键关机。

5)注意事项:

①体重测量,要注意是否有水肿情况存在,还要注意是否为肌肉发达者(运动员、健美运动员),并记录。

②长期不用人体电子体重计,应取出电池,防止腐蚀。

③测量身高时,水平压板松紧要适度,头顶的发辫、发结要解开。

## 二、成人体格围度的测量

身高、体重反映机体、肌肉、内脏发育和潜在能力,而体格围度反映人体局部生长发育情况。

**(一)胸围的测量**

1. 测量意义

表示胸腔容积、胸肌、背肌和皮脂蓄积状况的重要指标之一。

2. 测量工作程序

1)询问并记录姓名、年龄等。

2)测量方法:被测者平静呼吸。以被测者胸前乳头下缘为固定点,固定点确定后,用软尺使其绕经右侧后背以两肩胛下角下缘经左侧面回至零点,读取平静呼吸时的度数。一般使用塑料带尺测量。

**(二)腰围的测量**

1. 测量意义

对于成人超重和肥胖的判断非常重要,特别是腹型肥胖,很好的反映腹部脂肪是否增多,可预测代谢综合征(俗话说腰带长,寿命短)。

2. 测量工作程序

1)询问并记录姓名、年龄等。

2)测量方法:被测者站直,双手自然下垂,在其肋下缘与髂前上脊连线的中点做标记,用塑料带尺通过该中点测量,记录到0.1 cm。

（三）臀围的测量

1. 测量意义

臀围反映髋部骨骼和肌肉的发育情况，与腰围一起可以很好的评价和判断腹型肥胖。腰围/臀围比值越大，腹型肥胖程度越高。

2. 测量工作程序

1）询问并记录姓名、年龄等。

2）测量方法：被测者站直，双手自然下垂，臀部放松，测量者将软尺置于臀部向后最突出部位，以水平围绕臀一周测量。

## 三、儿童身高、坐高、体重测量

儿童营养状况评价的常用指标包括身高、体重、头围、胸围、坐高、上臂围、皮褶厚度。

（一）儿童体重的测量

1. 测量意义

体重可反映儿童营养状况和骨骼、肌肉、皮下脂肪及内脏质量的综合情况。准确测量儿童体重可及时发现儿童生长发育速度改变的有关问题，如是否出现肥胖趋势等。

2. 测量方法

1）儿童体重测量和成人测量一样，一般在早晨空腹排便后或上午 10 点进行。

2）测量方法：7 岁以下——杆式体重计。

8 岁以上——秤。

（二）儿童身高的测量

1. 测量意义

身高指标是生长发育最具有代表性的一项指标，但短期膳食对儿童身高的影响不如对体重影响明显，所以儿童身高不反映新近营养状况，而只能反映儿童较长时间内的营养状况。

2. 测量方法

同成人相似，一般在上午 10 h 进行。可采用立位身高计。被测儿童赤脚，在身高计或软尺前站好，背靠立柱或软尺，两臂自然下垂，足跟并拢，足跟、骶部、两肩胛间与立柱或软尺相接触，躯干自然挺直，头正直，两眼平视前方，耳孔上缘与两眼眶下缘的联结线应与立柱垂直。测量者立于被测者右侧，将活动压板轻轻压于被测儿童头顶，测量者两眼与活动压板呈水平位时进行读书，以 cm 为单位。

（三）儿童坐高的测量

1. 测量意义

坐高可反映躯干的生长情况，与身高比较，可说明下肢与躯干的比例关系。

2. 测量方法

同身高测量一样，一般在上午 10 h 进行，可采用专门的坐高计测量。

被测者坐于坐盘或有一定高度的矮凳上，骶骨靠墙或量板，上身后靠成直坐姿势，然后两大腿与躯体成直角，膝关节屈曲成直角，足尖向前，两脚平放在地面上，头及肩部位置与身高测量时的要求相同。测量者向下移动头板使其与头顶接触，以 cm 为单位。

## 四、儿童体格围度测量

### (一)儿童胸围的测量

1. 测量意义

表示胸腔容积、胸肌、背肌的发育和皮下脂肪蓄积状况的重要指标之一,借此可以了解儿童呼吸器官的发育程度。

2. 测量方法

从两乳头线到后面肩胛骨下角下缘绕胸一周的长度。3 岁以上儿童立位,3 岁以下卧位。

### (二)儿童头围的测量

1. 测量意义

主要反映颅脑的发育情况。头围超出正常范围,可能患脑积水、巨脑症及佝偻病。头围值过小,可能脑发育不全、头小畸形等。

2. 测量方法

经眉弓上方突出部,绕经枕后结节一周的长度。

## 五、体格测量调查表的填写

### (一)体格测量调查表的设计原则

必要性——无用的指标不列入。

可行性——能操作和测量。

准确性——确定范围。

艺术性——结构设计要简单、明了、逻辑层次清楚。

### (二)体格测量调查表的格式和内容

调查表主要包括标题、副标题、单元格、行、列和边框等组成。

内容主要包括被测者的基本资料:姓名、性别、年龄,以及体格测量的基本指标如身高、体重等(见表 2.1)。

**表 2.1 体格测量调查一览表**

学校:

| 姓 名 | 性 别 | 年 龄 | 体 重 | 身 高 | 备 注 |
|---|---|---|---|---|---|
| | | | | | |
| | | | | | |
| | | | | | |

测量者________ 记录者________ 日期________

### (三)体格测量调查表的填写

可采用纸质,在条件允许的情况下,最好采用电子式。

**（四）工作程序**

1）制作体格测量调查表：可以通过手工或利用软件 Word 或 Excel 设计。

2）确定调查表项目：包括被测者的信息、测定项目、被查项目、计算机编码等。

3）修改和确定调查表：对调查表的效度或正确性进行评估，包括评价内容、范围、设计方式等。

4）填写基本信息。

5）填写测量信息。

6）填写备查信息。

7）归档调查表。

# 第二节　实验室指标收集和判断

## 一、头发样品的收集

**（一）收集头发样品的目的和意义**

1）头发的生长与机体营养状况密不可分，检测头发中的微量元素含量可评价机体的营养状况和作为环境中某些元素污染的评价指标。

2）头发采集和其他生物样本采集不同，不会对人体造成直接的影响，容易被儿童和家长接受。

3）样本保存和运送方便，需要量少，保存时间长。

**（二）头发样品收集的部位**

剪取被测者枕部发际处至耳后从发根部起 2 ~ 3 cm 的头发。

原因：美观；生长慢，不受激素水平的控制，可以反映长时间的营养状况。

**（三）采用头发标本评价机体营养状况的影响因素**

1）环境：取材、保存、运送和实验过程。

2）洗发剂：含有无机元素（铅、锰）。

3）采集部位。

4）头发的预处理：染发，烫发。

5）当地食物和水中的微量元素水平。

**（四）头发样品采集的方法**

（1）工作准备

不锈钢剪刀、干净塑料杯或试管。

（2）工作程序

1）被测者稍微低头，收集者左手带上一次性手套，找到脑后枕部，在枕部发际至耳后处提起一小撮头发，右手握剪刀，从发根 1 ~ 2 cm 处剪断。

2)将头发放到干净的塑料杯或塑料管中。

3)将盛有头发的容器密封好,登记编号和姓名。

4)室温保存。

## 二、尿液样品的收集和保存

**(一)收集的目的和意义**

1)测定人体蛋白质和氨基酸的代谢。

2)水溶性维生素的耐受实验和研究水溶性维生素的代谢。

3)用于评价机体水溶性维生素的营养状况。

4)用于研究矿物质(钙、铁、锌等)的需要和代谢。

5)评价药物的代谢情况。

**(二)尿液收集的种类**

1)任意尿:取尿液方便,但易受饮食、运动、用药因素的影响。

2)晨尿:为较浓缩和酸化的标本,血细胞、上皮细胞及管型等有形成分相对集中且保存得较好。受前一天的膳食影响较小,采用较多。

3)餐后尿:通常午餐后 2 h,对病理性糖尿和蛋白尿比较敏感。

4)白昼尿及夜间尿:分别留取白天 12 h 和夜间 12 h 的尿,对心脏和肾脏疾病的诊断有一定价值。

5)24 h 尿:准确测量尿液中的一些溶质(肌酐、蛋白质、糖、尿素等)。

6)负荷尿:(维生素尿负荷试验)早饭后开始,要求先排空膀胱中尿液,然后口服硫胺素 5 mg、核黄素 5 mg、尼克酸 50 mg、抗坏血酸 500 mg,收集 4 h 内所排出的尿液于棕色瓶中。可检测体内水溶性维生素的营养状况。

**(三)尿液的保存**

尿液在室温下细菌繁殖快,易引起样品的分解、腐败。保存方法有冷藏和化学防腐。

1)冷藏于 4 ℃。

2)加入化学防腐剂:福尔马林、甲苯、麝香草酚、浓盐酸、碳酸钠、氯仿、混合防腐剂。

**(四)任意一次尿液样品的收集和保存方法**

1. 工作准备

收集容器、冰箱、防腐剂。

2. 工作程序

1)容器标识:在收集容器上贴上标签,写上被检者的姓名、性别、年龄和检测内容等。

2)对被检查者进行讲解:如收集尿培养标本时,应在收集前用肥皂、清水洗净外阴及会阴周围,然后排尿。前段小便不要,将中段尿直接排入准备好的消毒容器中,立即用消毒的塞子封好。

3)尿液标本量一般不少于 12 mL。

4)尿液可以直接保存在 4 ℃冰箱中,也可以加入防腐剂保存。

# 第三节　营养不良的症状和体征判别

## 一、成人消瘦的判断

消瘦是指营养素摄入不足或吸收不良导致营养不良表现，主要表现为体重明显低于正常范围，皮下脂肪减少，肌肉萎缩。严重可导致人体抵抗力下降，甚至危及生命。

### （一）常用判断指标

1）体质指数（BMI）：BMI = 体重（kg）/身高（m）$^2$

举例：体重 60 kg，身高 1.65 m，BMI 为多少？

BMI = 60/1.65$^2$ = 60/2.722 5 = 22.04

2）标准体重指数 = [实测体重（kg）- 标准体重（kg）] ÷ 标准体重（kg）× 100%

Broca 改良公式：标准体重（kg）= 身高（cm）- 105

举例：体重 70 kg，身高 1.65 m，标准体重指数 = ？

标准体重（kg）= 身高（cm）- 105 = 165 - 105 = 60

标准体重指数 = [70 - 60] ÷ 60 × 100% = 16.7%

3）Vervaeck 指数：衡量青年的体格发育情况。

Vervaeck 指数 = [（体重（kg）+ 胸围（cm）] ÷ 身高（cm）× 100

举例：小李，女，19 岁，体重 70 kg，身高 1.65 m，胸围 75 cm，Vervaeck 指数为多少？

Vervaeck 指数 =（70 + 75）÷ 165 × 100 = 87.88

### （二）能力要求：成人消瘦判断工作程序

举例：小李，男，25 岁，身高 165 cm，体重 40 kg，胸围 75 cm，请判断是否存在消瘦？

1）基本信息询问（饮食、食欲、食物种类、有无患病）。

2）体重、身高的测量。

3）计算标准体重指数。

小李的标准体重（kg）= 身高（cm）- 105 = 60 kg

标准体重指数 = [实测体重（kg）- 标准体重（kg）] ÷ 标准体重（kg）× 100%

= （40 - 60）÷ 60 × 100%

= -33.3%

4）计算体质指数（BMI）和 Vervaeck 指数。

体质指数（BMI）= 体重（kg）/身高（m）$^2$ = 40/1.65$^2$ = 14.69

Vervaeck 指数 = [（体重（kg）+ 胸围（cm）] ÷ 身高（cm）× 100

= （40 + 75）÷ 1.65 × 100

= 69.70

5）等级评价。

①中国成人体质指数评价表（见表 2.2）。

**表 2.2 中国成人体质指数评价表**

| 评 价 | 体质指数 |
| --- | --- |
| 正常 | 18.5 ~ 23.9 |
| 轻度消瘦 | 17 ~ 18.4 |
| 中度消瘦 | 16 ~ 16.9 |
| 重度消瘦 | <16 |
| 超重 | 24 ~ 27.9 |
| 肥胖 | >28 |

注：根据上面计算结果，应该<16，为中度消瘦。

②成人标准体重指数分级表（见表 2.3）。

**表 2.3 成人标准体重指数分级表**

| 评 价 | 体质指数 |
| --- | --- |
| 正常 | ±10% |
| 瘦弱 | < -10% |
| 重度瘦弱 | < -20% |
| 超重 | >10% |
| 肥胖 | >20% |

注：从计算结果看，应为< -10%，为瘦弱。

③我国青年 Vervaeck 指数营养评价标准（见表 2.4）。

**表 2.4 我国青年 Vervaeck 指数营养评价标准**

| 营养评价 | 男 | 17 岁 | 18 岁 | 19 岁 | 20 岁 | 21 岁以上 |
| --- | --- | --- | --- | --- | --- | --- |
| | 女 | | 17 岁 | 18 岁 | 19 岁 | 20 岁以上 |
| 优 | | >85.5 | >87.5 | >89.0 | >89.5 | >90.0 |
| 良 | | >80.5 | >82.5 | >84.0 | >84.5 | >85.0 |
| 中 | | >75.5 | >77.5 | >79.0 | >79.0 | >80.0 |
| 营养不良 | | >70.5 | >72.5 | >74.0 | >74.0 | >75.0 |
| 重度营养不良 | | >70.5 | >72.5 | >74.0 | >74.0 | >75.0 |

注：从计算结果看，应为<75.0，为重度营养不良。

④成人消瘦评价表（见表 2.5）。

表 2.5　成人消瘦评价表

| 指　标 | 结　果 | 等级评价(正常、消瘦、中度、重度) |
|---|---|---|
| 标准体重指数 | -33.3% | 重度瘦弱 |
| 体质指数(BMI) | 14.69 | 重度瘦弱 |
| Vervaeck 指数 | 69.70 | 重度营养不良 |

6)综合评价:小李长期食物摄入不足,出现营养不良,结合人体测量和体检观察结果,营养师判断为消瘦。

7)提出建议:增加能量摄入、均衡膳食、增加主食和动物性食物摄入。

## 二、成人超重和肥胖的判断

肥胖已经成为不可忽视的严重威胁国民健康的危险因素。体格测量指标判断超重和肥胖可尽量早筛查和发现肥胖,有利于对超重和肥胖的预防和干预。

**(一)常用评价成人超重和肥胖的体格测量指标**

体重、BMI、腰围、腰臀比值、腰围身高比值、皮褶厚度、其他指标。

**(二)超重和肥胖的判断标准**

1. 肥胖度

根据 broca 改良公式:标准体重(kg) = 身高(cm) - 105

标准体重指数 = [实际体重(kg) - 标准体重(kg)] ÷ 标准体重(kg) × 100%

根据标准体重指数(肥胖度)评价肥胖等级(见表 2.6)。

表 2.6　肥胖等级表

| 评　价 | 标准体重指数 |
|---|---|
| 超重 | 10% |
| 肥胖 | >20% |
| 轻度肥胖 | 20% ~30% |
| 中度肥胖 | 30% ~50% |
| 重度肥胖 | >50% |
| 病态肥胖 | >100% |

举例:小李,男,25 岁,身高 17 0cm,体重 90 kg,计算肥胖度 = ?

标准体重 = 170 - 105 = 65

标准体重指数 = (90 - 65) ÷ 65 × 100% = 38.46%

2. 体质指数(BMI)

计算公式:体质指数(BMI) = 体重(kg)/身高$(m)^2$

国际卫生组织对成人 BMI 的划分见表 2.7。中国居民超重和肥胖的 BMI 标准比欧美人低一点。

表 2.7 WHO 对成人 BMI 的划分

| 分类 | $BMI/(kg \cdot m^{-2})$ | 合并症危险性 |
|---|---|---|
| 低体重(营养不足) | <18.5 | 低(但其他临床问题增加) |
| 正常范围 | 18.5~24.9 | 在平均范围 |
| 超重 | ≥25.0 | — |
| 肥胖前状态 | 25.0~29.9 | 增加 |
| 一级肥胖 | 30.0~34.5 | 中等严重 |
| 二级肥胖 | 35.0~39.9 | 严重 |
| 三级肥胖 | ≥40.0 | 极严重 |

举例:小李,男,25 岁,身高 170 cm,体重 90 kg,计算 BMI =?

$BMI = 90/(1.7 \times 1.7) = 31.14$

3. 腰围(WC)

是判断腹部肥胖的常用指标。

中国肥胖问题工作组建议:男性 WC >85 cm、女性 WC >80 cm,为肥胖标准。

4. 腰臀比值(WHR)

计算公式:WHR = 腰围(cm)/臀围(cm)

参考标准:成年男性≥ 0.9,成年女性≥0.85,腹型肥胖。

**(三)成人超重和肥胖的判断**

举例:小李,男,25 岁,身高 170 cm,体重 90 kg,腰围 90 cm,臀围 70 cm。

1)询问基本情况(姓名、食物摄入、食欲等)。

2)体格测量:身高、体重、腰围、臀围。

3)体质指数计算(BMI)

$BMI = 体重(kg)/身高(m)^2 = 90/1.70^2 = 31.14 \geqslant 28$,肥胖

4)计算腰臀比值

$WHR = 腰围(cm)/臀围(cm) = 90/70 = 1.29 \geqslant 0.9$,腹型肥胖

5)判断肥胖度(根据标准体重指数)

$标准体重(kg) = 身高(cm) - 105 = 170 - 105 = 65$

$体重指数 = [实际体重(kg) - 标准体重(kg)] \div 标准体重(kg) \times 100\%$

$= (90 - 65)/65 \times 100\% = 38.5\%$,中度肥胖

6)简单判断。

7)综合评价和分析:生化检查、人体测量、体检观察、食物/营养史等。

8)提出改善建议:按照《中国居民膳食指南》要求,合理营养,平衡膳食,加强运动。

## 三、儿童体格发育的评价(一)——评价指标的计算

**(一)常用儿童体格测量指标**

1)体重:反映儿童发育最重要最敏感的指标。

标准体重(kg) = 年龄(岁) ×2 +7(3 岁以下)

或:标准体重(kg) = 年龄(岁) ×2 +8(3 岁—青春前期)

2)身高(长):反映长期营养状况,短期因素影响不明显。

出生后第一年增长最快,平均年增长 5 cm

身高(cm) = 年龄(岁) ×7 +70

3)胸围:刚出生时,胸围 < 头围。营养状况好,1 岁左右,胸围 = 头围,1 岁后,胸围 > 头围。营养状况差,出现胸廓畸形,鸡胸、漏斗胸会影响胸围增长。

4)其他常用指标:头围、上臂围、皮褶厚度。

**(二)儿童体格发育评价指标**

1)体质指数(BMI)。

2)身高体质指数。

3)Rohrer 指数。

4)比胸围。

5)Kaup 指数。

**(三)儿童常用体格评价指标的计算**

1)计算体质指数(BMI):= 体重(kg) ÷ 身高(cm)$^2$

2)计算身高体质指数:= 体重(kg) ÷ 身高(cm) ×1 000

3)计算 Rohrer 指数:= 体重(kg) ÷ 身高(cm)$^3$ ×107

4)计算 Kaup 指数:= 体重(kg) ÷ 身高(cm)$^2$ ×104

5)计算比胸围:= 胸围(cm) ÷ 身高(cm) ×100

## 四、儿童体格发育的评价(二)——常见指标的应用和评价

举例:某 7 岁男童体格测量结果:体重 25 kg,身高 112 cm,胸围 58 cm,评价其生长发育状况。

**(一)计算儿童体格评价的主要指标**

通过计算,得到如下结果(见表 2.8)。

**表 2.8　某 7 岁儿童体格评价的主要指标及计算结果**

| 身高/cm | 体重/kg | BMI | 身高体质指数 | Rohrer 指数 | Kaup 指数 | 比胸围 |
|---|---|---|---|---|---|---|
| 112 | 25 | 19.9 | 223.21 | 177.95 | 19.93 | 51.79 |

**(二)对照各指标评价标准进行评价**(见表 2.9)

**表 2.9　对照各指标评价标准进行对某 7 岁儿童的体格评价**

| 身高/cm | 体重/kg | BMI | 身高体质指数 | Rohrer 指数 | Kaup 指数 | 比胸围 |
|---|---|---|---|---|---|---|
| | | 19.9 | 223.21 | 177.95 | 19.93 | 51.79 |
| | | 肥胖 | 大于均值 176 | 过度肥胖 | 优良 | 大于均值 47.6 |

**(三)注意**

1)对儿童营养状况的评价指标和评价标准没有完全统一,要根据年龄、性别、选择不同指标综合判断。

2)注意在体重增长正常时,儿童的身高不一定正常,这时容易出现"生长迟缓型肥胖"。这种儿童只看体重往往会认为是超重的,但是实际上是身高发育滞后的,这种情况应综合判断。

**(四)群体生长发育状况常用的评价指标**

1)标准差法:体格发育的常用指标多呈正态分布,可根据正常儿童的均数、标准差将某项发育指标按几个等级列成等级评价表(见表1.10),然后把某个体儿童某项指标实测数值与等级评价表比较,看该儿童该项指标在正常儿童中所在的位置,即偏离均值的多少倍标准差,评价出该儿童该项指标的等级。

2)百分位数法:对呈正态分布或不呈正态分布的资料,可计算其百分位数。同标准差法一样,根据百分位数划分不同等级,制成等级评价表(见表2.10),把个体发育指标测量结果根据标准进行评价,即可得到该儿童某项指标的发育等级。

**表2.10 六级评价标准**

| 标准差法 | 等级 | Z评分法 | 百分位数法 |
|---|---|---|---|
| >Mean+2SD | 上等 | >2 | $>P_{97}$ |
| Mean+SD~ Mean+2SD | 中上等 | 1~2 | $P_{75}$ ~ $P_{97}$ |
| Mean~Mean+SD | 中等 | 0~1 | $P_{50}$ ~ $P_{75}$ |
| Mean-SD~Mean | 中等 | -1~0 | $P_{25}$ ~ $P_{50}$ |
| Mean-SD ~Mean-2SD | 中下等 | -2~0-1 | $P_3$ ~ $P_{25}$ |
| <Mean-2SD | 下等 | <-2 | $<P_3$ |

3)标准差评分法(Z评分法):

标准差评分或Z评分=(儿童测量数据-参考人群的中位数)/参考值的标准差

例如:小明是个男孩子,满3个月了,身高62 cm。根据表2.11进行身高的评价。

**表2.11 3个月男孩的身高标准数据表**

| 月龄 | -3SD | -2SD | -1SD | 0SD | +1SD | +2SD | +3SD |
|---|---|---|---|---|---|---|---|
| 3 | 55.3 | 57.3 | 59.4 | 61.4 | 63.5 | 65.5 | 67.6 |

首先计算标准差:63.5-61.4=2.1

再计算标准差评分:Z=(62-61.4)/2.1=0.29

可以发现,小明的身高在0SD和+1SD之间,即与中间值高出0.29个标准差,即可发现小明的身高的生长发育是正常的。对比Z评分对照表,即可发现小明的身高的生长发育是正常的。

4)中位数百分比法:即调查儿童的身高或体重的数值达到同年龄、性别参考标准中位数的百分比,以此来评价儿童生长情况。一般在儿科常用此方法。

Ⅰ度营养不良——参考标准体重中位数的90%～74%。

Ⅱ度营养不良——参考标准体重中位数的75%～60%。

Ⅲ度营养不良——参考标准体重中位数的60%以下。

缺点是不同指标的中位数百分比的数值意义不一样，如按年龄体重中位数的80%与年龄身高中位数80%，意义不同。按身高的体重中位数百分比来评价儿童营养状况（见表2.12）。

**表2.12　按身高的体重中位数百分比来评价儿童营养状况**

| 按身高的体重中位数/% | 营养状况 |
|---|---|
| ≥120 | 肥胖 |
| 90～119 | 适宜 |
| 80～89 | 轻度营养不良 |
| 70～79 | 中度营养不良 |
| 60～69 | 重度营养不良 |

## 五、儿童发育迟缓的判断

**（一）发育迟缓≠体重不足**

体重不足儿童表现为体重较同龄人低，代表近一段时间营养不足。

发育迟缓主要指身高/体重与同龄人相比偏低，是一种长期营养不良的表现。

**（二）发育迟缓的判断指标**

1）体格发育：身高、体重、头围、胸围、臀围、皮下脂肪厚度。

2）心理行为发育：认知发育、语言发育、适应能力、情感和性格等。

3）运动发育：大运动和精细运动。

**（三）影响儿童发育迟缓的可能原因**

1）营养摄入情况。

2）生活环境（生活制度、阳光、卫生条件）。

3）遗传（父母或家族的遗传状况）。

4）性别。

5）内分泌（甲状腺素、生长激素、性激素）。

6）宫内发育情况（早产、药物、感染等）。

7）疾病（感染、先天性疾病、21-三体综合征）。

**（四）儿童发育迟缓的判断**

1）基本信息询问：年龄、饮食情况、喂养情况、有无挑食、活动情况。

2）准确测定身高、体重。

3）核对身高、体重参考标准。

4）初步判断：发育迟缓？体重低下？

5）相关信息收集和原因分析。

①家族史:有无近亲结婚、癫痫、精神病患者等。

②母亲妊娠史:有无感染、流产、服药、射线、糖尿病、营养不良等。

③出生史:有无早产或过期产、出生体重是否为低体重儿等。

④生长发育史:语言、动作、饮食状况等。

⑤过去和现在的疾病史:有无出血、疾病、感染等。

6)综合分析。

7)写出报告。

## [思考题]

1. 测量身高时,要求测量姿势"三点靠立柱""两点呈水平"是指什么内容?
2. 简述成人身高、体重、胸围、腰围的测量方法。
3. 怎样计算体质指数(BMI)? 我国成年人的 BMI 正常范围是多少?
4. 评价儿童体格发育的常用指标和计算方法。
5. 某女,18 岁,身高 158 cm,体重 76 kg,腰围 84 cm,臀围 88 cm。请计算标准体重指数、体质指数、腰臀比值,并对其超重和肥胖程度进行判断。
6. 一名 5 岁 2 个月女孩,身高 105 cm,14.5 kg。分别用中位数百分比法、Kaup 指数和 Z 评分法对该女孩的生长发育状况进行评价。WHO 提出的 5 岁 2 个月女童体格发育参考标准数据(见表 2.13)。

表 2.13 WHO 提出的 5 岁 2 个月女童体格发育参考标准数据

| | $\bar{x}-3SD$ | $\bar{x}-2SD$ | $\bar{x}-SD$ | $\bar{x}$ | $\bar{x}+SD$ | $\bar{x}+2SD$ | $\bar{x}+3SD$ |
|---|---|---|---|---|---|---|---|
| 身高/cm | 96.0 | 100.5 | 105.0 | 109.5 | 113.9 | 118.4 | 122.9 |
| 体重/kg | 12.0 | 14.0 | 16.0 | 18.0 | 20.8 | 23.7 | 26.5 |

7. 简述消瘦判断的工作程序,并对消瘦者提出膳食改善建议。
8. 简述肥胖判断的工作程序,并对肥胖者提出膳食建议。
9. 阐述收集头发样品的目的意义、工作程序和注意事项。

# 第三章　膳食指导与评估

合理营养是健康的物质基础。只有合理营养才能够维持人体的正常生理功能,提高机体的抵抗力、免疫力和健康状况,从而有利于营养缺乏病或营养过剩性疾病(肥胖症、动脉粥样硬化等)的预防和治疗。

平衡膳食是合理营养的唯一基础。人类对营养素的满足是通过摄取食物来实现的。然而食物的种类繁多,不同的食物具有不同的营养特点。所以,要达到合理营养必须选择多种食物,以保证膳食中所含有的营养素种类齐全、数量充足,满足人体所需。

2002 年中国居民营养与健康状况调查表明,尽管我国居民近年来经济状况得到显著改善,但是膳食结构、生活方式却存在诸多弊端,由此导致营养相关的慢性非传染病发生率显著上升。此外,由于部分居民对营养知识的缺乏而对食物选择存在误区,从而普遍存在钙、铁、维生素 A 等营养素的"隐性"缺乏。因此,我国居民现阶段面临着营养不良和营养过剩的双重挑战。

膳食指导和评估是公共营养师的基本技能和重要职责。只有通过对个体或群体进行科学、合理的膳食指导,才能满足不同人群对营养素的需要,并帮助我国居民改善饮食结构、养成良好的饮食习惯。同时,只有通过对不同人群的膳食摄入进行调查、评估,才能客观了解当前人群的饮食特点,为膳食指导和营养改善措施的制订提供理论依据。

## 第一节　营养需要和食物种类确定

确定人群的营养需要是膳食指导与评估工作的前提。不同的个体或人群由于性别、年龄、生理状况、工作性质、劳动分级以及健康状况等因素的不同,对能量和各种营养素的需要也不同。本节以正常成人为对象讲述如何确定人群的营养需要,并根据各类营养素的食物来源和膳食原则,合理选择食物类别。

### 一、确定成人的营养需要

健康成年人每日膳食营养需要的确定,主要是依据中国营养学会对正常成人膳食营养素参考摄入量的规定,对膳食能量、三大营养素供能比例,以及营养素摄入水平进行指导和规范。

**(一)学习目标**

1)熟悉中国居民膳食指南及膳食营养素参考摄入量的基本内容。

2)掌握膳食营养目标的确定方法和原则。

**(二)膳食营养目标的确定方法**

确定健康成年人每日膳食营养目标的方法主要包括直接查表法和计算法。

1. 直接查表法

根据被调查者的性别、年龄、劳动分级等情况,查阅《中国居民膳食营养素参考摄入量》中相应的 RNI、AI 等数据作为营养目标。其中,不同工作性质的劳动分级标准如下:

1)轻体力劳动:工作时有 75% 时间坐或站立,25% 时间站着活动,如办公室工作、修理电器钟表、售货员、酒店服务员、化学实验操作、讲课等。

2)中等体力劳动:工作时有 40% 时间坐或站立,60% 时间从事特殊职业活动,如学生日常活动、机动车驾驶、电工安装、车床操作、金工切割等。

3)重体力劳动:工作时有 25% 时间坐或站立,75% 时间从事特殊职业活动,如非机械化农业、劳动、炼钢、舞蹈、体育活动、装卸、采矿等。

例如,可根据表 3.1 查阅不同人群的每日膳食能量推荐摄入量。

**表 3.1 中国成年人膳食能量推荐摄入表**

| 年龄/岁 | RNI/(kcal · d$^{-1}$) 男 | 女 |
|---|---|---|
| 18 ~ | | |
| 轻体力劳动 | 2 400 | 2 100 |
| 中等体力劳动 | 2 700 | 2 300 |
| 重体力劳动 | 3 200 | 2 700 |
| 50 ~ | | |
| 轻体力劳动 | 2 300 | 1 900 |
| 中等体力劳动 | 2 600 | 2 000 |
| 重体力劳动 | 3 100 | 2 200 |
| 60 ~ | | |
| 轻体力劳动 | 1 900 | 1 800 |
| 中等体力劳动 | 2 200 | 2 000 |
| 70 ~ | | |
| 轻体力劳动 | 1 900 | 1 800 |
| 中等体力劳动 | 2 100 | 1 900 |
| 80 ~ | 1 900 | 1 700 |

此外,查阅表3.2可获得不同人群每日膳食膳食营养素参考摄入量。

**表3.2　每日膳食中营养素参考摄入量**

| 类别 | | 能量/kJ | 蛋白质/g | 钙/mg | 铁/mg | 维A/ugRE | 硫胺素/mg |
|---|---|---|---|---|---|---|---|
| 成年男子(60 kg) | 极轻体力劳动 | 10 080 | 70 | 600 | 12 | 1 000 | 1.6 |
| | 轻体力劳动 | 10 920 | 75 | 600 | 12 | 1 000 | 1.2 |
| | 中等体力劳动 | 12 600 | 80 | 600 | 12 | 1 000 | 1.3 |
| | 重体力劳动 | 14 280 | 90 | 600 | 12 | 1 000 | 1.5 |
| | 极重体力劳动 | 16 800 | 105 | 600 | 12 | 1 000 | 1.7 |
| 成年女子(53 kg) | 极轻体力劳动 | 9 240 | 65 | 600 | 15 | 1 000 | 2.0 |
| | 轻体力劳动 | 10 080 | 70 | 600 | 15 | 1 000 | 1.1 |
| | 中等体力劳动 | 11 760 | 75 | 600 | 15 | 1 000 | 1.2 |
| | 重体力劳动 | 13 440 | 85 | 600 | 15 | 1 000 | 1.4 |

2.计算法

根据标准体重和每千克体重所需能量及营养素的量计算,以达到个体“维持健康”的基本要求。计算公式为:营养摄入目标=标准体重×能量(营养素)单位推荐量。其中,标准体重的确定方法有两种:一是计算法。成年男性的标准体重为[身高(cm)-105],成年女性为[(身高〈cm〉-100)×0.9]。二是查表法。可根据性别、年龄和身高三方面因素查阅理想体重对照表。

例如:成人每天的碳水化合物推荐量计算公式为标准体重(kg)×7.5,蛋白质为标准体重×1.2,脂肪为标准体重×(1~1.5),膳食总能量推荐值为标准体重×能量单位需要量。在计算法编制食谱时,三大产能营养素的量主要通过能量的合理分配比值确定,该部分内容将在第二节详细讲述。

**(三)膳食营养目标的确定原则**

1)健康成人可直接查表。

2)编制个性化的食谱时,膳食营养目标的确定必须结合制定对象的具体情况。

3)对于疾病患者,需根据编制对象的疾病特点、身体状况来具体调整。

## 二、食物类别及选择方法

为了充分满足人们对营养素的需求,更好地搭配平衡膳食,应对食物的分类及各类食物的营养特点进行深入了解。根据编制对象的营养需要特点,确定食物的种类和数量。

**(一)学习目标**

1)了解膳食平衡原则和中国居民膳食宝塔的基本内容。

2)掌握各类食物的营养特点及选择原则。

**(二)食物的分类**

食物分类的方法很多,以往营养学上将食品分成谷薯类、动物性食品、大豆及其制品、蔬菜水果、纯能量食品五大类。根据《中国居民膳食宝塔2007》的建议，同时将膳食指导与膳食评价的分类标准进行统一，在此将食物分成九大类别，如图3.1所示。

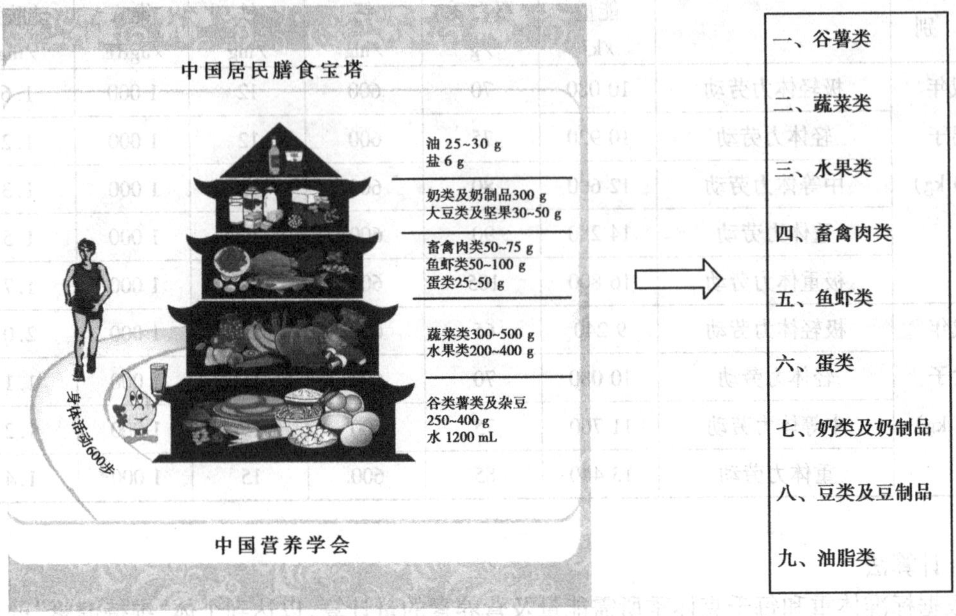


**图3.1 膳食宝塔下的食物分类**

各类食物的营养特点已在《基础营养学》中详细讲解。公共营养师在进行膳食指导时，应结合指导对象的营养需要及其膳食来源，合理选择食物。

**(三)食物的选择原则**

严格来讲，没有一种天然食物能够满足人类全部的营养需求。因此，人们必须从膳食中摄入多种多样的食物，并按照以下原则来选择日常膳食：

1)食物种类多样化，平均每天最好摄入20种以上的食物。

2)谷类为主，粗细搭配。每天最好摄入250~400 g的谷类食物，其中粗粮占50 g以上。

3)膳食中应有比例适当的动物性食品，优质蛋白摄入应占总蛋白的1/3以上。

4)每天食用300~500 g的蔬菜，其中深色蔬菜、叶菜类占一半以上；每天食用1~2个品种的水果，总量200 g以上。同时，每周食用50 g以上的菌藻类和200 g以上的坚果。

5)清淡少盐，每天油脂摄入控制在25 g以内，食盐摄入在6 g以内。

## 第二节 食谱编制

食物是人类获得能量和各种营养素的重要来源。科学、合理的食物搭配一方面能够满足人体对能量和营养素的需要，另一方面也能够促进健康、预防各种营养相关慢性病的发生、发展。因此，食谱编制是膳食指导工作中的重要内容。本节重点讲述计算法及食物交换份法编制食谱的主要方法。

## 一、食谱编制的概念及原则

### （一）食谱编制的概念

食谱编制是指在一定时间（1 日或 1 周）内，各种食品的定量配制、烹饪等具体实施的一种方案，其中包括食品的种类、数量及其三餐分配等。

### （二）食谱编制的原则

1）满足对象的营养需要。

2）食物品种应尽可能多。

3）膳食为对象所接受。

4）减少营养损失，提高利用率。

5）注重食品卫生，保证食用安全性。

## 二、食谱编制的基本步骤

食谱编制应结合个体或群体的性别、年龄、工作性质、健康状况、饮食习惯、经济水平、市场供应等情况来确定膳食营养目标。同时，对于食物的合理选择、科学烹饪方法等情况也应进行详细的说明。一般而言，食谱编制应按照以下 4 个步骤进行：

### （一）了解食谱编制对象的既往身体状况

膳食指导的对象包括健康人群、亚健康人群和疾病患者。因此，编制食谱应当首先了解编制对象的身体健康状况，在此基础上结合中国居民膳食指南以及临床营养的相关知识确定编制对象的营养需要。

了解编制对象的身体状况，可直接询问对方的既往病史，但最可靠的方法是查阅对方近期的全面体检结果。同时，还应检测食谱编制对象的常见人体测量指标（身高、体重等）。

### （二）了解食谱编制对象的既往膳食状况

膳食摄入量的多少除了跟性别、年龄有关外，还受工作性质、劳动强度、生活方式等因素的影响。同时，通过了解食谱编制对象的经济条件以及所在地区的食品市场供应情况，有助于确定对方的膳食摄入质量。另外，公共营养师还应当详细了解食谱编制对象的饮食习惯，包括民族习惯、地方习惯，以及个人的口味偏好以及禁忌等。在不违背营养学原则的基础上，应尽量满足个人的饮食习惯。

### （三）结合具体情况编制食谱

1. 健康及亚健康人群

参照《中国居民膳食指南 2007 版》以及中国居民膳食营养素参考摄入量的相关建议，针对不同年龄及生理阶段人群的营养特点，以及不同工作性质、作业环境下人群的营养特点，确定食谱编制对象的营养需求及摄入水平，选择相应的食物提供平衡膳食。

2. 临床患者

在食谱编制一般原则的基础上，根据患者的疾病原因、病情轻重、身体状况、消化吸收功能等情况，对食物选择、供膳方式进行针对性的调整。同时，编制食谱时还应当密切配合临床医生的治疗方案。

**（四）随访监测，及时调整**

食谱编制完成后，应首先评价当前食谱的膳食结构是否合理。同时对当前食谱所提供的能量及营养素进行计算，并将其与食谱编制对象的营养需要相比较，并根据实际需要对食物种类、数量及供应方式进行调整（详见本章第三节）。

食谱编制完成后交付给编制对象使用，此时，应定期监测食谱的执行情况以及对方的身体健康状况，以便为食谱调整提供依据。

## 三、计算法编制食谱

计算法编制食谱应当遵循食谱编制的总体原则和方法。在具体的食谱编制过程中，可按照以下6个步骤来进行：

**（一）确定膳食总能量：总能量＝理想体重×能量单位需要量**

1）理想体重的计算（参照本章第一节）。

2）能量单位需要量（kcal/kg 标准体重）的判断具体的方法（见表3.3）。

**表3.3 不同体型、劳动分级下的能量单位需要量**

| 体型 | 劳动分级 | | | |
|---|---|---|---|---|
| | 极轻劳动 | 轻度劳动 | 中度劳动 | 重度劳动 |
| 消瘦 | 35 | 40 | 45 | 45～55 |
| 正常 | 25～30 | 35 | 40 | 45 |
| 超重 | 20～25 | 30 | 35 | 40 |
| 肥胖 | 15～20 | 20～25 | 30 | 35 |

其中，体型通过食谱编制对象BMI值的大小判断。BMI的计算公式为BMI＝实际体重(kg)/身高(m)$^2$。根据我国2003提出的成人体重分级的建议，BMI＜18.5为消瘦，BMI介于18.5～23.9为正常，BMI介于24.0～27.9为超重，BMI≥28.0为肥胖。

劳动强度的判断参照本章第一节的劳动分级标准。

**（二）确定三大营养素需要量**

1.确定三大营养素的能量供应

推荐供能比例为碳水化合物（CHO）：蛋白质（PRO）：脂肪（FAT）＝55%～65%：12%～15%：20%～25%。一般情况下可取CHO：PRO：FAT＝60%：15%：25%。在疾病状态下可根据实际情况进行调整。

2.确定三大营养素的需要量

确定了编制对象每日膳食能量推荐量后，按照三大营养素的能量分配比可确定每种产能营养素的提供能量。根据能量折算系数（即CHO 4.0 kcal/g，PRO 4.0 kcal/g，FAT 9.0 kcal/g）可确定每日所需的三大营养素的数量。

**（三）建立合理的膳食制度**

1.三餐能量的分配

一般可按照2：4：4或是3：4：3的分配比，来建立合理的膳食制度。通过合理分配每日三餐,可使胃部的负担均衡适宜,并保证食谱编制对象有良好的食欲,帮助其对食物进行更好的消化和吸收。

2. 关于加餐

加餐在合理膳食制度的建立中具有重要的意义。

1)对于学生和运动员,加餐能起到维持血糖稳定以及营养强化的作用。对于消化道疾病患者、糖尿病患者、肥胖人士等人群,加餐的实质是少量多餐,可减少膳食摄入对其消化系统或内分泌系统的负担,有助于维持内环境稳定。

2)加餐的时机:一般在上午 10 点及下午 4 点加餐,必要时也可睡前加餐。

3)加餐食品的种类:一般以水果、奶类为主,少吃高能量及高脂食品。

4)加餐食品的能量:不超过总能量的 15%,并且该部分能量应从主食能量中扣除。

**(四)搭配主食**

通过上述步骤,可确定该对象早、中、晚三餐 CHO、PRO 及 FAT 的需要量。此时按照先搭配主食,后搭配副食,最后确定烹饪油的顺序来编制食谱。

根据每餐所需 CHO 的量,确定该餐次粮谷类的品种和数量。此时,考虑到尚未搭配的副食及烹饪油中也含有 CHO,故此时应当预留一部分(一般为总 CHO 量的 15% ~20%),剩余的 CHO 可全部由主食来提供。

选择主食来提供相应的 CHO 时,应充分考虑编制对象的营养需要、饮食习惯、经济条件以及食品的市场供应情况,同时也应注意大米与面粉、粗杂粮、薯类之间的合理搭配。

确定了每种食物具体提供的 CHO 量后,根据食物成分表以及该食物的可食部、CHO 含量等信息,确定该食物的需要量。以某人员的早餐主食编制为例,具体流程如下所示。

早餐 100 gCHO
- 85 gCHO 配主食
  - 50 g 由大米提供→确定大米用量
  - 35 g 由馒头提供→确定馒头用量
- 预留 15 g(机动)

**(五)搭配副食**

通过上述步骤,已知编制对象早、中、晚三餐所需 PRO 的数量,同时查阅食物成分表可知每餐主食中已经提供的 PRO。将总 PRO 减去主食中已经提供的,就是副食来源的 PRO 量。应保证优质蛋白(动物蛋白、大豆蛋白)占总蛋白质的 1/3 以上,同时动物蛋白与大豆蛋白的供应比例接近 2:1。

选择副食来提供上述蛋白质时,同样应充分考虑编制对象的营养需要、饮食习惯、经济条件等情况。确定了每种副食所提供的 PRO 量后,根据食物成分表确定该副食的需要量。以某人员的早餐副食编制为例,具体流程如下所示。

早餐 40 gPRO
- 25 gPRO 配副食
  - 8 g 由鸡蛋提供→确定鸡蛋用量
  - 10 g 由牛奶提供→确定牛奶用量
  - 7 g 由瘦肉提供→确定瘦肉用量
- 已有 15 g(主食)

确定了优质蛋白的供应后,根据中国居民膳食宝塔的建议(每日摄入蔬菜 300 ~500 g,水果 100 ~200 g),根据食谱编制对象的具体情况以及三餐分配比,确定各餐次蔬菜及水果的种类及数量。

(六)配制烹饪油

将每餐次的总脂肪减去该餐次主、副食已经提供的脂肪,剩余量由烹饪油来提供。

食谱编制过程中,应尽量控制编制对象饱和脂肪的摄入并选择调和油。通过膳食指导,将其每日烹饪油摄入量控制在25~30 g以内。

(七)确定一日食谱

确定了每餐次的食物种类及数量后,将其合理搭配配制成一日食谱。同时选择合理的烹饪方式,多用蒸、煮、炖、拌、卤,少用煎、炸等方法。

## 四、食物交换份法编制食谱

食物交换份法,是将常用食物按其所含营养素的种类不同分成七大类,计算出每类食物提供90 kcal所分别需要的数量并绘制成食物交换表,供配餐时交换使用的一种方法。使用时,可按照食谱编制对象具体的能量需要,计算出各类食物的交换份数,按照每份食物等值交换表选择食物并还原成食物重量。

食物交换份法是一个相对粗略但是绝对简单的方法,易于被初学者掌握,并在食谱编制和调整的过程中具有重要的作用。

(一)食物交换表

如前所述,食物交换份法把经常食用的食品按其所含的主要营养素不同,分成7类并绘制于7个表中,分别称为表3.4(谷物、薯类)、表3.5(蔬菜类)、表3.6(水果类)、表3.7(豆制品)、表3.8(乳类)、表3.9(鱼、肉、蛋类)、表3.10(油脂类)。这7个表格称为食品交换表,其中每提供90 kcal所需要的食品数量称为1个单位。

**表3.4 主食类食物(每单位含90 kcal)**

| | |
|---|---|
| 大米饭、小米饭、糯米饭、燕麦片、豆类干饭等 | 25 g |
| 面包、馒头、面条、油条、炸糕、麻花、包子、煎包、烙饼等 | 25 g |
| 苏打饼干、曲奇饼干等 | 25 g |
| 稀粥、玉米粥、绿豆汤、稀泡饭等 | 50 g |

**表3.5 蔬菜类食物(每单位含90 kcal)**

| | |
|---|---|
| 绿叶蔬菜、西葫芦、西红柿、黄瓜、丝瓜、冬瓜、苦瓜、茄子、芹菜、豆芽、白萝卜等 | 500 g |
| 菜花、辣椒、胡萝卜、蒜苗、刀豆等 | 250 g |
| 南瓜 | 350 g |
| 土豆、山药、芋头、藕、荸荠、百合、茨菇等 | 100 g |
| 毛豆、鲜豌豆 | 100 g |

表 3.6　水果类食物(每单位含 90 kcal)

| | |
|---|---|
| 中等苹果、鸭梨、橙子、香蕉<br>大橘子、桃、猕猴桃 | 1 个(200 g) |
| 草莓、杏、葡萄、鲜荔枝、龙眼等 | 20 个(200 g) |
| 西瓜 | 1 块(500 g) |

表 3.7　豆类食物(每单位含 90 kcal)

| | |
|---|---|
| 豆腐干、豆腐丝豆腐干、豆腐丝 | 50 g |
| 豆腐、粉丝、粉皮 | 100 g |

表 3.8　豆类及奶制品类食物(每单位含 90 kcal)

| | |
|---|---|
| 牛奶、酸奶 | 100 mL |
| 奶粉 | 25 g |
| 豆浆、豆奶 | 200 mL |

表 3.9　肉蛋类食物(每单位含 90 kcal)

| | |
|---|---|
| 酱肉、熟火腿、午餐肉、香肠、五花肉 | 25 g |
| 瘦肉、牛肉、羊肉 | 50 g |
| 排骨、去皮鸡、鸭、鹅肉 | 75 g |
| 兔肉 | 100 g |
| 鸡蛋、鸭蛋、鹅蛋 | 1 个 |
| 鹌鹑蛋、鸽子蛋 | 6 个 |
| 带鱼、比目鱼、黄鱼、对虾、河虾、鲫鱼、<br>鲤鱼、草鱼、鲢鱼、甲鱼、去皮螃蟹等 | 75 g |

表 3.10　油脂类食物(每单位含 90 kcal)

| | |
|---|---|
| 各种食用油 | 10 g |
| 花生米、核桃仁、杏仁、腰果等 | 15 g |
| 带壳葵瓜子、南瓜子、<br>西瓜子、开心果、松子 | 25 g |

### (二)食物交换份法编制食谱的基本步骤

1. 确定全天总能量

总能量的计算公式为:总能量 = 理想体重 × 能量单位需要量。具体方法同计算法编制食谱的总能量确定。

2. 一日食谱制定

确定了编制对象的一日总能量后，查阅总单位数分配表（见表3.11），获得全天总单位数在不同类别食物中的分配。将表3.4（谷、薯类）、表3.5（蔬菜类）、表3.7、3.9（豆类、肉蛋类）中的食品按比例（3:4:3或2:4:4）分配于三餐；表3.10（油脂类）中的配合菜肴分配于三餐中；表3.6（水果）和表3.8（奶类）分配于加餐食品中。

分别查阅每个食品交换表，把每餐、每个食品的交换单位数，还原成食品重量。

**表3.11　不同能量、总单位数在不同类别食物中的分配**

| 能量/kcal | 一日总单位数 | 谷物 | 蔬菜 | 水果 | 豆类 | 奶类 | 肉类 | 油脂 | 蛋白质/% | 脂肪/% | 碳水化合物/% |
|---|---|---|---|---|---|---|---|---|---|---|---|
| 1 395 | 15.5 | 7 | 1 | 1 | 1 | 1.5 | 1.5 | 2.5 | 13.9 | 29.9 | 56.2 |
| | | (3.5两) | (1斤) | (4两) | (半两) | (250 mL) | (1两半) | (25 g) | | | |
| 1 530 | 17 | 8 | 1 | 1 | 1 | 1.5 | 2 | 2.5 | 14.3 | 29.5 | 56.2 |
| | | (4两) | (1斤) | (4两) | (半两) | (250 mL) | (2两) | (25 g) | | | |
| 1 620 | 18 | 9 | 1 | 1 | 1 | 1.5 | 2 | 2.5 | 14.0 | 27.9 | 58.1 |
| | | (4.5两) | (1斤) | (4两) | (半两) | (250 mL) | (2两) | (25 g) | | | |
| 1 710 | 19.5 | 10 | 1 | 1 | 1 | 1.5 | 2 | 2.5 | 13.8 | 26.4 | 59.9 |
| | | (5两) | (1斤) | (4两) | (半两) | (250 mL) | (2两) | (25 g) | | | |
| 1 800 | 20 | 10 | 1 | 1 | 1 | 1.5 | 2.5 | 2.5 | 13.7 | 29.3 | 57.1 |
| | | (5两) | (1斤) | (4两) | (半两) | (250 mL) | (2两半) | (25 g) | | | |
| 1 935 | 21.5 | 11 | 1 | 1 | 1 | 1.5 | 3 | 3 | 15.2 | 28.5 | 57.1 |
| | | (5.5两) | (1斤) | (4两) | (半两) | (250 mL) | (3两) | (30 g) | | | |
| 2 025 | 22.5 | 12 | 1 | 1 | 1 | 1.5 | 3 | 3 | 14.2 | 27.3 | 58.5 |
| | | (6两) | (1斤) | (4两) | (半两) | (250 mL) | (3两) | (30 g) | | | |
| 2 115 | 23.5 | 12 | 1 | 1 | 1 | 1.5 | 3 | 4 | 13.6 | 30.4 | 56.0 |
| | | (6两) | (1斤) | (4两) | (半两) | (250 mL) | (3两) | (40 g) | | | |
| 2 205 | 24.5 | 13 | 1 | 1 | 1 | 1.5 | 3 | 4 | 13.4 | 29.2 | 57.4 |
| | | (6.5两) | (1斤) | (4两) | (半两) | (250 mL) | (3两) | (40 g) | | | |
| 2 295 | 25.5 | 14 | 1 | 1 | 1 | 1.5 | 3 | 4 | 13.2 | 28.0 | 58.7 |
| | | (7两) | (1斤) | (4两) | (半两) | (250 mL) | (3两) | (40 g) | | | |
| 2 430 | 27 | 15 | 1 | 1 | 1 | 1.5 | 3.5 | 4 | 13.6 | 27.6 | 58.8 |
| | | (7.5两) | (1斤) | (4两) | (半两) | (250 mL) | (3两半) | (40 g) | | | |
| 2 520 | 28 | 16 | 1 | 1 | 1 | 1.5 | 3.5 | 4 | 13.4 | 26.6 | 60.0 |
| | | (8两) | (1斤) | (4两) | (半两) | (250 mL) | (3两半) | (40 g) | | | |
| 2 610 | 29 | 16 | 1 | 1 | 1 | 1.5 | 3.5 | 4 | 13.0 | 29.2 | 57.9 |
| | | (8两) | (1斤) | (4两) | (半两) | (250 mL) | (3两半) | (40 g) | | | |
| 2 700 | 30 | 17 | 1 | 1 | 1 | 1.5 | 3.5 | 5 | 12.8 | 28.8 | 58.9 |
| | | (8.5两) | (1斤) | (4两) | (半两) | (250 mL) | (3两半) | (50 g) | | | |
| 2 790 | 31 | 18 | 1 | 1 | 1 | 1.5 | 3.5 | 5 | 12.7 | 27.3 | 60.0 |
| | | (9两) | (1斤) | (4两) | (半两) | (250 mL) | (3两半) | (50 g) | | | |

3. 一周食谱确定

在一日食谱的基础上，根据食物交换表进行等单位数交换，交换原则如下：

1）等能量的食物可以进行交换，一般是同类食物进行交换。

2)主食(谷薯类)内部可交换,肉、蛋、鱼、禽、豆制品可以交换。

3)硬果含脂肪高,如吃少量应当减少烹调油的摄入。

4)确保食物种类多样、数量充足,以全面满足人体对能量和营养素的需要。

5)食物的选择应充分考虑编制对象的营养需要、身体状况、吸食习惯、经济条件等。

# 第三节　食谱评价和调整

通过计算法或食物交换份法设计出食谱后,还应结合中国居民膳食宝塔和食物成分表对食谱进行评价,以确定该食谱是否科学合理,并为食谱调整提供依据。

## 一、食谱评价的主要内容

### (一)膳食结构评价

1. 评价流程

将一日食谱中所含的食物及其重量分类排列,计算出各类食物的摄入总量,对照膳食宝塔的各类食物摄入建议评价膳食结构的合理性。

2. 注意事项

1)首先了解编制对象一段时期内的膳食摄入,并计算其各类食物的日均摄入总量。

2)对照膳食宝塔推荐值进行评价时,应当注重其一段时间内的膳食总体安排。

### (二)膳食能量及营养素摄入评价

主要指标和方法,如图3.2所示。

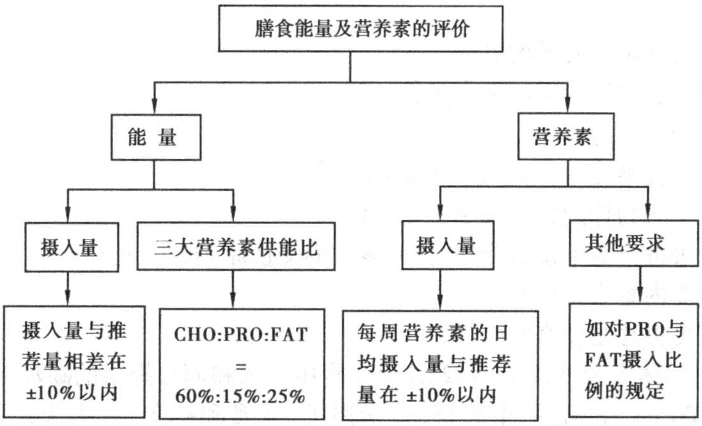


图3.2　膳食能量及营养素的评价指标及主要方法

1. 膳食能量摄入评价

与推荐摄入量比较,相差在±10%以内为正常。

2. 三大营养素供能比

将实际供能比与理论供能比(CHO: PRO: FAT = 55% ~65%: 12% ~15%: 20% ~25%)相比较,以评价能量供应比例。

3. 三餐能量分配比

1)结合制订对象具体情况,按早:中:晚 = 3:4:3或2:4:4的标准评价。

2)三餐是否定时、定量,加餐制度落实情况。

3)结合制订对象的工作情况、生活规律进行评价。

4. 维生素、矿物质、膳食纤维摄入评价

一般情况下,每天的能量、蛋白质、脂肪和碳水化合物的量出入不大,因此,可以评价其每日摄入量。但是,其他营养素摄入受食物来源影响,一般评价其周平均摄入水平,与 DRIs 相差在 10% 以内为合理。

## 二、食谱调整的主要方法

### (一)客观评价膳食结构

针对不合理之处结合中国居民膳食宝塔以及编制对象的具体情况进行调整。

### (二)膳食能量及营养素的调整

根据制订对象的身体状况改变、经济水平、食物的市场供应等情况,进行以下调整:

1)调整食品数量。

2)调整食物种类。

3)调整进餐次序。

4)调整食物的烹饪方式。

## [思考题]

1. 阐述确定成年人能量需要量的方法。
2. 简述食物交换份法编制食谱的基本步骤。
3. 简述食谱编制的概念与原则。
4. 试述成年人 1 日食谱编制(计算法)的基本步骤。
5. 应用食物交换份法为你的家人编制一周食谱。
6. 根据食物交换表进行等单位数交换时,应遵循的交换原则有哪些?
7. 食谱评价的主要内容有哪些?
8. 食谱调整的主要方法是什么?
9. 某男性,30 岁,轻体力劳动,BMI 为 22.5。主食中大米和面食提供的碳水化合物分别占 2/3 和 1/3,每天 200 mL 牛奶,一个鸡蛋,适量肉类、豆腐和蔬菜,豆类蛋白占优质蛋白质的 20%。请用计算法,按照成人一日食谱编制的工作程序,为该同志编制 1 日带量食谱。
10. 某女性,35 岁,重体力劳动,身高 165 cm,体重 60 kg。晚餐吃米饭、青椒肉丝和小白菜豆腐汤。①计算 BMI 并判断其是否超重或肥胖;②按晚餐提供全天所需能量的 30%,计算其晚餐所需能量;③按蛋白质、碳水化合物、脂肪供能比分别为 15%、60% 和 25%,计算晚餐需要三大产能营养素的量;④按副食蛋白质 2/3 来源于动物性食物,1/3 来源于豆类,计算大米、猪瘦肉、豆腐、烹调油的原料重量,并配备蔬菜。

# 第四章　食品营养评价

## 第一节　食品样品收集和标签解读

### 一、食品样品的收集和保存

食品样品的收集和处理是食品营养标签制作的第一个环节。

(一)**知识要求**

1. 相关定义

1)总体:由同质的个体所构成的全体,就食品而言,同类食品可以算是一个总体。

2)样品:从总体中抽取出部分个体的过程成为抽样,所抽取的部分成为样品。

3)抽样误差:每个样品的分析结果可能有差异,反映了抽样之间的差异,也反映了样品与总体之间的差异,由抽样引起的差异成为抽样误差。

2. 样品收集原则

1)均匀、有代表性,能反映全部被检食品的组成、质量和卫生状况。

2)采样方法要与分析目的一致。

3)采样过程要设法保持原有的理化指标,防止成分逸散(如水分、气味、挥发性酸等)。

4)防止带入杂质或污染。

5)采样方法要尽量简单,处理装置尺寸适当。

核心问题:减少抽样误差!

3. 食品抽样的基本原则和方法

1)纯随机抽样:适合总体分布均匀、个体数量不多样品。

2)类型抽样:适合随机性总体和有序性总体。

3)等距抽样:适合在某方面性质有差异的样品。

4)整群抽样:适合总体内单位量多,单位间差异不大的样品。

5)定比例抽样:根据样本情况,设计合适的抽样方法,抽样以"代表性"强为目的。

4. 食品样品的分类

可理解为以样品处理过程来区分：

抽检样品→混合样品→缩分样品→实验室样品→制备样品→分析样品

5. 抽样数量的估算

1）均质性和正常非均质性食品抽样量($n$)的确定。

当一批食品的包装件数($N$)不多于100时，抽样量($n$)按抽样数量估算简表确定（见表4.1）。

表4.1 抽样数量估算简表

| $N$ | $n$ |
|---|---|
| 1 | 1 |
| 2～5 | 2 |
| 6～10 | 3 |
| 11～20 | 4 |
| 21～30 | 5 |
| 31～40 | 6 |
| 41～50 | 7 |
| 51～70 | 8 |
| 71～90 | 9 |
| 91～100 | 10 |

当一批食品的包装件数($N$)超过100件时抽样量($n$)按下式计算确定：$n=N$的平方根。

2）异常非均质性或者不熟悉来源食品抽样量的确定：$n=N$。

**（二）能力要求**

以一箱48个苹果为例（其排放见表4.2）来学习样品抽样规则和基本方法。

表4.2 苹果的排列和摆放样例

| | | | | | | | |
|---|---|---|---|---|---|---|---|
| 1 | 2 | 3 | 4 | 5 | 6 | 7 | 8 |
| 9 | 10 | 11 | 12 | 13 | 14 | 15 | 16 |
| 17 | 18 | 19 | 20 | 21 | 22 | 23 | 24 |
| 25 | 26 | 27 | 28 | 29 | 30 | 31 | 32 |
| 33 | 34 | 35 | 36 | 37 | 38 | 39 | 40 |
| 41 | 42 | 43 | 44 | 45 | 46 | 47 | 48 |

1. 明确抽样目的、确定抽样总体

检查这箱苹果的质量，分析其营养成分，总体为48个苹果。

2. 了解和评估食品总体的基本状况

总体情况良好，无外观损伤，颜色鲜艳，但个体大小不均一，以此为标记按大、中、小三层排列（见表4.3）。

表4.3 苹果按大小分层排列

| | | | | | | | | | | | | | | | | |
|---|---|---|---|---|---|---|---|---|---|---|---|---|---|---|---|---|
| 大 | 1 | 2 | 3 | 4 | 5 | 6 | 7 | 8 | 9 | 10 | 11 | 12 | 13 | 14 | 15 | 16 |
| 中 | 17 | 18 | 19 | 20 | 21 | 22 | 23 | 24 | 25 | 26 | 27 | 28 | 29 | 30 | 31 | 32 |
| 小 | 33 | 34 | 35 | 36 | 37 | 38 | 39 | 40 | 41 | 42 | 43 | 44 | 45 | 46 | 47 | 48 |

3. 确定抽样量

本样本为匀质样本，总量为 41 ~50 个，按抽样数量估算简表确定抽样量为 7，为方便比较不同抽样方法，定位 6 个。

4. 选择抽样方法

(1)单纯随机抽样

1)抽签法。将每个苹果编号写在卡片上，放入空纸箱中，摇动纸箱打乱排序，以抽签方式，随机从纸箱中抽出 6 张卡片，所记录编号即为抽中的苹果编号。

2)随机表法：准备任意一张随机表以教材 P210 表 4.2 为例，假定以第 3 行第 3 个数字起始，向右顺序读取 6 个随机数：23、02、77、09、61、87。如果遇到重复出现的数字或数字大于样本总量可向后顺延，随机数字所代表的数字即为样品编号，如数字普遍偏大，采取除法换算，即用随机数除以样品总量，以余数代表相应的样品。换算后分别为：23、02、29、09、13、39，即抽取相应编号的苹果作为样品。

3)利用 Excel 软件：运行 Excel 软件，在任意单元格中输入函数“ = RAND( ) * ( $n$ - 1) + 1”，其中 $n$ 为样本总量，本例为 48，如图 4.1、图 4.2、图 4.3 所示。

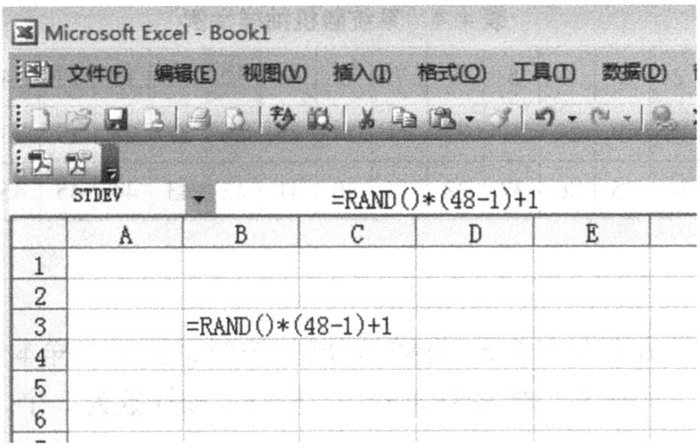


图 4.1

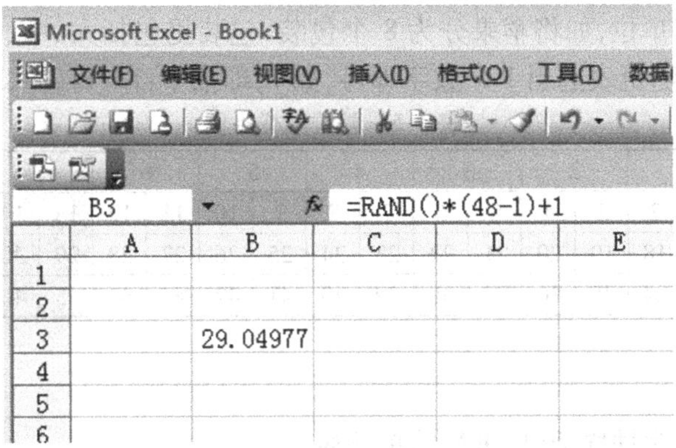


图 4.2

键入回车键后单元格即会给出返回的随机数，取整即为抽取的样品。

重复计算单元格，按照给出的结果抽取 6 个样本。

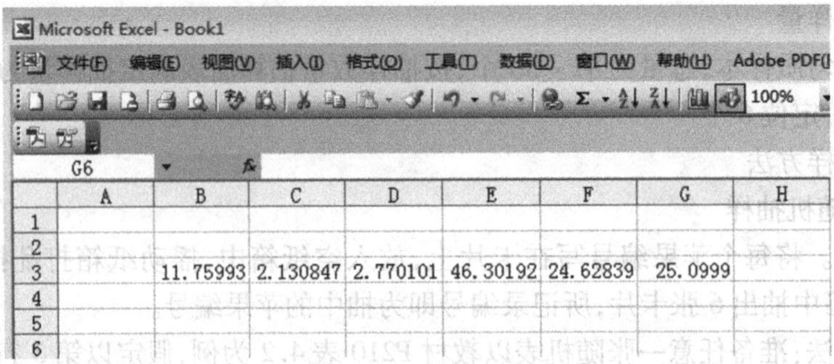


图4.3

取整数，所抽取的苹果编号为：11、2、29、46、24、25。

(2)系统随机抽样

先确定一个区间长度 $k$，其值按公式：$k = N/n$，表示每隔 $k$ 个距离抽取一个样品。本例样本总数为 $N=48$，$n=6$，$k = 48/6 = 8$，假定以 2 号苹果为第一个抽取样品，则第 10、18、26、34、42 号为抽取样品(表4.4)。

**表4.4 系统随机抽样举例**

| | | | | | | | | | | | | | | | | |
|---|---|---|---|---|---|---|---|---|---|---|---|---|---|---|---|---|
| 大 | 1 | 2 | 3 | 4 | 5 | 6 | 7 | 8 | 9 | 10 | 11 | 12 | 13 | 14 | 15 | 16 |
| 中 | 17 | 18 | 19 | 20 | 21 | 22 | 23 | 24 | 25 | 26 | 27 | 28 | 29 | 30 | 31 | 32 |
| 小 | 33 | 34 | 35 | 36 | 37 | 38 | 39 | 40 | 41 | 42 | 43 | 44 | 45 | 46 | 47 | 48 |

(3)分层抽样

根据样品某一特性方面存在差异，将样品分层，按照每层所占样本量($N_i$)计算出每层抽样量($n_1 = N_i \times n/N$)。本例每层样品数为 16 个，故每层抽样数为 2 个，根据随机表从每层抽取 2 个样品。

(4)整群抽样

总体可分为几个单位，如将苹果分为 8 个包装，包装里包括大、中、小分布一致。将 8 列苹果编号 1 ~ 8，根据随机表选出 1 个数字即可，如 7，即抽中：13、14、29、30、45、46(见表4.5)。

**表4.5 整群抽样举例**

| | 1 | | 2 | | 3 | | 4 | | 5 | | 6 | | 7 | | 8 | |
|---|---|---|---|---|---|---|---|---|---|---|---|---|---|---|---|---|
| 大 | 1 | 2 | 3 | 4 | 5 | 6 | 7 | 8 | 9 | 10 | 11 | 12 | 13 | 14 | 15 | 16 |
| 中 | 17 | 18 | 19 | 20 | 21 | 22 | 23 | 24 | 25 | 26 | 27 | 28 | 29 | 30 | 31 | 32 |
| 小 | 33 | 34 | 35 | 36 | 37 | 38 | 39 | 40 | 41 | 42 | 43 | 44 | 45 | 46 | 47 | 48 |

5. 简单评述

按照抽样结果填写抽样记录，进行简单评述。

6. 讨论

1)纯随机抽样——适合总体分布均匀、个体数量不多样品。

2)类型抽样——适合随机性总体和有序性总体。

3)等距抽样——适合在某方面性质有差异的样品。

4)整群抽样——适合总体内单位量多，单位间差异不大的样品。

## 二、食品的取样和处理

**(一)知识要求**

取样的基本要求:能反映被测物的卫生质量,满足检测项目对样品的需要,一式三份供检验(每份不小于0.5 kg),复验,备查或仲裁之用。

待检样品——→检样—混合→原始样品—处理缩分→平均样品——→检验样品、复检样品、保留样品

1. 样品分类

1)均匀固体物料(如粮食、粉状食品)。

2)较稠的半固体物料(如稀奶油、动物油脂、果酱等)。

3)液体物料(如植物油、鲜乳等)。

4)组成不均匀的固体食品(如肉、鱼、果品、蔬菜等)。

5)小包装食品(罐头、袋或听装奶粉、瓶装饮料等)。

2. 取样方法

(1)四分法

粉末或研碎均匀的样品,平铺样品,如图,划十字、去对角部分、依次取到适量样品为止。

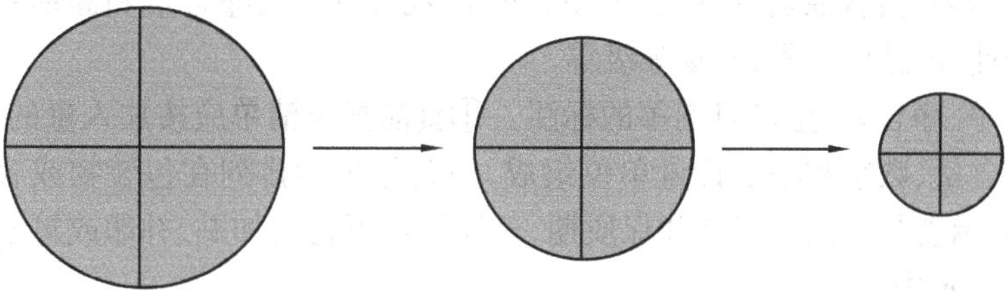

(2)几何法

适用于大量的不均匀样品或虽均匀但不适合搅拌均匀处理的样品。法定采样程序(见教材 P216 图4.2)。

**(二)能力要求**

1)阅读食品的基本资料。

2)观察样品外观。

3)确定取样和处理方法。

4)贴封条及标签。

5)填写记录表。

## 三、食品标签和配料解读

**(一)知识要求**

1. 基本概念

1)食品标签:食品包装上的文字、图形、符号及一切说明物,是对食品质量特性、安全特

性、食用(饮用)说明的描述。

2)食品配料:食品标签上的重要内容,是指在制造或加工食品时使用的、并存在(包括以改性形式存在)于食品中的主要原料或辅料物质,如食品添加剂。

3)预包装食品:预先包装于容器中,以备交付给消费者的食品。

4)容器:将食品完全或部分包装,以作为交货单元的任何包装形式,也包括包装纸。

5)食品添加剂:为改善食品的品质和色、香、味,以及为防腐和加工工艺的需要,加入食品中的化学合成物质或天然物质。

6)保质期:指在标签上规定的条件下,保持食品质量(品质)的期限。在此期限,食品完全适于销售,并符合标签上或产品标准中规定的质量(品质)。超过此期限,在一定时间内食品仍然是可以食用的。

7)保存期:指在标签上规定的条件下,食品可以食用的最终日期;超过此期限,产品质量(品质)可能发生变化,因此食品不再适于销售。

8)固形物:含有固、液两相物质的食品中的固体部分,不包括可溶性固形物。

9)加工食品:将天然的食物,经过特殊的处理所制成的食品,称之为加工食品。加工食品的意义与目的是将天然的食物,经适当的处理后制成,以方便保存、运送、利用或增加风味。

2. 食品标签标准的主要要求和注意事项

《预包装食品标签通则》(GB 7718—2004)是我国强制性国家标准。规定了用于预包装食品的术语、相关法规、基本要求、强制标示内容和非强制标示内容。

1)强制标示内容:食品名称、配料清单、配料的定量标示、净含量和固形物、制造者、经销商的名称和地址、产品标准号、质量等级等。

2)配料清单、净含量、生产日期等的标注。①食品配料清单应按加入量的递减顺序排列;②净含量由净含量、数字和法定计量单位组成,与食品名称排列在包装物或容器的同一展示版面;③清晰表示食品的生产日期和保质期,日期标示不得另加贴、补印或篡改。

3)非强制标示内容

3. 食品原料配方的基本格式和表示方法

食品原料配方是食品标签中最重要的一项内容,标示了在制造或加工食品时使用的,并存在于产品中的任何物质。

1)原料表一般以“配料”或“配料表”为名,标示于主要版面。

2)按加入量由多到少排列。

3)复合配料应在后加括号按加入量递减顺序标示出原始配料。

4)可食用的包装物(胶囊、糯米纸)应标示。

5)甜味剂、防腐剂、着色剂等应标示具体名称或规定代码。

6)配料的定量标示。

(二)**能力要求**

阅读食品标签,如图 4.4 所示。

提问:为何没有保质期?乙醇含量 10% 或以上的酒类或饮料酒不用标示保质期。

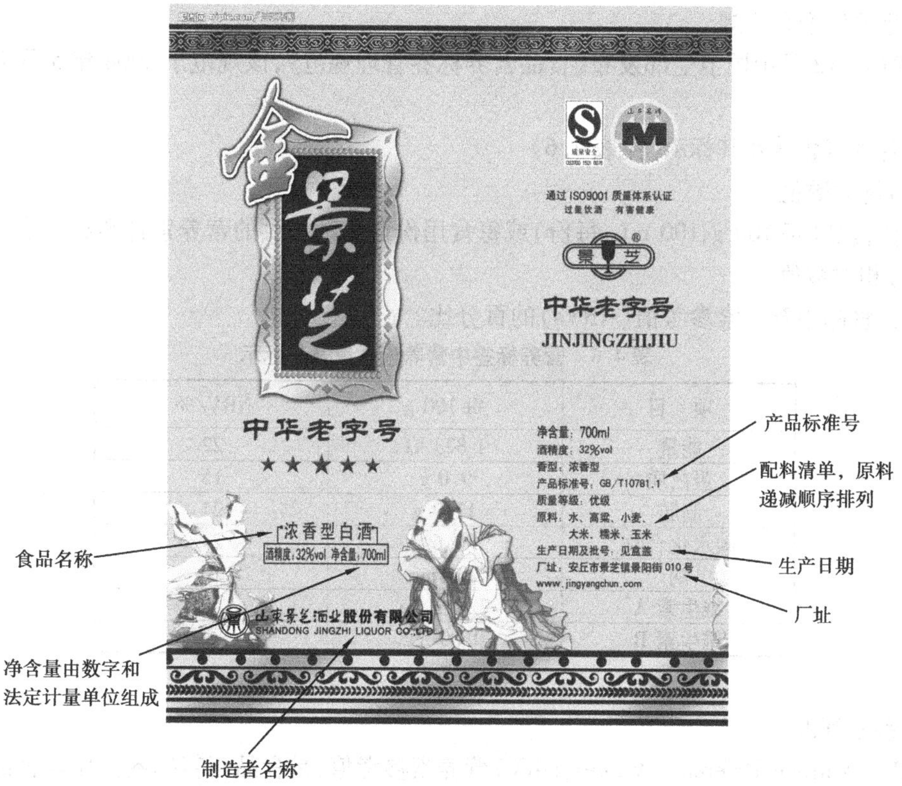


**图4.4　食品标签解读举例**

## 四、营养标签解读

食品营养标签：是指向消费者提供食品营养成分信息和特性的说明，包括营养成分表、营养声称和营养成分功能声称。

**（一）知识要求**

1. 食品营养标签的基本构成

核心营养素：在执行食品营养标签管理时，会将营养素分为必须标示、可选择标示的两种，因此强调必须标注的营养素的重要性，命名为核心营养素，一般来说，核心营养素应该是对本国最具有公共卫生意义的营养素。我国规定4种——蛋白质、脂肪、碳水化合物、钠。美国规定15种，澳大利亚规定6种。

营养成分表：标准化的标有食品营养成分名称和含量的表格，直接以数据形式显示某一食品中所含有的营养成分（蛋白质、脂肪、碳水化合物、矿物质、维生素等）含量（参考第二篇第五章）。

附加营养信息：是对食品营养特性的描述，以便增加消费者对食物营养价值的理解。主要包括营养声称和健康声称。

营养声称：是指以文字形式对食品的营养特性做出的描述、建议或暗示。主要包括营养素含量声称（“含有”“高”“低”或“无”）、比较声称（“增加”和“减少”等）、功能声称和减少疾病声称。

2. 相关标准和法规

2007 年 12 月中国卫生部发布《食品营养标签管理规范》,该规范于 2008 年 5 月 1 日起强制执行。

3. 营养素含量及其标示(见表 4.6)

(1)绝对数值

单位食品(每 100 g、100 mL、每份)或每食用份食品种提供的营养素种类和含量。

(2)相对数值

单位食品中营养素参考值(NRVs)的百分比。

**表 4.6 营养标签中营养素含量及其标示**

| 项　目 | 每 100 g | NRV/% |
|---|---|---|
| 能量 | 1 823 kJ | 22 |
| 蛋白质 | 9.0 g | 15 |
| 脂肪 | 12.7 g | 21 |
| 碳水化合物 | 70.6 g | 24 |
| 钠 | 204 mg | 10 |
| 维生素 A | 72 μg Re | 9 |
| 维生素 B | 0.09 mg | 6 |

4. 参考标准

NRV(Nutrient Reference Values,NRV)营养素参考值:是食品营养标签上比较食品营养成分含量多少的参考标准,是消费者选择食品时的一种营养参照尺度。营养素参考值是依据我国居民膳食营养素推荐摄入量(RNI)和适宜摄入量(AI)制定的。

NRV 是以 DRIs 为依据制定的,专门用于食品营养标签,可以方便企业应用和消费者的比较和选择。国际组织和各国都基本有自己国家的 NRV,我国 NRV 的制定也是与世界接轨的。

**(二)能力要求**

营养标签的解读(以教材某奶酪样品为例):

1)整体观察。

2)阅读食品标签的净含量。

3)对营养成分含量及相关内容进行解读。

①对三大能源物质(蛋白质、脂肪、碳水化合物)供能比进行计算和评估。

按蛋白质、脂肪、碳水化合物能量系数计算三大物质提供的能量值:

蛋白质供能 = 17(kJ/g) × 蛋白质含量(g) = 17 × 14 = 238(kJ)

脂肪供能 = 37(kJ/g) × 脂肪含量(g) = 37 × 23 = 851(kJ)

碳水化合物供能 = 17(kJ/g) × 碳水化合物含量(g) = 17 × 10 = 170(kJ)

总能量 = 碳水化合物供能 + 脂肪供能 + 蛋白质供能 = 170 + 851 + 238 = 1 259(kJ)

计算三大营养物质供能比:

蛋白质供能比 = 蛋白质供能/总能量 × 100% = 238/1 259 × 100% = 18.9%

脂肪供能比 = 脂肪供能/总能量 × 100% = 851/1 259 × 100% = 67.6%

碳水化合物供能比 = 碳水化合物供能/总能量 × 100% = 170/1 259 × 100% = 13.5%

判断标准见表 4.7。

**表 4.7　能量与供能比判断标准**

| 能量值/[kcal·(100 g)$^{-1}$] | 判　断 | 三大营养素 | 供能比/% |
|---|---|---|---|
| ≤40 | 低能量食品 | 碳水化合物 | 55 ~ 65 |
| 40 ~ 100 | 中等能量食品 | 蛋白质 | 10 ~ 15 |
| ≥400 | 高能量食品 | 脂肪 | <30 |

该奶酪能量较高。能量主要来源于脂肪。

②对营养成分价值的估算：

根据食品的营养成分含量，评估该食品提供的营养成分占每日营养素需要量的百分数中国食品标签营养素参考值(参考教材 P231 表 4.8)：

某营养素% NRV = 营养素含量 × 单位重量/该营养素 NRV

蛋白质% NRV = 14 × 100/60 = 23.3%

脂肪% NRV = 23 × 100/60 = 38.3%

碳水化合物% NRV = 10 × 100/300 = 3.3%

根据营养素% NRV 判断食品的营养特征。

4)营养标签评价(见表 4.8)。

**表 4.8　营养标签解读记录表**

<table>
<tr><td colspan="5">1. 基本信息</td></tr>
<tr><td colspan="2">食品名称：原味奶酪</td><td colspan="3">净含量：100 g</td></tr>
<tr><td colspan="5">配料表：干酪、水、黄油、乳清粉、脱脂奶粉、盐、乳化盐、淀粉、山梨酸、胡萝卜素</td></tr>
<tr><td colspan="5">2. 是否有营养成分表：有</td></tr>
<tr><td colspan="5">标示的营养成分：≥4 种</td></tr>
<tr><td colspan="5">是否有营养声称：有，含丰富蛋白质和钙</td></tr>
<tr><td colspan="5">是否有健康声称：有，浓缩牛奶营养</td></tr>
<tr><td colspan="5">3. 标签解读</td></tr>
<tr><td colspan="5">食物份量：包装重量 100 g，每个包装份数 6 份，每份重量 16.7 g</td></tr>
<tr><td>观察内容</td><td>每 100 g 含量</td><td>描述指标</td><td>计算结果</td><td>判　断</td></tr>
<tr><td>能量</td><td>≥1 250 kJ</td><td>三大物质供能比<br>碳水化合物<br>脂肪<br>蛋白质</td><td>170 kJ(13.5%)<br>851 kJ(67.6%)<br>238 kJ(18.9%)</td><td>属高能量食品，主要供能物质为脂肪，占 67.6%</td></tr>
<tr><td>蛋白质</td><td>≥14 g</td><td>占 NRV 百分数</td><td>23.3%</td><td></td></tr>
<tr><td>脂肪</td><td>≥23 g</td><td>占 NRV 百分数</td><td>38.3%</td><td></td></tr>
<tr><td>碳水化合物</td><td>≤10 g</td><td>占 NRV 百分数</td><td>3.3%</td><td></td></tr>
<tr><td>钙</td><td>≥500 g</td><td>占 NRV 百分数</td><td>62.5%</td><td>钙含量丰富</td></tr>
<tr><td colspan="5">营养标签总结：三大产能营养素齐全，供能比不够合理，主要供能物质为脂肪，占 67.6%，钙占每日需要量 62.5%，属高钙食品，营养标签不够规范，需完善</td></tr>
</table>

练习解读巧克力营养标签,如图4.5所示。

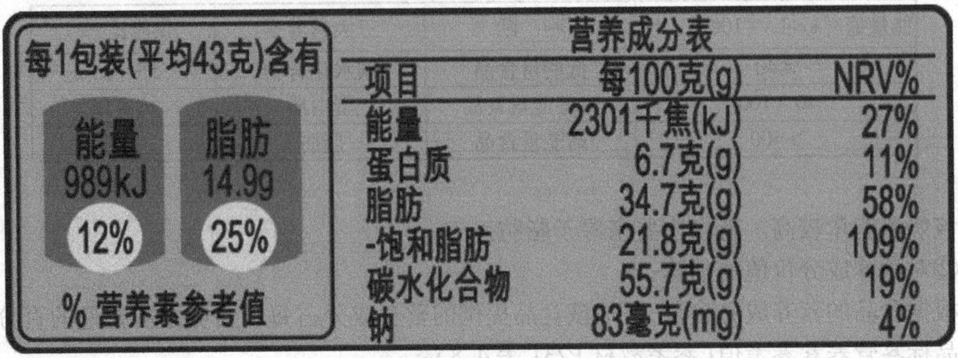
每1包装(平均43克)含有
能量
989kJ
12%
脂肪
14.9g
25%
% 营养素参考值
营养成分表
项目 每100克(g) NRV%
能量 2301千焦(kJ) 27%
蛋白质 6.7克(g) 11%
脂肪 34.7克(g) 58%
-饱和脂肪 21.8克(g) 109%
碳水化合物 55.7克(g) 19%
钠 83毫克(mg) 4%

**图4.5 某巧克力营养标签**

## 五、食品添加剂的功能

**(一)知识要求**

1. 基本概念

食品添加剂的定义:为改善食品品质和色、香、味,以及为防腐和加工工艺的需要而加入食品中的化学合物或天然物质。

天然食品添加剂:利用动、植物组织或分泌物及以微生物的代谢产物为原料,经过提取、加工所得到的物质。如:VC、淀粉糖浆、植物色素等。

化学合成食品添加剂:通过一系列化学手段人工合成得到的添加剂,如人工合成色素、糖精钠。

目前,我国食品生产使用的大多属于化学合成食品添加剂。这些物质本身不作为食用目的,也不具有一定的营养价值,但不包括污染物、残留农药。

2. 食品添加剂的主要功能

1)防腐:食品添加剂最主要功能之一,主要用于防止各种加工食品、水果和蔬菜在储存、流通过程中因微生物繁殖而引起的变质、提高保存期,延长食用价值。如:苯甲酸(钠)、山梨酸(钾)。

2)调节酸度:利用一些酸碱物质来调节食品的酸度,改善食品味道。例如:柠檬酸、苹果酸、磷酸。

3)抗氧化:防止或降低食品在加工、储藏、运输过程中和空气中的氧气发生化学作用,提高食品的稳定性,延长储存期,降低营养价值损失,改善风味和颜色劣变。例如:异抗坏血酸钠。

4)改善色泽:食品加工过程中可能出现氧化、褪色、变色,产生不洁或不愉快的感觉。因此,可以通过抗氧化剂、着色剂、发色剂、漂白剂等改善食品色泽。例如:亚硫酸钠、亚硝酸钠、胭脂红。

5)膨松:使食品以形成多孔酥松组织,体积变大,酥脆可口。例如:碳酸氢钠、明矾。

6)保湿:防止食品在储存期间因水分损失而导致干缩、变硬。

7)增强和补充营养成分:强化补充食品中营养成分,是营养更丰富合理。

3. 食品添加剂的主要种类

目前，我国允许使用并制定了国家标准《食品添加剂使用卫生标准》，分类有：酸度调节剂、抗结剂、消泡剂、抗氧化剂、漂白剂、膨松剂、胶母糖基础剂、着色剂、发色剂、护色剂、调味剂、乳化剂、酶制剂、增味剂、面粉处理剂、被膜剂、水分保持剂、营养强化剂、防腐剂、稳定剂和凝固剂、甜味剂、增稠剂、食品香料等 22 类 1 500 种（世界现在有 4 000 多种）。

4. 食品添加剂的使用范围和剂量要求

主要依据《食品添加剂使用卫生标准》（GB 2760—2007）。

5. 食品添加剂的使用注意事项

1）科学认识，合理使用食品添加剂。

2）使用食品添加剂严格按照卫生标准和管理办法。

3）食品添加剂的使用不影响对食品质量。

4）根据不同类型食品使用食品添加剂。

5）认识食品添加剂，将左右两列食品添加剂对应的连起来。

| | |
|---|---|
| 异抗坏血酸钠 | 着色剂 |
| 柠檬酸 | 防腐剂 |
| 山梨酸钾 | 增稠剂 |
| 亚硝酸钠 | 调味剂 |
| 琼脂 | 甜味剂 |
| 谷氨酸钠 | 发色剂 |
| 糖精钠 | 酸味调节剂 |
| 日落黄 | 抗氧化剂 |
| 苯甲酸钠 | |

# 第二节　食品营养价值分析

食品营养价值分析的意义：

①全面了解各种食物的天然组成成分：

营养素 + 非营养素类物质 + 抗营养因素→主要缺陷→改进意见或创制新食品的方向、解决抗营养素因素问题→充分利用食物资源

②了解加工烹调过程中营养素的变化和损失：

采取相应措施→最大限度保存营养素含量→提高营养价值

③指导科学地选取食品和合理搭配营养平衡膳食。增进健康、增强体质、预防疾病。

## 一、食品加工过程

食品加工：指通过物理、化学加工技术，使食品更便于生产、保藏期延长、外观品质增加。食品原料的配制、提取、干燥、膨化、保鲜、浓缩、消毒等都属于食品加工范畴。

**(一)知识要求**

1. 食品生产线概况

食品加工的生产线一般都包括原料的采集、特殊加工条件的选择与控制、消毒杀菌、包装、储存、销售等阶段。

2. 特殊工艺流程

3. 食品生产检验

1)HACCP(Hazard Analysis Critical Control Point):即危害分析和关键控制点。HACCP 体系被认为是控制食品安全和风味品质的最好、最有效的管理体系。

2)GMP(Good Manufacturing Practice):即"良好生产操作规范",是一种特别注重在生产过程实施对食品卫生安全的管理。

3)GMP 要求食品生产企业应具备良好的生产设备,合理的生产过程,完善的质量管理和严格的检测系统,确保最终产品的质量(包括食品安全卫生)符合法规要求。GMP 所规定的内容,是食品加工企业必须达到的最基本的条件。

**(二)能力要求**

了解一些食品生产线、休闲食品生产线、纯净水生产线、奶及奶制品生产线。

## 二、食品感官检验

感官检验:在了解食品应有的感官性状的基础上,通过眼、鼻、手、舌和耳等感官来感知、比较、分析和解释产品性质的一种科学检验方法。

食品的营养物质检验常包括 3 方面内容,感官检验、物理性质检验和化学检验,感官检验最为直接,是食品鉴别是最常用的方法。

**(一)知识要求**

1. 食品感官检验的类型

1)嗅觉检验(肉的香味、葱蒜的刺激性等)。

2)视觉检验(形态、色彩、结构等)。

3)味觉检验(甜、酸、苦、辣等)。

4)听觉检验(脆响、闷响)。

5)触觉检验(黏度、冷热、硬度等)。

6)仪器分析。

2. 食品感官检验的基本方法

1)定性分析:

①区别检验:主要陈述产品是否在某些方面存在不同,要求检验人员受过一定培训和指导。

②描述型检验:采用文字性说明回答产品在一定的感官特性方面有何不同,要求检验人员经过较高级的培训。

③情感检验:回答对产品的喜爱程度或更喜欢何种产品,对检验人员没有特殊要求,未经过培训的人员也可参与检验。

2)定量分析。

3）食品感官分析注意事项：

①容易受检验人员的主观影响，所以应在一定的控制条件下对食品进行检验，以检验不受周围环境和观点的影响。

②要求检验人员经过基础知识的培训，检验时采用统一的判断标准。

4）食品感官检验标准。各类食品感官指标卫生标准请参考国家卫生部网站。

**（二）能力要求**

1）食用油的感官品质检验。

2）大米感官品质检验。

3）糕点的感官检验。

4）乳品新鲜度的检验。

## 三、粮油制品营养价值的评价

粮油制品一般包括粮谷类和油料种子及其制品，根据其来源、品种不同其营养成分的差异很大。

**（一）知识要求**

1. 谷类的营养特点

1）碳水化合物丰富：谷类碳水化合物的含量都在70%以上，其存在的主要形式是淀粉，包括直链淀粉和支链淀粉，主要在糊粉层，容易为人体消化吸收，是人类最理想、最经济的能量来源。

2）蛋白质的生物价较低：谷类蛋白质的含量一般在7%～16%，其氨基酸组成比例与理想蛋白质有较大的差距，一般都缺乏赖氨酸，而亮氨酸过剩，造成蛋白质的氨基酸不平衡，这是谷类蛋白质营养价值不高的主要原因。此外，小麦蛋白质还缺乏苏氨酸，玉米蛋白质缺乏色氨酸，因此，它们的生物价比较低。

3）无机盐的保存率与吸收率低：无机盐含量为1.5%～3%。大米在烹调之前经过淘洗，会损失70%的无机盐。由于蛋白质的含量较低，钙与磷比值小，且不含维生素D等。所以，钙在人体中的吸收利用率较低。

4）维生素的保存率和吸收率低：谷类食物是膳食中B族维生素，特别是硫胺素和尼克酸重要来源，一般不含维生素C、D和A，只有黄玉米和小麦含有少量的类胡萝卜素。

5）脂肪的含量：谷类一般含有少量的脂肪，为1%～2%。主要集中在谷胚和谷皮部分。

6）加工对谷类营养素含量影响大：大米在烹调之前的淘洗，要损失29%～60%的硫胺素、23%～25%的核黄素，米越精白、搓洗次数越多、水温越高、浸泡时间越长，维生素的损失就越严重。玉米中的尼克酸主要以结合型存在，只有经过适当的烹调加工，如果用碱处理，使之变为游离型的尼克酸，才能被人体吸收利用。

2. 豆类及其制品的营养价值

1）蛋白质含量高：大豆的蛋白质含量一般在40%左右，个别品种甚至高达52%。与肉类食物相比，1 kg大豆所含蛋白质的数量（按40%含量计）相当于2.3 kg瘦猪肉或2 kg牛肉所含的蛋白质。

2）蛋白质的营养价值较高：大豆蛋白质中8种必需氨基酸的组成合理，是一种优良的植物性蛋白，特别含有丰富的赖氨酸，比谷类粮食高10倍，与谷类食品搭配可以起到氨基酸互补作用，提高营养价值。

3）无机盐与维生素的含量丰富：大豆和其他豆类含有丰富的钙、磷、铁、锌等无机盐元素，B族维生素的含量都明显高于大米、面粉和玉米粉等谷类食物。

4）碳水化合物含量较低：与谷类食物相比，大豆碳水化合物的含量要低得多，仅为25%～30%，而且其中约有一半是人体不能消化吸收的棉籽糖和水苏糖。所以，豆制品是糖尿病患者的优良食物。大豆中还含有丰富的大豆卵磷脂、天门冬氨酸、谷氨酸、胆碱、豆固醇等成分。

3. 植物油的营养价值

1）不同植物油脂肪含量都大约100%。

2）提供能量。

3）植物油含有丰富的不饱和脂肪酸（亚油酸、α-亚油酸）。

4）植物油还是维生素E的最好来源。

**（二）能力要求**

根据营养成分分析结果判断粮油制品的营养价值。

## 四、乳品营养价值的评价

**（一）知识要求**

1. 乳及乳制品的分类

1）按来源分为人乳、牛乳、羊乳、马乳等。

2）乳制品的分类。

①鲜奶（milk）：巴氏消毒乳（62～65 ℃，30 min/72 ℃～76 ℃，15 s），超高温瞬时灭菌乳（135～140 ℃，2～3 s）。

②奶粉（milk powder）：全脂奶粉、脱脂奶粉、调制奶粉（配方奶粉）。

③酸奶（yogurt）：鲜奶经过发酵后，乳糖变成乳酸，并含大量乳酸菌（有些同时或单独加入双歧杆菌）营养丰富、易消化、调整肠道菌群、防止腐败胺类产生、预防乳糖不耐症。

④炼乳（condensed milk）：牛奶蒸发掉2/3水分后成为炼乳，包括甜炼乳（加糖）和淡炼乳。

⑤奶酪（cheese）：乳酪或干酪（也称为起司、芝士），是奶放酸之后增加酵素或细菌制作的食品。

⑥奶油（wipping cream）：含脂肪80%～83%，含水量<16%，分为动物奶油，植物奶油，发泡奶油。

2. 乳类的营养价值

1）蛋白质：含量约为3.0%（较人奶高约3倍），酪蛋白79.6%、乳清蛋白11.5%、乳球蛋白3.3%，为优质蛋白质，酪蛋白与乳清蛋白的构成比和人奶相反。

2）脂肪：含量约为3.0%，吸收率97%，油酸30%、亚油酸5.3%、亚麻酸2.1%，还有少量卵磷脂、胆固醇。

3）碳水化合物：主要为乳糖，可促进胃肠道蠕动和消化液分泌、降低肠道pH、促进乳酸菌生长、促进钙吸收的功能。

4）矿物质：含量为0.7%～0.75%，富含钙（100 mg/100 g）、磷、钾，是钙的良好来源，铁含量低。

5)维生素:含人体所需各种维生素,差异大,含量与其饲养方式有关。牛乳是B族特别是$VitB_2$的良好来源。

**(二)能力要求**

1)液态奶常见两个标准化:

①脂肪标准化:调节牛奶中脂肪的含量,或通过加入稀奶油,或加入脱脂奶以获得规定的牛乳含脂率,必须用天然的牛奶成分,这样生产的系列产品可称为"脂肪 $x\%$ 标准牛奶"。

②蛋白质标准化:调节牛奶中蛋白质的含量,或从高蛋白质奶中用超滤法除去多余的蛋白质,或加入可溶性乳蛋白等方法,必须用天然的牛奶成分,这样生产的系列产品可称为"蛋白质 $x\%$ 标准牛奶"。

2)乳制品蛋白质和脂肪含量的估算。

## 五、饮料的营养价值和评价

**(一)知识要求**

1. 饮料的种类

1)碳酸饮料类:在一定条件下充入二氧化碳气的制品。不包括由发酵法自身产生的二氧化碳气的饮料。成品中二氧化碳气的含量(20 ℃时体积倍数)不低于2倍。主要包括果汁型、果味型、可乐型、低能量型。

2)果汁及果汁饮料类:用新鲜或冷藏水果为原料,经加工制成的制品。主要包括果汁、果浆、浓缩果浆、浓缩果汁、果肉饮料、果汁饮料等。

3)蔬菜汁及蔬菜汁饮料:用新鲜或冷藏蔬菜等为原料,经加工制成的制品。主要包括蔬菜汁饮料、复合果蔬汁、发酵蔬菜汁制品等。

4)含乳饮料:以鲜乳或乳制品为原料(经发酵或未经发酵),经加工制成的制品。主要包括:配制型含乳饮料、发酵型含乳饮料。

5)植物蛋白饮料:用蛋白质含量较高的植物的果实、种子或核果类、坚果类的果仁等为原料,经过加工制成的制品。成品中蛋白质含量不低于0.5%。

6)瓶装饮用水类:密封于塑料瓶、玻璃瓶或其他容器中不含任何添加剂可直接饮用的水。主要包括饮用天然矿泉水、饮用纯净水等。

7)茶饮料类:用水浸泡茶叶,经过抽提、过滤、澄清等工艺制成的茶汤或在茶汤中加入水、糖液、酸味剂、食用香精、果汁或植物抽提液等调制加工而成的制品。

8)固体饮料类。

9)特殊饮料类(运动饮料、营养素饮料等)。

2. 饮料的营养价值

1)碳酸饮料:提供水分,能量较高,饮料中的二氧化碳对胃有刺激作用,大量饮用可引起腹胀和胃肠功能紊乱。饮料中含有的柠檬酸会腐蚀牙齿,磷酸会影响钙的吸收。

2)果蔬汁饮料:能保持原果肉和蔬菜的色泽和风味,维生素类物质保存较好,原果汁含糖量较高,过量引用易肥胖,果、蔬汁在加工过程中损失了很多人体必需的膳食纤维。

3)含乳饮料:按国家标准规定,每100 mL纯牛奶中,蛋白质不得低于2.9 g,相比较,含乳饮料中蛋白质含量仅约牛奶的1/3，而乳脂肪、维生素等其他营养成分也与牛奶有很大的差距。因此，含乳饮料的营养价值远低于牛奶。

**（二）能力要求**

了解各类饮料的营养特点，都适合哪类人群饮用。

## ［思考题］

1. 请以一箱36个鸡蛋为例设计不同的抽样方法并说明各方法的特点。
2. 请解读图4.6所列食品标签，并说明其产品营养特征。

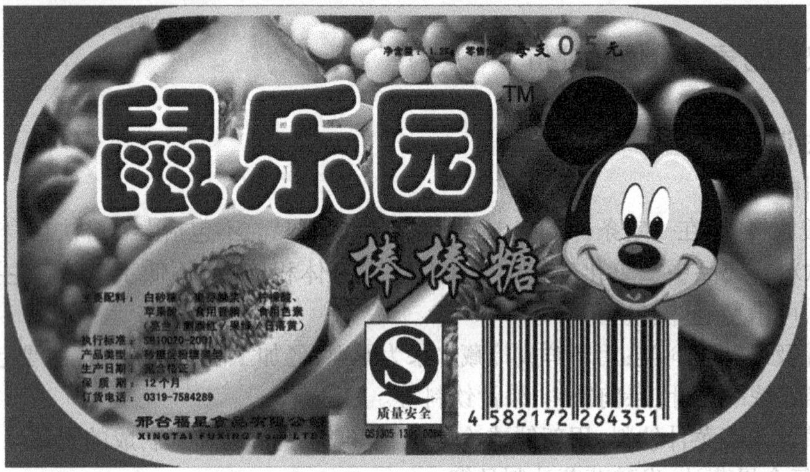


**图4.6　某食品标签**

3. 请解读和完善下例汉堡的营养标签（如图4.7所示）。

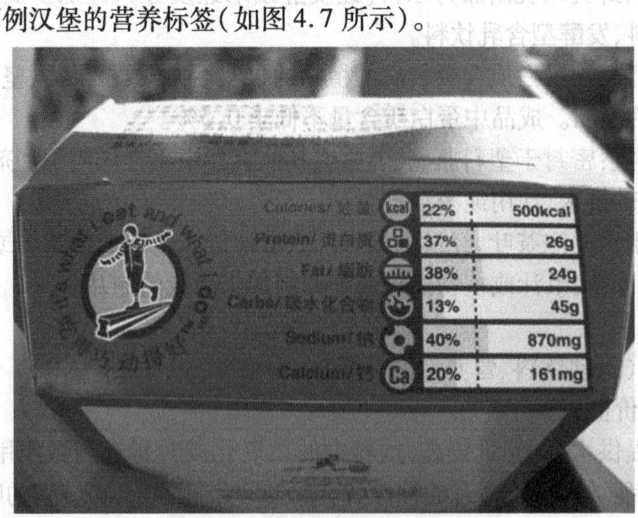


**图4.7　某汉堡营养标签**

4. 对某食品公司的主要原料（面粉）和产品（馒头）的营养分析检验报告（见表4.9）。请通过计算,判断产品的数据是否基本符合该食品的基本营养特征。如果不符合,可能的原因是什么?

**表4.9　××馒头和面粉营养分析检验报告(样品基本信息情况略)**

| 项　目 | 面　粉 | 馒　头 |
| --- | --- | --- |
| 水分(g/100 g) | 10 | 40 |
| 蛋白质(g/100 g) | 12 | 8 |
| 脂肪(g/100 g) | 1.5 | 1 |
| 碳水化合物(g/100 g) | 74.6 | 50 |
| 维生素 $B_1$(mg/100 g) | 0.27 | 0.36 |
| 维生素 $B_2$(mg/100 g) | 0.09 | 0.36 |

5. 某品牌饼干的配料表如下:小麦粉、白砂糖、奶油、植物起酥油、乳清粉、花生仁、食盐、食用香精、膨松剂、焦糖色。请结合你所学的营养知识回答下列问题:(1)比例最多的原料是哪个? 主要原料有哪些(3 种)? (2)阐述该产品营养特征预测。(3)是否存在可能不利于健康的因素? 你对消费者的建议是什么?
6. 请你收集 3 款补钙产品的标签,了解产品组成、钙含量及性价比,然后对消费者提出适当的建议。
7. 结合各种饮料的配料和营养成分(自已到超市收集),评价可乐、橙汁、植物蛋白饮料、酸乳饮料的营养特点,并谈谈你对消费者的建议。
8. 结合各种乳制品的配料和营养成分(自已到超市收集),评价牛乳、酸乳、乳粉、干酪的营养特点,并谈谈你对消费者的建议。

# 第五章　社区营养管理和营养干预

## 第一节　营养与健康信息的收集

社区营养工作的顺利开展，是建立在完整的营养与健康信息和科学的营养状况调查分析的基础之上的，营养与健康信息收集是进行社区营养工作的基本保障，只有通过科学、准确、完整的信息收集和管理才能保障后续的社区营养工作。

社区资料收集的途径主要包括两个方面：一是收集已有的资料，如政府行政部门、卫生服务机构、科研学术部门及其他部门现有的相关统计报表、体检资料、学术研究报告、调查数据等；另一个是根据需要，通过访谈、信函调查、现场调查、电话调查等方法，有目的地收集相关资料。

### 一、访谈和调查表填写

访谈和调查的重要目的是掌握社区人群的健康相关资料和数据。

**（一）社区基础资料**

包括人口调查资料、健康资料、经济状况、文化教育程度、宗教信仰、生活方式、供水情况、食物生产与供应、资金来源、卫生保障等。

**（二）社区访谈的技巧**

要在融洽、和谐的气氛中，通过合适的语言和交流来保障调查信息的准确和完整。

正确理解调查表每个问题的要点和性质，使提问简单明了；理解调查表问题之间的联系，把握访谈的关键点；要有指导语，并运用有亲和力的语言和词汇表达调查与他们自身的关系；调查人员要有综合和提炼问题答案的能力；涉及敏感话题，最好不要直接提问。

**（三）社区居民基本情况调查表填写的工作程序**

1）到达现场并做好充分准备：包括调查表、记录笔、测量用具、座位等。

2）相互熟悉，并作开场介绍：使被访者重视该调查，同时轻松愉快地接受。

3）调查与访问以及对调查问题的认识和理解：在提纲或调查表问题指导下进行，先不涉及敏感话题，一般先进性封闭式问题，开放式问题放到最后。开放式问题不提供可选答案，用自己的语言自由回答。其优点是收集到的资料丰富、生动。其缺点是对回答者要求高,应答率低,费时、难进行统计。封闭式问题提供可选答案,分两项式和多项式。其优点是易答、省时、便于统计,其缺点是有时不能得到所有答案。

4)调查表的填写和记录问题。

5)调查表复核以及资料的上缴和归档。

## 二、入户动员

### (一)入户动员的技巧

1)最好有熟人陪伴,如当地居委会干部。

2)入户前先敲门,并面带微笑做自我介绍。

3)要有充分的准备,动员讲解思路清晰,表达清楚,一般的鼓动语言和动作要生动、有倾向性。

4)其他如衣装打扮等也非常重要,不能穿拖鞋、短裤,也不能浓妆艳抹。

### (二)入户动员的原则

1)说和问的原则:内容明确,重点突出。

2)听和应得原则:恰当反应,不急于表态。

# 第二节 营养和健康档案的建立和管理

一般收集的原始资料都应录入计算机,建立相应的数据库。

## 一、数据资料的录入

### (一)资料及数据类型

数据资料录入的方法与资料的类型有关,社区健康调查的统计资料主要分为计量资料和计数资料两大类。此外还有介于二者之间的等级资料。

1)计量资料:又称数值变量资料,是对每个观察单位用定量的方法测定某项指标的数值大小所得的变量。一般有度量衡单位,如年龄、身高。常用平均数、标准差、方差、回归等方法进行统计分析。

2)计数资料:又称定性变量,一般无度量衡单位。是将观察单位按某种属性或类别进行分组,清点各组观察单位数所得的资料,如性别、血型。计数资料的统计分析,应先分组、再计观察单位数、常用相对数、卡方检验等指标进行统计分析。

3)等级资料:调查居民的经济状况时,可按照贫穷、一般、富裕等级分组,然后清点每组人数。这种将观察单位按某种属性或类别的等级顺序进行分组,清点各组观察单位数有等级顺序,故亦称等级资料。常用相对数、秩和检验等指标和方法进行统计分析。

### (二)数据资料录入与整理的工作程序

1)启动计算机。

2)启动应用程序,如 Microsoft Excel。

3)新建文档或工作簿。

4)检查调查表,注意数据、编码是否完全,有无明显过大或过小或不合乎逻辑的数据。

5)数据录入。

6)数据编辑。

7)数据保存:在录入、编辑的过程中可随时保存。

8)关闭文档或工作簿。

## 二、数据的验证与核对

在对资料进行分析之前,需进行认真核对。

### (一)数据核对的方法

1)核实调查表:核实调查表或实验记录等原始资料,检查是否按设计要求填写,有无明显错误或缺项,如果缺少统计分析必不可少的项目,必须剔除。

2)逻辑检查:检查资料中有无明显差错或可疑数值,并予以纠正或剔除。

3)设置取值范围:建立数据库时,对变量类型和取值范围进行设置。

4)双重录入法(双录入):同一资料分别重复录入,如果两次录入不一致,计算机将会拒绝,并显示第一次录入数据提供核对。

5)抽查:资料录入完后,可抽查部分调查表进行核对。

### (二)Microsoft Excel 程序进行数据核对的工作程序

Microsoft Excel 程序中可以用逻辑检查法和双重录入实现数据核对功能。

1)逻辑检查法:首先对数据库中的数据进行排序,可以立即看出最大和最小值,对于明显不合乎逻辑的错误一目了然,然后予以审查核对,再重新录入准确的数据。

2)双重录入法:①由 2 人分别录入同一资料;②打开 2 人录入的 Excel 数据表,在一数据表的待核对列(X)右侧插入一列(Y);③将另一数据表的待核对数据复制到插入的列中;④再插入一列(Z),选择 Z,点击“插入”菜单中的“函数”子菜单;⑤输入条件参数,如 X = Y;单击确定。⑥显示核对结果,如有错误,找出原始数据进行核对和改正。

## [思考题]

1. Microsoft Excel 程序中有哪些方法可以实现数据核对功能?如何操作?
2. 请介绍数据核对的几种常用方法。
3. 阐述社区居民基本情况调查表填写的工作程序。
4. 阐述数据资料录入与整理的工作程序。
5. 社区资料收集的途径有哪些?
6. 资料的类型有哪几种?
7. 简述入户动员的技巧。
8. 简述社区群众访谈的技巧。

# 第四篇　附　录

# 附录一　食物营养成分速查表

## 一、食物血糖生成指数

血糖生成指数(GI)是指含有50 g有价值的碳水化合物的食物与相当量的葡萄糖或白面包相比,在一定时间内体内血糖应答水平的百分比值。高GI食物(GI 75以上),进入胃肠后消化快,吸收率高,葡萄糖进入血液后峰值高,而进食低GI食物(GI 55以下),餐后血糖峰值低,下降慢。了解食物的GI,不仅有利于对糖尿病患者、高血压病人和肥胖者进行膳食管理和指导,也可用于运动员的膳食管理、食物研究,以及膳食状况与慢性病关系研究等方面。

**附表1.1　食物血糖生成指数表**

| 食物类 | 编　号 | 食物名称 | GI |
|---|---|---|---|
| 糖类 | 1 | 果糖 | 23 |
| | 2 | 乳糖 | 46 |
| | 3 | 巧克力 | 49 |
| | 4 | 蔗糖 | 65 |
| | 5 | 蜂蜜 | 73 |
| | 6 | 胶质软糖 | 80 |
| | 7 | 葡萄糖 | 100 |
| | 8 | 麦芽糖 | 105 |
| 谷类及制品 | 1 | 面条 | 41 |
| | 2 | 黑米粥 | 42 |
| | 3 | 黑米 | 55 |
| | 4 | 玉米 | 55 |
| | 5 | 荞麦面条 | 59 |
| | 6 | 小米粥 | 62 |
| | 7 | 荞麦馒头 | 67 |
| | 8 | 大米粥 | 69 |
| | 9 | 糙米饭 | 70 |
| | 10 | 小米 | 71 |
| | 11 | 油条 | 75 |
| | 12 | 烙饼 | 80 |
| | 13 | 大米饭 | 83 |
| | 14 | 糯米饭 | 87 |
| | 15 | 馒头 | 88 |
| 薯类、淀粉及制品 | 1 | 藕粉 | 33 |
| | 2 | 苕粉 | 35 |
| | 3 | 马铃薯 | 66 |
| | 4 | 甘薯 | 77 |

续表

| 食物类 | 编号 | 食物名称 | GI |
|---|---|---|---|
| 豆类及制品 | 1 | 蚕豆 | 17 |
| | 2 | 黄豆(煮) | 18 |
| | 3 | 豆腐干 | 24 |
| | 4 | 绿豆 | 27 |
| | 5 | 四季豆 | 27 |
| | 6 | 豆腐 | 32 |
| | 7 | 扁豆 | 38 |
| | 8 | 刀豆 | 39 |
| 蔬菜类 | 1 | 菠菜 | <15 |
| | 2 | 菜花 | <15 |
| | 3 | 黄瓜 | <15 |
| | 4 | 芦笋 | <15 |
| | 5 | 绿菜花 | <15 |
| | 6 | 茄子 | <15 |
| | 7 | 芹菜 | <15 |
| | 8 | 青椒 | <15 |
| | 9 | 生菜 | <15 |
| | 10 | 莴笋 | <15 |
| | 11 | 西红柿 | <15 |
| | 12 | 芋头 | 48 |
| | 13 | 胡萝卜 | 71 |
| | 14 | 南瓜 | 75 |
| 水果类及制品 | 1 | 樱桃 | 22 |
| | 2 | 桃 | 28 |
| | 3 | 苹果 | 36 |
| | 4 | 梨 | 36 |
| | 5 | 葡萄 | 43 |
| | 6 | 柑 | 43 |
| | 7 | 猕猴桃 | 52 |
| | 8 | 香蕉 | 52 |
| | 9 | 芒果 | 55 |
| | 10 | 葡萄干 | 64 |
| | 11 | 菠萝 | 66 |
| | 12 | 西瓜 | 72 |
| 乳及乳制品 | 1 | 降糖奶粉 | 26 |
| | 2 | 牛奶 | 28 |
| | 3 | 脱脂牛奶 | 32 |
| | 4 | 酸乳酪 | 36 |
| | 5 | 老年奶粉 | 41 |
| | 6 | 酸奶(加糖) | 48 |

## 二、胆固醇

胆固醇是人体必需成分，但过量则对健康不利。只有动物性食物才含有胆固醇，高脂的食物不一定胆固醇含量，有些低脂食物也含颇大量的胆固醇，例如蛋类、鱿鱼等。建议每人每天摄取胆固醇的量不超过 300 mg，摄取过量的胆固醇已被认为会增加心脏的风险。胆固醇也有许多益处，是制造维生素 D、胆汁和若干激素的成分之一。

**附表 1.2 高胆固醇食物含量表** （以 100g 可食部计）

| 食物名称 | 含量/mg | 食物名称 | 含量/mg |
|---|---|---|---|
| 鸡蛋黄粉 | 2 850 | 鸭肝 | 341 |
| 猪脑 | 2 571 | 羊肺 | 319 |
| 牛脑 | 2 447 | 鱼片(干) | 317 |
| 鸡蛋粉 | 2 251 | 墨鱼干 | 316 |
| 鸡蛋黄(乌骨鸡) | 2 057 | 鱼片干 | 307 |
| 羊脑 | 2 004 | 猪皮 | 304 |
| 鹅蛋黄 | 1 696 | 牛肝 | 297 |
| 鸭蛋黄 | 1 576 | 黄油 | 296 |
| 鸡蛋黄 | 1 510 | 鸭肫 | 295 |
| 鸡蛋(土) | 1 338 | 火鸡肝 | 294 |
| 猪胆肝 | 1 017 | 羊肾 | 289 |
| 鱿鱼干 | 871 | 猪肝 | 288 |
| 鹅蛋 | 704 | 鹅肝 | 285 |
| 咸鸡蛋 | 647 | 明虾 | 273 |
| 松花蛋(鸭蛋) | 608 | 乌贼 | 268 |
| 松花蛋(鸡蛋) | 595 | 河蟹 | 267 |
| 鸡蛋 | 585 | 虾脑酱 | 249 |
| 鸭蛋 | 565 | 乌鱼蛋 | 243 |
| 虾米(海米) | 525 | 鲍鱼(杂色) | 242 |
| 鹌鹑蛋 | 515 | 河虾 | 240 |
| 贻贝(干) | 493 | 鸭胰 | 230 |
| 鸡肝(肉鸡) | 476 | 酥油 | 227 |
| 蛏干 | 469 | 墨鱼 | 226 |
| 卤猪干 | 469 | 扒鸡 | 211 |
| 虾皮 | 428 | 奶油 | 209 |
| 丁香鱼(干) | 379 | 卤猪杂 | 208 |
| 银鱼 | 361 | 蝎子 | 207 |
| 骆驼掌 | 360 | 石螺 | 198 |
| 鸡肝 | 356 | 香海螺 | 198 |
| 猪肾 | 354 | 肯得基炸鸡 | 198 |
| 羊肝 | 349 | 鸡心 | 194 |
| 扇贝(干) | 348 | 对虾 | 193 |
| 火鸡腿 | 342 | 猪蹄 | 192 |

附表 1.3 低胆固醇食物含量表 （以 100 g 可食部计）

| 食物名称 | 含量/mg | 食物名称 | 含量/mg |
| --- | --- | --- | --- |
| 豆奶 | 5 | 骆驼蹄 | 55 |
| 海蜇皮 | 8 | 午餐肉 | 56 |
| 海蜇头 | 10 | 牛肉(瘦) | 58 |
| 牛蹄筋(发) | 10 | 火鸡腿 | 58 |
| 人乳 | 11 | 羊蹄筋 | 58 |
| 酸乳 | 15 | 小泥肠 | 59 |
| 牛乳(平均) | 15 | 兔肉 | 59 |
| 脱脂酸奶、果味奶 | 18 | 羊瘦肉 | 60 |
| 羊蹄筋(发) | 28 | 狗肉 | 62 |
| 鲜羊乳 | 31 | 海参(干) | 62 |
| 牛乳 | 32 | 花蛤蜊 | 63 |
| 鸭掌 | 36 | 牛肉里脊 | 63 |
| 脱脂奶豆腐 | 36 | 色拉油 | 64 |
| 鲜奶豆腐 | 36 | 猪肘棒 | 65 |
| 喜乐乳酸菌饮料 | 38 | 奶片 | 65 |
| 田鸡 | 40 | 大比目鱼 | 65 |
| 方腿 | 45 | 蟹肉 | 65 |
| 腊肉(培根) | 46 | 叉烧肉 | 68 |
| 鸭皮 | 46 | 大马哈鱼 | 68 |
| 风干肠 | 47 | 海鲫鱼 | 70 |
| 午餐肠 | 47 | 鲨鱼 | 70 |
| 鸭翅 | 49 | 牛前腿 | 71 |
| 火鸡胸脯肉 | 49 | 咸肉 | 72 |
| 水发海参 | 50 | 比目鱼 | 73 |
| 猪血 | 51 | 糍粑 | 73 |
| 蒜肠 | 51 | 牛后腿 | 74 |
| 牛蹄筋 | 51 | 驴肉 | 74 |
| 海参 | 51 | 鹅肉 | 74 |
| 杏仁露 | 52 | 小黄鱼 | 74 |
| 羊肉(青羊肉) | 53 | 鲅鱼 | 75 |
| 牛肉(后腿) | 54 | 带鱼 | 76 |
| 罗非鱼 | 54 | 黄鳝丝 | 77 |
| 猪肉(里脊) | 55 | 平鱼 | 77 |

## 三、钙

钙是一种矿物质元素，对骨骼、牙齿发育和坚固有显著作用，钙还可调节神经和肌肉兴奋性。缺钙可导致成人骨质疏松和儿童佝偻病。钙是食物中分布最广泛的营养素之一。但有些钙高的食物不一定是我们生活中钙的来源,因为我们每天的食物用量较少,如芝麻酱、虾皮等。液态奶钙含量约为 100 mg/100 g,虽含量不及虾皮,但每天能吃 200 ~ 500 mL,则可摄入 200 ~ 500 mg 钙,是人类钙的主要来源。豆类、坚果类及小鱼小虾也是钙的良好来源。

成人每天需要摄入 800 mg 的钙,孕期妇女则需要更多。

附表 1.4　高钙食物含量表　（以 100 g 可食部计）

| 食物名称 | 含量/mg | 食物名称 | 含量/mg |
| --- | --- | --- | --- |
| 石螺 | 2 458 | 丁香鱼干 | 590 |
| 牛乳粉(多维) | 1 797 | 虾米(海米) | 555 |
| 脱水香菜 | 1 723 | 湖盐 | 552 |
| 芥菜干 | 1 542 | 红螺 | 539 |
| 芝麻酱 | 1 170 | 白沙蒿籽 | 505 |
| 石榴花茶 | 1 143 | 脱水胡萝卜 | 458 |
| 发菜(干) | 1 018 | 花茶 | 454 |
| 田螺 | 1 030 | 大车前 | 443 |
| 豆腐干(小香干) | 1 019 | 藿香 | 436 |
| 虾皮 | 991 | 酸枣 | 435 |
| 全蛋粉 | 954 | 铁观音 | 416 |
| 脱水白菜 | 908 | 脱水菠菜 | 411 |
| 脱水蕨菜 | 850 | 草虾、白米虾 | 403 |
| 甘草 | 632 | 甲级龙井 | 402 |
| 奶皮子 | 818 | 李广杏脯 | 397 |
| 榛子(炒) | 815 | 西瓜子(话梅) | 392 |
| 奶酪(干) | 799 | 红茶 | 378 |
| 黑芝麻 | 780 | 北五味子叶 | 363 |
| 茴香籽 | 751 | 羊奶酪 | 360 |
| 豆腐干(卤干) | 731 | 奶豆腐(脱脂) | 360 |
| 奶酪干 | 730 | 洋葱(脱水紫皮) | 351 |
| 螺(均值) | 722 | 红萝卜缨 | 350 |
| 苜蓿 | 713 | 芸豆(杂、带皮) | 349 |
| 虾脑酱 | 667 | 海带(干) | 348 |
| 芥末 | 656 | 薄荷(鲜) | 341 |
| 花椒 | 639 | 苦豆子 | 332 |
| 桑椹(干) | 622 | 脑豆 | 327 |
| 白芝麻 | 620 | 绿茶 | 325 |
| 鲮鱼(罐头) | 598 | 河虾 | 325 |
| 奶豆腐 | 597 | 素鸡 | 319 |
| 脱水油菜 | 596 | 千张 | 313 |
| 奶豆腐 | 597 | 红花 | 312 |
| 脱水油菜 | 596 | 白沙蒿 | 305 |

## 四、锌

锌具有重要的生理功能，是许多酶的组成成分或激活剂，能促进儿童生长发育和智力发育，促进组织再生与修复，维持正常味觉和食欲，能调节免疫功能等。

附表 1.5 高锌食物含量表 （以 100 g 可食部计）

| 食物名称 | 含量/mg | 食物名称 | 含量/mg |
|---|---|---|---|
| 生蚝 | 71.20 | 黑笋(干) | 7.60 |
| 蝎子 | 26.71 | 太仓肉松 | 7.35 |
| 小麦胚芽 | 23.40 | 牛肉干 | 7.26 |
| 蕨菜(脱水) | 18.11 | 酱牛干 | 7.12 |
| 蛏干 | 13.63 | 南瓜籽(炒) | 7.12 |
| 山核桃 | 12.59 | 奶酪 | 6.97 |
| 马肉 | 12.26 | 牛肉(里) | 6.92 |
| 羊肚菌 | 12.11 | 鸭肝(母麻) | 6.91 |
| 扇贝(鲜) | 11.69 | 榛蘑(干) | 6.79 |
| 泥蚶 | 11.59 | 西瓜子(炒) | 6.76 |
| 赤贝 | 11.58 | 贻贝(干) | 6.71 |
| 锗肝 | 11.25 | 鸡蛋黄粉 | 6.66 |
| 鱿鱼(干) | 11.24 | 山核桃(干) | 6.42 |
| 山羊肉 | 10.42 | 中国鳖 | 6.30 |
| 螺蛳 | 10.27 | 蘑菇(干) | 6.29 |
| 芝麻南糖 | 10.26 | 河蚌 | 6.23 |
| 墨鱼干 | 10.02 | 松蘑 | 6.22 |
| 腊羊肉 | 9.95 | 羊肉牛 | 6.19 |
| 糍粑 | 9.55 | 蚕蛹 | 6.17 |
| 牡蛎 | 9.39 | 石螺 | 6.17 |
| 火鸡腿 | 9.26 | 桑椹(干) | 6.15 |
| 口蘑(白) | 9.04 | 黑芝麻 | 6.13 |
| 松子(生) | 9.02 | 砂仁 | 6.07 |
| 香菇(干) | 8.57 | 羊肉(瘦) | 6.06 |
| 辣椒(红、尖、大) | 8.21 | 葵花籽(生) | 6.03 |
| 兔肉(野) | 7.81 | 麸皮 | 5.98 |
| 香杏丁蘑(干、大) | 7.78 | 鸡蛋粉 | 5.95 |
| 香醋 | 7.79 | 葵花籽(炒) | 5.91 |
| 羊肉(冻) | 7.67 | 话梅西瓜子 | 5.88 |
| 乌梅 | 7.65 | 榛子(干) | 5.83 |
| 羊肉(前腿) | 7.61 | 猪肝 | 5.78 |
| 香肠 | 7.61 | 梭子蟹 | 5.50 |
| 咖喱牛肉干 | 7.60 | 章鱼 | 5.18 |

## 五、铁

铁也是人体必需的微量元素,铁是血红蛋白、细胞色素A的主要成分,缺铁会造成抵抗力低下,乏力,嗜睡,儿童生长发育受限制。铁广泛存在于各种食物中,但吸收利用率相差较大。一般动物性食物的含量和吸收率较高。

附表1.6 高铁食物含量表 (以100 g可食部计)

| 食物名称 | 含量/mg | 食物名称 | 含量/mg |
|---|---|---|---|
| 苔菜(干) | 283.7 | 车前子(鲜) | 25.3 |
| 普中红蘑(干) | 235.1 | 榛蘑 | 25.1 |
| 珍珠白蘑(干) | 189.8 | 鸡血 | 25.0 |
| 猪胆肝 | 181.3 | 沙鸡 | 24.8 |
| 香杏片口蘑 | 137.5 | 石榴花茶 | 24.2 |
| 黑木耳(干) | 97.4 | 墨鱼干 | 23.9 |
| 蛏干 | 88.8 | 甲级龙井茶 | 23.7 |
| 松蘑(干) | 86.0 | 脱水蕨菜 | 23.7 |
| 发菜(干) | 85.2 | 鸭肝 | 23.1 |
| 姜(干) | 85.0 | 黑芝麻 | 23.7 |
| 菊花 | 78.0 | 鲍鱼(杂色) | 22.6 |
| 冬虫夏草 | 66.5 | 猪肝 | 22.6 |
| 紫菜(干) | 54.9 | 黄蘑(干) | 22.5 |
| 蘑菇(干) | 51.3 | 脱水香菜 | 22.3 |
| 芝麻酱 | 50.3 | 辣椒粉 | 20.7 |
| 鸭肝(母麻鸭) | 50.1 | 火鸡肝 | 20.7 |
| 桑椹(干) | 42.5 | 田螺 | 19.7 |
| 青稞 | 40.7 | 胡麻籽 | 19.7 |
| 白沙蒿籽 | 40.4 | 白蘑 | 19.4 |
| 鸭血 | 35.7 | 脱水油菜 | 19.3 |
| 芥菜干 | 39.5 | 扁豆 | 19.2 |
| 鸭肝(公麻鸭) | 35.1 | 黑笋(干) | 18.9 |
| 五香粉 | 34.4 | 奶疙瘩 | 18.3 |
| 蛏子 | 33.6 | 羊血 | 18.3 |
| 蝎子 | 30.8 | 咖喱牛肉干 | 18.3 |
| 羊肚菌 | 30.7 | 酵母(干) | 18.2 |
| 鸭血(白鸭) | 30.5 | 藕粉 | 17.9 |
| 红花 | 29.1 | 荠菜 | 17.8 |
| 红茶 | 28.1 | 花茶 | 17.2 |
| 南瓜粉 | 27.8 | 腐竹 | 16.5 |
| 河蚌 | 26.6 | 豆瓣酱 | 16.4 |
| 脱水菠菜 | 25.0 | 白沙蒿 | 16.4 |
| 湖盐 | 25.4 | 牛肉干 | 15.6 |

## 六、维生素A

维生素A在保护皮肤弹性、维持视力、促进生长发育等方面有重要作用。严重缺乏可引起皮肤粗糙和夜盲症。维生素A含量高的食物来源于两部分：一部分，源于动物性食物提供的视黄醇，特别是动物的肝脏、蛋黄等；另一部分，则源于黄色、深绿色的蔬菜和水果，如南瓜、胡萝卜、辣椒、西红柿、橘子等，他们富含胡萝卜素，胡萝卜素可以在体内转换为维生素A。

**附表1.7 富含维生素A和胡萝卜素的食物** （以100 g可食部计）

| 食物名称 | 含量/μg RE | 食物名称 | 含量/μg RE |
|---|---|---|---|
| 羊肝 | 20 972 | 白沙蒿 | 733 |
| 牛肝 | 20 220 | 胡萝卜(红) | 688 |
| 鸡肝 | 10 414 | 胡萝卜(黄) | 668 |
| 鹅肝 | 6 100 | 独行菜 | 655 |
| 猪肝 | 4 972 | 红茶 | 645 |
| 鸭肝(母麻鸭) | 4 675 | 沙棘 | 640 |
| 猪肝(卤煮) | 4 200 | 甜菜叶 | 610 |
| 辣椒粉 | 3 123 | 脱水菠菜 | 598 |
| 脱水胡萝卜 | 2 875 | 枸杞菜 | 592 |
| 鸡肝(肉鸡) | 2 867 | 脱水油菜 | 577 |
| 脱水甜椒 | 2 818 | 芥蓝 | 575 |
| 鸭蛋黄 | 1 980 | 全蛋粉 | 525 |
| 鹅蛋黄 | 1 977 | 大蓟叶 | 508 |
| 枸杞子 | 1 625 | 芹菜叶 | 488 |
| 扁蓄菜 | 1 592 | 菠菜(赤根) | 487 |
| 豆瓣菜 | 1 592 | 刺梨 | 483 |
| 紫苏(鲜) | 1 232 | 脱水午菜 | 472 |
| 西兰花 | 1 202 | 豌豆尖 | 452 |
| 冬寒菜 | 1 158 | 豌豆苗 | 445 |
| 地笋 | 1 055 | 首蓿 | 440 |
| 鸭肝 | 1 040 | 鸡蛋黄 | 438 |
| 车前(鲜) | 1 028 | 荠菜 | 432 |
| 败酱(野菜) | 1 003 | 酥油 | 426 |
| 刺儿菜 | 998 | 番杏 | 425 |
| 白薯叶 | 995 | 豆瓣辣酱 | 417 |
| 车前子(鲜) | 975 | 小叶桔 | 410 |
| 绿茶 | 967 | 茴香 | 402 |
| 地肤 | 953 | 河蟹 | 389 |
| 鸡心 | 910 | 苦苦菜 | 357 |
| 甲级龙井 | 888 | 苋菜(绿) | 352 |
| 花茶 | 885 | 马兰头(鹅儿肠) | 340 |
| 早桔 | 857 | 木耳菜 | 337 |
| 鸡蛋黄粉 | 776 | 金针菜 | 307 |

## 七、维生素 C

维生素 C 具有重要的生理功能，主要来源于新鲜蔬菜和水果。

**附表 1.8 富含维生素 C 的食物表** （以 100 g 可食部计）

| 食物名称 | 含量/mg | 食物名称 | 含量/mg |
|---|---|---|---|
| 刺梨 | 2 585 | 蜜枣 | 55 |
| 酸枣 | 900 | 红果 | 53 |
| 柿叶茶 | 866 | 豆瓣菜 | 52 |
| 脱水甜椒 | 846 | 败酱 | 52 |
| 枣(鲜) | 243 | 萝卜樱(小萝卜) | 51 |
| 沙棘 | 204 | 芥菜 | 51 |
| VC 桔汁 | 187 | 西兰花 | 51 |
| 脱水白菜 | 187 | 枸杞子 | 48 |
| 扁蓄菜 | 158 | 香菜 | 48 |
| 辣椒(红、小) | 144 | 草莓 | 47 |
| 脱水油菜 | 124 | 苋菜(绿) | 47 |
| 苜蓿 | 118 | 番杏 | 46 |
| 无核蜜枣 | 104 | 乌塌菜 | 45 |
| 脱水菠菜 | 82 | 芦笋 | 45 |
| 脱水菜花 | 82 | 水萝卜 | 45 |
| 脱水大蒜 | 79 | 刺儿菜 | 44 |
| 萝卜樱(白萝卜) | 77 | 藕 | 44 |
| 芥蓝 | 76 | 白菜苔 | 44 |
| 脱水香菜 | 75 | 木瓜 | 44 |
| 酸刺 | 74 | 桂圆 | 43 |
| 芥菜 | 72 | 荠菜 | 43 |
| 甜椒 | 72 | 荔枝 | 41 |
| 番石榴 | 68 | 萝卜樱(青) | 41 |
| 豌豆苗 | 67 | 胡萝卜樱 | 41 |
| 油菜苔 | 65 | 苤蓝 | 41 |
| 苦苦菜 | 62 | 毛核桃 | 40 |
| 中华猕猴桃 | 62 | 香椿 | 40 |
| 辣椒(青、尖) | 62 | 甘蓝 | 40 |
| 菜花 | 61 | 豆角(白) | 39 |
| 枸杞菜 | 58 | 黄麻叶 | 37 |
| 紫菜苔 | 57 | 油菜 | 36 |
| 白薯叶 | 56 | 金桔 | 35 |
| 苦瓜 | 56 | 蒜苗 | 35 |

## 八、嘌呤

痛风病人一定要控制嘌呤的摄入。

**附表 1.9 常见食物嘌呤含量表** （以 100 g 可食部计）

| 食物类 | 食物名称 | 含量/mg |
|---|---|---|
| 谷薯类及其制品 | 甘薯 | 2.4 |
| | 荸荠 | 2.6 |
| | 马铃薯 | 3.6 |
| | 小米 | 7.3 |
| | 玉米 | 9.4 |
| | 高粱 | 9.7 |
| | 芋头 | 10.1 |
| | 米粉 | 11.1 |
| | 小麦 | 12.1 |
| | 面粉 | 17.1 |
| | 糯米 | 17.7 |
| | 白米 | 18.1 |
| | 面条 | 19.8 |
| | 糙米 | 22.4 |
| | 麦片 | 24.4 |
| | 米糠 | 54.0 |
| 蔬菜类 | 冬瓜 | 2.8 |
| | 洋葱 | 3.5 |
| | 姜 | 5.3 |
| | 葫芦 | 7.2 |
| | 萝卜 | 7.5 |
| | 盐酸菜 | 8.6 |
| | 青椒 | 8.7 |
| | 苋菜 | 8.7 |
| | 胡萝卜 | 8.9 |
| | 榨菜 | 10.2 |
| | 苦瓜 | 11.3 |
| | 丝瓜 | 11.4 |
| | 芹菜 | 12.4 |
| | 包菜 | 12.4 |
| | 芥菜 | 12.4 |
| | 白菜 | 12.6 |
| | 大葱 | 13.0 |
| | 菠菜 | 13.3 |
| | 茄子 | 14.3 |
| | 黄瓜 | 14.6 |

续表

| 食物类 | 食物名称 | 含量/mg |
|---|---|---|
| 蔬菜类 | 蒿子 | 16.3 |
| | 空心菜 | 17.5 |
| | 芥兰菜 | 18.5 |
| | 豆芽菜 | 14.6 |
| | 芫荽 | 20.2 |
| | 雪里蕻 | 24.4 |
| | 菜花 | 24.9 |
| | 韭菜 | 25.0 |
| | 蘑菇 | 28.4 |
| | 菜豆 | 29.7 |
| 水果类 | 石榴 | 0.8 |
| | 葡萄 | 0.9 |
| | 凤梨 | 0.9 |
| | 鸭梨 | 1.1 |
| | 西瓜 | 1.1 |
| | 桃子 | 1.3 |
| | 枇杷 | 1.3 |
| | 橙子 | 3.0 |
| | 橘子 | 3.0 |
| | 柠檬 | 3.4 |
| | 哈密瓜 | 4.0 |
| 豆类及制品 | 红豆 | 53.2 |
| | 杂豆 | 57.0 |
| | 熏豆干 | 63.6 |
| | 豆干 | 66.5 |
| | 绿豆 | 75.1 |
| | 豌豆 | 75.7 |
| | 黄豆 | 116.5 |
| | 黑豆 | 137.4 |
| 蛋/奶类 | 皮蛋白 | 2.0 |
| | 鸭蛋黄 | 3.2 |
| | 鸭蛋白 | 3.4 |
| | 鸡蛋黄 | 2.6 |
| | 鸡蛋白 | 3.7 |
| | 皮蛋黄 | 6.6 |
| | 奶粉 | 15.7 |

续表

| 食物类 | 食物名称 | 含量/mg |
|---|---|---|
| 肉/水产类 | 海参 | 4.2 |
| | 猪血 | 11.8 |
| | 海蜇皮 | 9.3 |
| | 猪皮 | 29.8 |
| | 鱼丸 | 63.2 |
| | 猪脑 | 66.3 |
| | 牛肚 | 79.0 |
| | 螃蟹 | 81.6 |
| | 牛肉 | 83.7 |
| | 乌贼 | 89.8 |
| | 鳝鱼 | 92.8 |
| | 兔肉 | 107.6 |
| | 羊肉 | 111.5 |
| | 鸭肠 | 121.0 |
| | 瘦猪肉 | 122.5 |
| | 鸡心 | 125.0 |
| | 猪肾 | 132.6 |
| | 猪肚 | 132.4 |
| | 鸡胸肉 | 137.4 |
| | 鲤鱼 | 137.1 |
| | 虾 | 137.7 |
| | 猪肺 | 138.7 |
| | 鸭心 | 146.9 |
| | 猪肝 | 169.5 |
| | 牛肝 | 169.5 |
| | 乌鱼 | 183.2 |
| | 牡蛎 | 239.0 |
| | 猪大肠 | 262.2 |
| | 鸡肝 | 293.5 |
| | 鸭肝 | 301.5 |
| | 白带鱼 | 391.6 |
| | 蚌蛤 | 436.3 |
| 坚果/干果类 | 葡萄干 | 5.4 |
| | 红枣 | 6.0 |
| | 黑枣 | 8.3 |
| | 龙眼干 | 8.6 |
| | 瓜子 | 24.2 |
| | 杏仁 | 31.7 |
| | 栗子 | 34.6 |
| | 莲子 | 40.9 |

续表

| 食物类 | 食物名称 | 含量/mg |
|---|---|---|
| 坚果/干果类 | 黑芝麻 | 57.0 |
| | 腰果 | 80.5 |
| | 白芝麻 | 89.5 |
| | 花生 | 96.3 |
| 其他 | 蜂蜜 | 1.2 |
| | 番茄酱 | 3.0 |
| | 酱油 | 25.0 |
| | 银耳 | 98.9 |
| | 香菇(干) | 214.5 |

**附表 1.10 常见食物嘌呤含量表**

| 含量很少(0～20 mg) | 含量较少(20～75 mg) | 含量较多(75～150 mg) | 含量很多(150 mg 以上) |
|---|---|---|---|
| 面粉 | 黑面包 | 粗粮 | 沙丁鱼 |
| 小米 | 粗粮制品 | 牛肉 | 脑 |
| 藕粉 | 玉米 | 羊肉 | 心 |
| 细挂面 | 蘑菇 | 猪肉 | 肝 |
| 牛奶 | 豆角 | 火腿 | 肾 |
| 鸡蛋 | 芹菜 | 香肠 | 胰 |
| 白面包 | 四季豆 | 鸡、鸭、鹅、肉 | 猪肚 |
| 饼干 | 大蒜 | 兔、鸽、狗肉 | 牛肚 |
| 奶粉 | 洋葱 | 驴、马肉 | 大肠 |
| 蜂蜜 | 龙须菜 | 鹌鹑 | 鳗鱼 |
| 黄瓜 | 植物油 | 豌豆 | 肉汁 |
| 核桃 | 水果 | 菠菜 | 凤尾鱼 |
| 南瓜 | 坚果类 | 扁豆 | 芦笋 |
| 白菜 | 糖果 | 大豆 | 香菇 |
| 海带 | 肉松 | 贝类 | |
| 紫菜 | 鳝鱼 | 河蚌 | |
| 番茄 | 白鱼 | 罐头肉 | |
| 胡萝卜 | 河虾 | 腊肉 | |
| 青葱 | 龙虾 | 海参 | |
| 土豆 | 鲫鱼 | 海虾 | |
| 果酱 | 菜花 | 蟹类 | |
| 苏打饮料 | 花生 | 带鱼 | |
| | | 黄鱼 | |

# 附录二　食物成分表

食物一般营养成分部：
(1)谷类及制品(见附表2.1)
(2)干豆类及制品(见附表2.2)
(3)鲜豆类(见附表2.3)
(4)根茎类及制品(见附表2.4)
(5)嫩茎、叶、苔、花类(见附表2.5)
(6)瓜类(见附表2.6)
(7)茄果类(见附表2.7)
(8)咸菜类(见附表2.8)
(9)菌藻类(见附表2.9)
(10)鲜果及干果类(见附表2.10)
(11)坚果类(见附表2.11)
(12)畜肉类及制品(见附表2.12)
(13)禽肉类及制品(见附表2.13)
(14)乳类及制品(见附表2.14)
(15)蛋类及制品(见附表2.15)
(16)鱼类(见附表2.16)
(17)软体动物类(见附表2.17)
(18)虾蟹类(见附表2.18)
(19)油脂类(见附表2.19)
(20)糕点及小吃类(见附表2.20)
(21)茶及饮料(见附表2.21)
(22)酒类(见附表2.22)
(23)糖及制品(见附表2.23)
(24)淀粉类及制品(见附表2.24)
(25)调味品类(见附表2.25)
附表中食物一般营养成分以每100 g可食部计。

## 附表 2.1 谷类及制品

| 编码 | 食物名称 | 食部/% | 能量 | | 水分/g | 蛋白质/g | 脂肪/g | 膳食纤维/g | 碳水化物/g | 灰分/g | 胡萝卜素/μg | 视黄醇当量/μg | 硫胺素/mg | 核黄素/mg | 尼克酸/mg | 维生素 E | | | | 钾/mg | 钠/mg | 钙/mg | 镁/mg | 铁/mg | 锰/mg | 锌/mg | 铜/mg | 磷/mg | 硒/μg |
|---|---|---|---|---|---|---|---|---|---|---|---|---|---|---|---|---|---|---|---|---|---|---|---|---|---|---|---|---|---|
| | | | /kJ | /kcal | | | | | | | | | | | | 总 E/mg | αE/mg | (β+γ)E/mg | δE/mg | | | | | | | | | | |
| A01001 | 稻米(大米) | 100 | 1 448 | 346 | 13.3 | 7.4 | 0.8 | 0.7 | 77.2 | 0.6 | — | — | 0.11 | 0.05 | 1.9 | 0.46 | | | | 103 | 3.8 | 13 | 34 | 2.3 | 1.29 | 1.70 | 0.30 | 110 | 2.23 |
| A01002 | 稻米(粳,特级) | 100 | 1 397 | 334 | 16.2 | 7.3 | 0.4 | 0.4 | 75.3 | 0.4 | — | — | 0.08 | 0.04 | 1.1 | 0.76 | 0.33 | 0.20 | 0.23 | 58 | 6.2 | 24 | 25 | 0.9 | 1.00 | 1.07 | 0.26 | 80 | 2.49 |
| A01003 | 稻米(早籼,特等) | 100 | 1 448 | 346 | 12.9 | 9.1 | 0.6 | 0.7 | 76.0 | 0.7 | — | — | 0.13 | 0.03 | 1.6 | — | | | | 108 | 1.3 | 6 | 42 | 0.9 | 1.30 | 1.54 | 0.40 | 141 | 2.07 |
| A01004 | 方便面 | 100 | 1 975 | 472 | 3.6 | 9.5 | 21.1 | 0.7 | 60.9 | 4.2 | — | — | 0.12 | 0.06 | 0.9 | 2.28 | 2.01 | 0.27 | … | 134 | 1 144.0 | 25 | 38 | 4.1 | 0.79 | 1.06 | 0.29 | 80 | 10.49 |
| A01005 | 高粱米 | 100 | 1 469 | 351 | 10.3 | 10.4 | 3.1 | 4.3 | 70.4 | 1.5 | — | — | 0.29 | 0.10 | 1.6 | 1.88 | 1.80 | 0.08 | … | 281 | 6.3 | 22 | 129 | 6.3 | 1.22 | 1.64 | 0.53 | 329 | 2.83 |
| A01006 | 挂面(精白粉) | 100 | 1 452 | 347 | 12.7 | 9.6 | 0.6 | 0.3 | 75.7 | 1.1 | — | — | 0.20 | 0.04 | 2.4 | 0.88 | 0.62 | 0.18 | 0.08 | 122 | 110.6 | 21 | 48 | 3.2 | 0.68 | 0.74 | 0.40 | 112 | 11.13 |
| A01007 | 黑米[稻米(紫)] | 100 | 1 393 | 333 | 14.3 | 9.4 | 2.5 | 3.9 | 68.3 | 1.6 | — | — | 0.33 | 0.13 | 7.9 | 0.22 | … | 0.22 | … | 256 | 7.1 | 12 | 147 | 1.6 | 1.72 | 3.80 | 0.15 | 356 | 3.20 |
| A01008 | 花卷 | 100 | 908 | 217 | 45.7 | 6.4 | 1.0 | — | 45.6 | 1.3 | — | — | 微 | 0.02 | 1.1 | … | … | … | … | 83 | 95.0 | 19 | 12 | 0.4 | — | … | 0.09 | 72 | 6.17 |
| A01009 | 黄米 | 100 | 1 431 | 342 | 11.1 | 9.7 | 1.5 | 4.4 | 72.5 | 0.8 | — | — | 0.09 | 0.13 | 1.3 | 4.61 | … | 3.24 | 1.37 | — | 3.3 | — | — | — | 0.23 | 2.07 | 0.90 | — | — |
| A01010 | 煎饼 | 100 | 1 394 | 333 | 6.8 | 7.6 | 0.7 | 9.1 | 74.7 | 1.1 | — | — | 0.10 | 0.04 | 0.2 | … | … | … | … | 117 | 85.5 | 9 | 86 | 7.0 | 0.75 | 1.62 | 0.41 | 320 | 3.75 |
| A01011 | 苦荞麦粉 | 100 | 1 272 | 304 | 19.3 | 9.7 | 2.7 | 5.8 | 60.2 | 2.3 | — | — | 0.32 | 0.21 | 1.5 | 1.73 | 0.90 | 0.83 | … | 320 | 2.3 | 39 | 94 | 4.4 | 1.31 | 2.02 | 0.89 | 244 | 5.57 |
| A01012 | 烙饼(标准粉) | 100 | 1 067 | 255 | 36.4 | 7.5 | 2.3 | 1.9 | 51.0 | 0.9 | — | — | 0.02 | 0.04 | — | 1.03 | 0.30 | 0.73 | … | 141 | 149.0 | 20 | 51 | 2.4 | 1.15 | 0.94 | 0.15 | 146 | 7.50 |
| A01013 | 馒头(蒸,富强粉) | 100 | 870 | 208 | 47.3 | 6.2 | 1.2 | 1.0 | 43.2 | 1.1 | — | — | 0.02 | 0.02 | — | 0.09 | … | 0.09 | … | 146 | 165.0 | 58 | 20 | 1.7 | 0.29 | 0.40 | 0.05 | 78 | 7.20 |
| A01014 | 面条(富强粉)(切面) | 100 | 1 192 | 285 | 29.2 | 9.3 | 1.1 | 0.4 | 59.5 | 0.5 | — | — | 0.18 | 0.04 | 2.2 | … | … | … | … | 102 | 1.5 | 24 | 29 | 2.0 | 0.56 | 0.83 | 0.14 | 92 | 17.30 |
| A01015 | 米饭(蒸,籼米) | 100 | 477 | 114 | 71.1 | 2.5 | 0.2 | 0.4 | 25.6 | 0.2 | — | — | 0.02 | 0.03 | 1.7 | … | … | … | … | 21 | 1.7 | 6 | 10 | 0.3 | 0.31 | 0.47 | 0.04 | — | … |
| A01016 | 米饭(蒸,粳米) | 100 | 490 | 117 | 70.6 | 2.6 | 0.3 | 0.2 | 26.0 | 0.3 | — | — | … | 0.03 | 2.0 | … | … | … | … | 39 | 3.3 | 7 | 20 | 2.2 | 0.85 | 1.36 | 0.08 | 62 | 0.40 |
| A01020 | 米粥(粳米) | 100 | 192 | 46 | 88.6 | 1.1 | 0.3 | 0.1 | 9.8 | 0.1 | — | — | … | 0.03 | 0.2 | … | … | … | … | 13 | 2.8 | 7 | 7 | 0.1 | 0.20 | 0.20 | 0.03 | 20 | 0.20 |
| A01021 | 糜子米(炒米) | 100 | 1 565 | 374 | 7.6 | 8.1 | 2.6 | 1.0 | 79.5 | 1.2 | — | — | 0.29 | 0.04 | 0.7 | — | | | | 252 | 10.7 | 12 | 112 | 14.3 | 0.63 | 1.89 | 0.45 | 233 | 4.53 |

续表

| 编码 | 食物名称 | 食部/% | 能量/kJ | 能量/kcal | 水分/g | 蛋白质/g | 脂肪/g | 膳食纤维/g | 碳水化物/g | 灰分/g | 胡萝卜素/μg | 视黄醇当量/μg | 硫胺素/mg | 核黄素/mg | 尼克酸/mg | 维生素E 总E/mg | 维生素E αE/mg | 维生素E (β+γ)E/mg | 维生素E δE/mg | 钾/mg | 钠/mg | 钙/mg | 镁/mg | 铁/mg | 锰/mg | 锌/mg | 铜/mg | 磷/mg | 硒/μg |
|---|---|---|---|---|---|---|---|---|---|---|---|---|---|---|---|---|---|---|---|---|---|---|---|---|---|---|---|---|---|
| A01022 | 糯米(优糯米) | 100 | 1 439 | 344 | 14.2 | 9.0 | 1.0 | 0.6 | 74.7 | 0.5 | — | — | 0.10 | 0.03 | 1.9 | 0.93 | 0.39 | 0.54 | … | 136 | 1.2 | 8 | 50 | 0.8 | 0.86 | 1.20 | 0.25 | 48 | 2.80 |
| A01023 | 荞麦 | 100 | 1 356 | 324 | 13.0 | 9.3 | 2.3 | 6.5 | 66.5 | 2.4 | 20 | 3 | 0.28 | 0.16 | 2.2 | 4.40 | 0.36 | 3.99 | 0.05 | 401 | 4.7 | 47 | 258 | 6.2 | 2.04 | 3.62 | 0.56 | 297 | 2.45 |
| A01024 | 青稞 | 100 | 1 247 | 298 | 12.1 | 10.2 | 1.2 | 13.4 | 61.6 | 1.5 | — | — | 0.32 | 0.21 | 3.6 | 1.25 |  |  |  | — | — | — | — | — | — | — | — | — | — |
| A01025 | 烧饼(糖) | 100 | 1 264 | 302 | 25.9 | 8.0 | 2.1 | — | 62.7 | 1.3 | — | — | 微 | 0.01 | 1.1 | 0.39 | 0.21 | 0.18 | … | 122 | 62.5 | 51 | 26 | 1.6 | — | 0.36 | 0.15 | 105 | 12.16 |
| A01026 | 通心面(通心粉) | 100 | 1 464 | 350 | 11.8 | 11.9 | 0.1 | 0.4 | 75.4 | 0.4 | — | — | 0.12 | 0.03 | 1.0 | … | … | … | … | 209 | 35.0 | 14 | 58 | 2.6 | 0.67 | 1.55 | 0.16 | 97 | 5.80 |
| A01027 | 小麦粉(标准粉) | 100 | 1 439 | 344 | 12.7 | 11.2 | 1.5 | 2.1 | 71.5 | 1.0 | — | — | 0.28 | 0.08 | 2.0 | 1.80 | 1.59 | … | 0.21 | 190 | 3.1 | 31 | 50 | 3.5 | 1.56 | 1.64 | 0.42 | 188 | 5.36 |
| A01028 | 小麦粉(特一)(精粉富强粉) | 100 | 1 464 | 350 | 12.7 | 10.3 | 1.1 | 0.6 | 74.6 | 0.7 | — | — | 0.17 | 0.06 | 2.0 | 0.73 | 0.51 | 0.22 | … | 128 | 2.7 | 27 | 32 | 2.7 | 0.77 | 0.97 | 0.26 | 114 | 6.88 |
| A01029 | 小米 | 100 | 1 498 | 358 | 11.6 | 9.0 | 3.1 | 1.6 | 73.5 | 1.2 | 100 | 17 | 0.33 | 0.10 | 1.5 | 3.63 | … | … | 3.63 | 284 | 4.3 | 41 | 107 | 5.1 | 0.89 | 1.87 | 0.54 | 229 | 4.74 |
| A01030 | 小米粥 | 100 | 192 | 46 | 89.3 | 1.4 | 0.7 | … | 8.4 | 0.2 | — | — | 0.02 | 0.07 | 0.9 | 0.26 | … | 0.26 | … | 19 | 4.1 | 10 | 22 | 1.0 | 0.16 | 0.41 | 0.07 | 32 | 0.30 |
| A01031 | 燕麦片 | 100 | 1 536 | 367 | 9.2 | 15.0 | 6.7 | 5.3 | 61.6 | 2.2 | — | — | 0.30 | 0.13 | 1.2 | 3.07 | 2.54 | … | 0.53 | 214 | 3.7 | 186 | 177 | 7.0 | 3.36 | 2.59 | 0.45 | 291 | 4.31 |
| A01032 | 薏米(薏仁米,苡米) | 100 | 1 494 | 357 | 11.2 | 12.8 | 3.3 | 2.0 | 69.1 | 1.6 | — | — | 0.22 | 0.15 | 2.0 | 2.08 | 1.48 | 0.60 | … | 238 | 3.6 | 42 | 88 | 3.6 | 1.37 | 1.68 | 0.29 | 217 | 3.07 |
| A01033 | 油饼 | 100 | 1 669 | 399 | 24.8 | 7.9 | 22.9 | 2.0 | 40.4 | 2.0 | — | — | 0.11 | 0.05 | — | — |  |  |  | 106 | 572.5 | 46 | 13 | 2.3 | 0.71 | 0.97 | 0.27 | 124 | 10.6 |
| A01034 | 油条 | 100 | 1 615 | 386 | 21.8 | 6.9 | 17.6 | 0.9 | 50.1 | 2.7 | — | — | 0.01 | 0.07 | 0.7 | 3.19 | 2.74 | 0.31 | 0.14 | 227 | 585.2 | 6 | 19 | 1.0 | 0.52 | 0.75 | 0.19 | 77 | 8.6 |
| A01035 | 玉米(白)(包谷) | 100 | 1 406 | 336 | 11.7 | 8.8 | 3.8 | 8.0 | 66.7 | 1.0 | — | — | 0.27 | 0.07 | 2.3 | 8.23 | 1.08 | 6.02 | 1.13 | 262 | 2.5 | 10 | 95 | 2.2 | 0.51 | 1.85 | 0.26 | 244 | 4.14 |
| A01036 | 玉米(黄)(包谷) | 100 | 1 402 | 335 | 13.2 | 8.7 | 3.8 | 6.4 | 66.6 | 1.3 | 100 | 17 | 0.21 | 0.13 | 2.5 | 3.89 | 0.07 | 3.03 | 0.09 | 300 | 3.3 | 14 | 96 | 2.4 | 0.48 | 1.70 | 0.25 | 218 | 3.52 |
| A01037 | 玉米(鲜)(包谷) | 46 | 444 | 106 | 71.3 | 4.0 | 1.2 | 2.9 | 19.9 | 0.7 | — | — | 0.16 | 0.11 | 1.8 | 0.46 | … | 0.14 | 0.32 | 238 | 1.1 | — | 32 | 1.1 | 0.22 | 0.90 | 0.09 | 117 | 1.63 |
| A01038 | 玉米粥(即食) | 100 | 1 632 | 390 | 6.3 | 7.2 | 3.7 | 0.4 | 81.9 | 0.5 | — | — | 0.02 | 0.03 | 2.2 | 0.08 | … | 0.08 | … | 52 | 1.7 | 11 | 22 | 9.0 | 0.13 | 0.44 | … | 70 | — |

## 附表 2.2 干豆类及制品

| 编码 | 食物名称 | 食部/% | 能量/kJ | 能量/kcal | 水分/g | 蛋白质/g | 脂肪/g | 膳食纤维/g | 碳水化物/g | 灰分/g | 胡萝卜素/μg | 视黄醇当量/μg | 硫胺素/mg | 核黄素/mg | 尼克酸/mg | 维生素E 总E/mg | 维生素E αE/mg | 维生素E (β+γ)E/mg | 维生素E δE/mg | 钾/mg | 钠/mg | 钙/mg | 镁/mg | 铁/mg | 锰/mg | 锌/mg | 铜/mg | 磷/mg | 硒/μg |
|---|---|---|---|---|---|---|---|---|---|---|---|---|---|---|---|---|---|---|---|---|---|---|---|---|---|---|---|---|---|
| A02001 | 扁豆 | 100 | 1 364 | 326 | 9.9 | 25.3 | 0.4 | 6.5 | 55.4 | 2.5 | 30 | 5 | 0.26 | 0.45 | 2.6 | 1.86 | | | | 439 | 2.3 | 137 | 92 | 19.2 | 1.19 | 1.90 | 1.27 | 218 | 32 |
| A02002 | 蚕豆(带皮) | 93 | 1 272 | 304 | 11.5 | 24.6 | 1.1 | 10.9 | 49.0 | 2.9 | 50 | 8 | 0.13 | 0.23 | 2.2 | 4.90 | 0.84 | 3.80 | 0.26 | 992 | 21.2 | 49 | 113 | 2.9 | 1.00 | 4.76 | 0.64 | 339 | 4.29 |
| A02003 | 豆腐 | 100 | 339 | 81 | 82.8 | 8.1 | 3.7 | 0.4 | 3.8 | 1.2 | — | — | 0.04 | 0.03 | 0.2 | 2.71 | … | 1.02 | 1.69 | 125 | 7.2 | 164 | 27 | 1.9 | 0.47 | 1.11 | 0.27 | 119 | 2.3 |
| A02004 | 豆腐(内酯豆腐) | 100 | 205 | 49 | 89.2 | 5.0 | 1.9 | 0.4 | 2.9 | 0.6 | — | — | 0.06 | 0.03 | 0.3 | 3.26 | … | 1.12 | 2.14 | 95 | 6.4 | 17 | 24 | 0.8 | 0.26 | 0.55 | 0.13 | 57 | 0.81 |
| A02005 | 豆腐干 | 100 | 586 | 140 | 65.2 | 16.2 | 3.6 | 0.8 | 10.7 | 3.5 | — | — | 0.03 | 0.07 | 0.3 | — | | | | 140 | 76.5 | 308 | 102 | 4.9 | 1.31 | 1.76 | 0.77 | 273 | 0.02 |
| A02006 | 豆腐脑(老豆腐) | 100 | 42 | 15 | 97.8 | 1.9 | 0.8 | — | 0 | 0.6 | — | 6 | 0.04 | 0.02 | 0.4 | 10.46 | | | | 107 | 2.8 | 18 | 28 | 0.9 | 0.25 | 0.49 | 0.26 | 5 | — |
| A02007 | 豆腐皮 | 100 | 1 711 | 409 | 16.5 | 44.6 | 17.4 | 0.2 | 18.6 | 2.7 | — | — | 0.31 | 0.11 | 1.5 | 20.63 | 1.12 | 5.95 | 13.56 | 536 | 9.4 | 116 | 111 | 30.8 | 3.51 | 3.81 | 1.86 | 318 | 2.26 |
| A02008 | 豆浆 | 100 | 54 | 13 | 96.4 | 1.8 | 0.7 | 1.1 | 0 | 0.2 | 90 | 15 | 0.02 | 0.02 | 0.1 | 0.80 | … | 0.48 | 0.32 | 48 | 3.0 | 10 | 9 | 0.5 | 0.09 | 0.24 | 0.07 | 30 | 0 |
| A02009 | 豆奶 | 100 | 126 | 30 | 94.0 | 2.4 | 1.5 | — | 1.8 | 0.3 | — | — | 0.02 | 0.06 | 0.3 | 4.50 | 4.50 | | | 92 | 3.2 | 23 | 7 | 0.6 | 0.11 | 0.24 | 5.57 | 35 | 0.73 |
| A02010 | 豆沙 | 100 | 1 017 | 243 | 39.2 | 5.5 | 1.9 | 1.7 | 51.0 | 0.7 | — | — | 0.03 | 0.05 | 0.3 | 4.37 | 1.05 | 1.57 | 1.75 | 139 | 23.5 | 42 | 2 | 8.0 | 0.33 | 0.32 | 0.13 | 68 | 0.89 |
| A02011 | 腐竹 | 100 | 1 920 | 459 | 7.9 | 44.6 | 21.7 | 1.0 | 21.3 | 3.5 | — | — | 0.13 | 0.07 | 0.8 | 27.84 | 1.43 | 19.13 | 7.28 | 553 | 26.5 | 77 | 71 | 16.5 | 2.55 | 3.69 | 1.31 | 284 | 1.51 |
| A02012 | 黑豆(黑大豆) | 100 | 1 594 | 381 | 9.9 | 36.1 | 15.9 | 10.2 | 23.3 | 4.6 | 30 | 5 | 0.20 | 0.33 | 2.0 | 17.36 | 0.97 | 11.78 | 4.61 | 1 377 | 3.0 | 224 | 243 | 7.0 | 2.83 | 4.18 | 1.56 | 500 | 6.79 |
| A02013 | 黄豆(大豆) | 100 | 1 502 | 359 | 10.2 | 35.1 | 16.0 | 15.5 | 18.6 | 4.6 | 220 | 37 | 0.41 | 0.20 | 2.1 | 18.80 | 0.90 | 13.39 | 4.61 | 1 503 | 2.2 | 191 | 199 | 8.2 | 2.26 | 3.34 | 1.35 | 465 | 2.03 |
| A02014 | 黄豆粉 | 100 | 1 749 | 418 | 6.7 | 32.8 | 18.3 | 7.0 | 30.5 | 4.7 | 380 | 63 | 0.31 | 0.22 | 2.5 | 33.69 | … | 20.44 | 13.25 | 1 890 | 3.6 | 207 | 129 | 8.1 | 2.00 | 3.89 | 1.39 | 395 | 2.47 |
| A02015 | 豇豆(紫) | 100 | 1 318 | 315 | 11.2 | 18.9 | 0.4 | 6.9 | 58.9 | 3.7 | 20 | 3 | 0.22 | 0.09 | 2.4 | 11.42 | 0.88 | 3.73 | 6.81 | 500 | 4.0 | 67 | 41 | 7.9 | 0.98 | 1.61 | 1.42 | 345 | 1.52 |
| A02016 | 绿豆 | 100 | 1 322 | 316 | 12.3 | 21.6 | 0.8 | 6.4 | 55.6 | 3.3 | 130 | 22 | 0.25 | 0.11 | 2.0 | 10.95 | … | 10.66 | 0.29 | 787 | 3.2 | 81 | 125 | 6.5 | 1.11 | 2.18 | 1.08 | 337 | 4.8 |
| A02017 | 青豆(青大豆) | 100 | 1 561 | 373 | 9.5 | 34.6 | 16.0 | 12.6 | 22.7 | 4.6 | 790 | 132 | 0.41 | 0.18 | 3.0 | 10.09 | 0.40 | 6.89 | 2.80 | 718 | 1.8 | 200 | 128 | 8.4 | 2.25 | 3.18 | 1.38 | 395 | 5.62 |
| A02018 | 素鸡 | 100 | 803 | 192 | 64.3 | 16.5 | 12.5 | 0.9 | 3.3 | 2.5 | 30 | 10 | 0.02 | 0.03 | 0.4 | 17.80 | 0.69 | 6.64 | 10.47 | 42 | 373.8 | 319 | 61 | 5.3 | 1.12 | 1.74 | 0.27 | 180 | 6.73 |
| A02019 | 素什锦 | 100 | 724 | 173 | 65.3 | 14.0 | 10.2 | 2.0 | 6.3 | 2.2 | — | — | 0.07 | 0.04 | 0.5 | 9.51 | 2.19 | 4.90 | 2.42 | 143 | 475.1 | 174 | 45 | 6.0 | 1.06 | 1.25 | 0.21 | 186 | 2.80 |
| A02020 | 豌豆 | 96 | 1 331 | 318 | 12.8 | 23.0 | 1.0 | 6.0 | 54.3 | 2.9 | 280 | 47 | 0.29 | — | … | 1.97 | | | | 610 | 4.2 | 195 | 83 | 5.9 | 1.55 | 2.29 | 1.26 | 175 | 41.80 |
| A02021 | 小豆(赤)(红小豆 赤豆) | 100 | 1 293 | 309 | 12.6 | 20.2 | 0.6 | 7.7 | 55.7 | 3.2 | 80 | 13 | 0.16 | 0.11 | 2.0 | 14.36 | … | 6.01 | 8.35 | 860 | 2.2 | 74 | 138 | 7.4 | 1.33 | 2.20 | 0.64 | 305 | 3.80 |
| A02073 | 芸豆(白) | 100 | 1 238 | 296 | 14.4 | 23.4 | 1.4 | 9.8 | 47.4 | 3.6 | — | — | 0.18 | 0.26 | 2.4 | 6.16 | | | | — | — | — | — | — | — | — | — | — | — |

附表 2.3 鲜豆类

| 编码 | 食物名称 | 食部 /% | 能量 /kJ | 能量 /kcal | 水分 /g | 蛋白质 /g | 脂肪 /g | 膳食纤维 /g | 碳水化物 /g | 灰分 /g | 胡萝卜素 /μg | 视黄醇当量/μg | 硫胺素 /mg | 核黄素 /mg | 尼克酸 /mg | 抗坏血酸 /mg | 维生素E 总E /mg | 维生素E αE /mg | 维生素E (β+γ)E /mg | 维生素E δE /mg | 钾 /mg | 钠 /mg | 钙 /mg | 镁 /mg | 铁 /mg | 锰 /mg | 锌 /mg | 铜 /mg | 磷 /mg | 硒 /μg |
|---|---|---|---|---|---|---|---|---|---|---|---|---|---|---|---|---|---|---|---|---|---|---|---|---|---|---|---|---|---|---|
| A03001 | 扁豆 | 91 | 155 | 37 | 88.3 | 2.7 | 0.2 | 2.1 | 6.1 | 0.6 | 150 | 25 | 0.04 | 0.07 | 0.9 | 13 | 0.24 | … | 0.24 | … | 178 | 3.8 | 38 | 34 | 1.9 | 0.34 | 0.72 | 0.12 | 54 | 0.94 |
| A03002 | 蚕豆 | 31 | 435 | 104 | 70.2 | 8.8 | 0.4 | 3.1 | 16.4 | 1.1 | 310 | 52 | 0.37 | 0.10 | 1.5 | 16 | 0.83 | 0.03 | 0.75 | 0.05 | 391 | 4.0 | 16 | 46 | 3.5 | 0.55 | 1.37 | 0.39 | 200 | 2.02 |
| A03003 | 豆角 | 96 | 126 | 30 | 90.0 | 2.5 | 0.2 | 2.1 | 4.6 | 0.6 | 200 | 33 | 0.05 | 0.07 | 0.9 | 18 | 2.24 | 0.23 | 1.74 | 0.27 | 207 | 3.4 | 29 | 35 | 1.5 | 0.41 | 0.54 | 0.15 | 55 | 2.16 |
| A03004 | 荷兰豆 | 88 | 113 | 27 | 91.9 | 2.5 | 0.3 | 1.4 | 3.5 | 0.4 | 480 | 80 | 0.09 | 0.04 | 0.7 | 16 | 0.30 | 0.21 | 0.09 | … | 116 | 8.8 | 51 | 16 | 0.9 | 0.48 | 0.50 | 0.06 | 19 | 0.42 |
| A03005 | 黄豆芽 | 100 | 184 | 44 | 88.8 | 4.5 | 1.6 | 1.5 | 3.0 | 0.6 | 30 | 5 | 0.04 | 0.07 | 0.6 | 8 | 0.80 | … | 0.40 | 0.40 | 160 | 7.2 | 21 | 21 | 0.9 | 0.34 | 0.54 | 0.14 | 74 | 0.96 |
| A03006 | 绿豆芽 | 100 | 75 | 18 | 94.6 | 2.1 | 0.1 | 0.8 | 2.1 | 0.3 | 20 | 3 | 0.05 | 0.06 | 0.5 | 6 | 0.19 | … | 0.17 | 0.02 | 68 | 4.4 | 9 | 18 | 0.6 | 0.10 | 0.35 | 0.10 | 37 | 0.50 |
| A03007 | 四季豆(菜豆) | 96 | 117 | 28 | 91.3 | 2.0 | 0.4 | 1.5 | 4.2 | 0.6 | 210 | 35 | 0.04 | 0.07 | 0.4 | 6 | 1.24 | 0.42 | 0.64 | 0.18 | 123 | 8.6 | 42 | 27 | 1.5 | 0.18 | 0.23 | 0.11 | 51 | 0.43 |
| A03008 | 豌豆 | 42 | 469 | 105 | 70.2 | 7.4 | 0.3 | 3.0 | 18.2 | 0.9 | 220 | 37 | 0.43 | 0.09 | 2.3 | 14 | 1.21 | 0.64 | 0.51 | 0.06 | 332 | 1.2 | 21 | 43 | 1.7 | 0.65 | 1.29 | 0.22 | 127 | 1.74 |
| A03009 | 豌豆苗 | 98 | 121 | 29 | 92.7 | 3.1 | 0.6 | — | 2.8 | 0.8 | — | — | — | — | — | — | 1.45 | … | 0.05 | 1.40 | 174 | 26.3 | 59 | 13 | 1.8 | 0.26 | 0.47 | 0.02 | 41 | 0.70 |

## 附表 2.4 根茎类及制品

| 编码 | 食物名称 | 食部/% | 能量 | | 水分/g | 蛋白质/g | 脂肪/g | 膳食纤维/g | 碳水化物/g | 灰分/g | 胡萝卜素/μg | 视黄醇当量/μg | 硫胺素/mg | 核黄素/mg | 尼克酸/mg | 抗坏血酸/mg | 维生素 E | | | | 钾/mg | 钠/mg | 钙/mg | 镁/mg | 铁/mg | 锰/mg | 锌/mg | 铜/mg | 磷/mg | 硒/μg |
|---|---|---|---|---|---|---|---|---|---|---|---|---|---|---|---|---|---|---|---|---|---|---|---|---|---|---|---|---|---|---|
| | | | /kJ | /kcal | | | | | | | | | | | | | 总 E/mg | αE/mg | (β+γ)E/mg | δE/mg | | | | | | | | | | |
| A04001 | 百合 | 82 | 678 | 162 | 56.7 | 3.2 | 0.1 | 1.7 | 37.1 | 1.2 | — | — | 0.02 | 0.04 | 0.7 | 18 | — | | | | 510 | 6.7 | 11 | — | 1.0 | 0.35 | 0.50 | 0.24 | 61 | 0.20 |
| A04002 | 荸荠(马蹄,地栗) | 78 | 247 | 59 | 83.6 | 1.2 | 0.2 | 1.1 | 13.1 | 0.8 | 20 | 3 | 0.02 | 0.02 | 0.7 | 7 | 0.65 | 0.15 | 0.28 | 0.22 | 306 | 15.7 | 4 | 12 | 0.6 | 0.11 | 0.34 | 0.07 | 44 | 0.70 |
| A04003 | 甘薯(红心)(山芋,红薯) | 90 | 414 | 99 | 73.4 | 1.1 | 0.2 | 1.6 | 23.1 | 0.6 | 750 | 125 | 0.04 | 0.04 | 0.6 | 26 | 0.28 | 0.28 | … | … | 130 | 28.5 | 23 | 12 | 0.5 | 0.11 | 0.15 | 0.18 | 39 | 0.48 |
| A04004 | 胡萝卜(红)(金笋,丁香萝卜) | 96 | 155 | 37 | 89.2 | 1.0 | 0.2 | 1.1 | 7.7 | 0.8 | 4 130 | 688 | 0.04 | 0.03 | 0.6 | 13 | 0.41 | 0.36 | 0.05 | … | 190 | 71.4 | 32 | 14 | 1.0 | 0.24 | 0.23 | 0.03 | 27 | 0.63 |
| A04005 | 萝卜(黄) | 97 | 180 | 43 | 87.4 | 1.4 | 0.2 | 1.3 | 8.9 | 0.8 | 4 010 | 668 | 0.04 | 0.04 | 0.2 | 16 | — | | | | 193 | 25.1 | 32 | 7 | 0.5 | 0.07 | 0.14 | 0.03 | 16 | 2.80 |
| A04006 | 萝卜(白萝卜)(莱菔) | 95 | 84 | 20 | 93.4 | 0.9 | 0.1 | 1.0 | 4.0 | 0.6 | 20 | 3 | 0.02 | 0.03 | 0.3 | 21 | 0.92 | 0.92 | … | … | 173 | 61.8 | 36 | 16 | 0.5 | 0.09 | 0.30 | 0.04 | 26 | 0.61 |
| A04007 | 萝卜(变萝卜)(红皮萝卜) | 94 | 109 | 26 | 91.6 | 1.2 | 0.1 | 1.2 | 5.2 | 0.7 | 20 | 3 | 0.03 | 0.04 | 0.6 | 24 | 1.80 | 1.80 | … | … | 167 | 68.0 | 45 | 22 | 0.6 | 0.10 | 0.29 | 0.04 | 33 | 1.07 |
| A04008 | 萝卜(水萝卜)(脆萝卜) | 93 | 84 | 20 | 92.6 | 0.8 | … | 1.4 | 4.1 | 0.8 | 250 | 42 | 0.03 | 0.05 | — | 45 | — | | | | — | 9.7 | — | — | — | 0.05 | 0.49 | 0.01 | — | — |
| A04009 | 萝卜(心里美) | 88 | 88 | 21 | 93.5 | 0.8 | 0.2 | 0.8 | 4.1 | 0.6 | 10 | 2 | 0.02 | 0.04 | 0.4 | 23 | … | … | … | … | 116 | 85.4 | 68 | 34 | 0.5 | 0.08 | 0.17 | 0.06 | 24 | 1.02 |
| A04010 | 马铃薯(土豆,洋芋) | 94 | 318 | 76 | 79.8 | 2.0 | 0.2 | 0.7 | 16.5 | 0.8 | 30 | 5 | 0.08 | 0.04 | 1.1 | 27 | 0.34 | 0.08 | 0.10 | 0.16 | 342 | 2.7 | 8 | 23 | 0.8 | 0.14 | 0.37 | 0.12 | 40 | 0.78 |
| A04011 | 马铃薯片(油炸)(油炸豆片) | 100 | 2 561 | 612 | 4.1 | 4.0 | 48.4 | 1.9 | 40.0 | 1.6 | 50 | 8 | 0.09 | 0.05 | 6.4 | … | 5.22 | 4.90 | 0.32 | … | 620 | 60.9 | 11 | 34 | 1.2 | 0.18 | 1.42 | 0.28 | 88 | 0.40 |
| A04012 | 藕(莲藕) | 88 | 293 | 70 | 80.5 | 1.9 | 0.2 | 1.2 | 15.2 | 1.0 | 20 | 3 | 0.09 | 0.03 | 0.3 | 44 | 0.73 | 0.21 | 0.23 | 0.29 | 243 | 44.2 | 39 | 19 | 1.4 | 1.30 | 0.23 | 0.11 | 58 | 0.39 |
| A04013 | 藕粉 | 100 | 1 556 | 372 | 6.4 | 0.2 | … | 0.1 | 92.9 | 0.4 | — | — | … | 0.01 | 0.4 | … | … | … | … | … | 35 | 10.8 | 8 | 2 | 41.8 | 0.28 | 0.15 | 0.22 | 9 | 2.10 |
| A04014 | 山药(薯蓣) | 83 | 234 | 56 | 84.8 | 1.9 | 0.2 | 0.8 | 11.6 | 0.7 | 20 | 7 | 0.05 | 0.02 | 0.3 | 5 | 0.24 | 0.24 | … | … | 213 | 18.6 | 16 | 20 | 0.3 | 0.12 | 0.27 | 0.24 | 34 | 0.55 |
| A04015 | 芋头(芋艿,毛芋) | 84 | 331 | 79 | 78.6 | 2.2 | 0.2 | 1.0 | 17.1 | 0.9 | 160 | 27 | 0.06 | 0.05 | 0.7 | 6 | 0.45 | 0.45 | … | … | 378 | 33.1 | 36 | 23 | 1.0 | 0.30 | 0.49 | 0.37 | 55 | 1.45 |
| A04016 | 竹笋 | 63 | 79 | 19 | 92.8 | 2.6 | 0.2 | 1.8 | 1.8 | 0.8 | — | — | 0.08 | 0.08 | 0.6 | 5 | 0.05 | 0.03 | 0.02 | … | 389 | 0.4 | 9 | 1 | 0.5 | 1.14 | 0.33 | 0.09 | 64 | 0.04 |
| A04017 | 竹笋(白笋,干) | 64 | 820 | 196 | 10.0 | 26.0 | 4.0 | 43.2 | 13.9 | 2.9 | 10 | 2 | … | 0.32 | 0.2 | … | … | … | … | … | 1 754 | — | 31 | 22 | 4.2 | 2.20 | 3.30 | 1.9 | 222 | 2.34 |

## 附表 2.5 嫩茎、叶、苔、花类

| 编码 | 食物名称 | 食部/% | 能量 | | 水分/g | 蛋白质/g | 脂肪/g | 膳食纤维/g | 碳水化物/g | 灰分/g | 胡萝卜素/μg | 视黄醇当量/μg | 硫胺素/mg | 核黄素/mg | 尼克酸/mg | 抗坏血酸/mg | 维生素 E | | | | 钾/mg | 钠/mg | 钙/mg | 镁/mg | 铁/mg | 锰/mg | 锌/mg | 铜/mg | 磷/mg | 硒/μg |
|---|---|---|---|---|---|---|---|---|---|---|---|---|---|---|---|---|---|---|---|---|---|---|---|---|---|---|---|---|---|---|
| | | | /kJ | /kcal | | | | | | | | | | | | | 总 E/mg | αE/mg | (β+γ)E/mg | δE/mg | | | | | | | | | | |
| A05001 | 白菜(白梗)(大白菜,黄芽白) | 92 | 88 | 21 | 93.6 | 1.7 | 0.2 | 0.6 | 3.1 | 0.8 | 250 | 42 | 0.06 | 0.07 | 0.8 | 47 | 0.92 | 0.52 | 0.20 | 0.20 | 130 | 89.3 | 69 | 12 | 0.5 | 0.21 | 0.21 | 0.03 | 30 | 0.33 |
| A05002 | 菠菜(赤根菜) | 89 | 100 | 24 | 91.2 | 2.6 | 0.3 | 1.7 | 2.8 | 1.4 | 2 920 | 487 | 0.04 | 0.11 | 0.6 | 32 | 1.74 | 1.46 | 0.28 | … | 311 | 85.2 | 66 | 58 | 2.9 | 0.66 | 0.85 | 0.10 | 47 | 0.97 |
| A05003 | 菜花(花椰菜) | 82 | 100 | 24 | 92.4 | 2.1 | 0.2 | 1.2 | 3.4 | 0.7 | 30 | 5 | 0.03 | 0.08 | 0.6 | 61 | 0.43 | 0.19 | 0.19 | 0.05 | 200 | 31.6 | 23 | 18 | 1.1 | 0.17 | 0.38 | 0.05 | 47 | 0.73 |
| A05004 | 莼菜(瓶装)(花案板) | 100 | 84 | 20 | 94.5 | 1.4 | 0.1 | 0.5 | 3.3 | 0.2 | 330 | 55 | … | 0.01 | 0.1 | … | 0.90 | 0.84 | 0.06 | … | 2 | 7.9 | 42 | 3 | 2.4 | 0.26 | 0.67 | 0.04 | 17 | 0.67 |
| A05005 | 葱头(洋葱) | 90 | 163 | 39 | 89.2 | 1.1 | 0.2 | 0.9 | 8.1 | 0.5 | 20 | 3 | 0.03 | 0.03 | 0.3 | 8 | 0.14 | … | … | … | 147 | 4.4 | 24 | 15 | 0.6 | 0.14 | 0.23 | 0.05 | 39 | 0.92 |
| A05006 | 大白菜(酸)(酸菜) | 100 | 59 | 14 | 95.2 | 1.1 | 0.2 | 0.5 | 1.9 | 1.1 | 30 | 5 | 0.02 | 0.02 | 0.6 | 2 | 0.86 | 0.65 | 0.21 | … | — | 43.1 | 48 | 21 | 1.6 | 0.07 | 0.36 | 0.04 | 38 | 1.27 |
| A05007 | 大葱(鲜) | 82 | 126 | 30 | 91.0 | 1.7 | 0.3 | 1.3 | 5.2 | 0.5 | 60 | 10 | 0.03 | 0.05 | 0.5 | 17 | 0.30 | 0.27 | … | 0.03 | 144 | 4.8 | 29 | 19 | 0.7 | 0.28 | 0.40 | 0.08 | 38 | 0.67 |
| A05008 | 大蒜(蒜头) | 85 | 527 | 126 | 66.6 | 4.5 | 0.2 | 1.1 | 26.5 | 1.1 | 30 | 5 | 0.04 | 0.06 | 0.6 | 7 | 1.07 | 1.07 | … | … | 302 | 19.6 | 39 | 21 | 1.2 | 0.29 | 0.88 | 0.22 | 117 | 3.09 |
| A05009 | 茴香菜(小茴香) | 86 | 100 | 24 | 91.2 | 2.5 | 0.4 | 1.6 | 2.6 | 1.7 | 2 410 | 420 | 0.06 | 0.09 | 0.8 | 26 | 0.94 | 0.31 | … | 0.63 | 149 | 186.3 | 154 | 46 | 1.2 | 0.31 | 0.37 | 0.04 | 23 | 0.77 |
| A05010 | 茭白(茭笋,茭粑) | 74 | 96 | 23 | 92.2 | 1.2 | 0.2 | 1.9 | 4.0 | 0.5 | 30 | 5 | 0.02 | 0.03 | 0.5 | 5 | 0.99 | 0.99 | … | … | 209 | 5.8 | 4 | 8 | 0.4 | 0.49 | 0.33 | 0.06 | 36 | 0.45 |
| A05011 | 芥蓝(甘蓝菜,盖蓝菜) | 78 | 79 | 19 | 93.2 | 2.8 | 0.4 | 1.6 | 1.0 | 1.0 | 3 450 | 575 | 0.02 | 0.09 | 1.0 | 76 | 0.96 | 0.85 | 0.11 | … | 104 | 50.5 | 128 | 18 | 2.0 | 0.53 | 130 | 0.11 | 50 | 0.88 |
| A05012 | 金针菜(黄花菜) | 98 | 833 | 199 | 40.3 | 19.4 | 1.4 | 7.7 | 27.2 | 4.0 | 1 840 | 307 | 0.05 | 0.21 | 3.1 | 10 | 4.92 | 3.56 | 1.36 | … | 610 | 59.2 | 310 | 85 | 8.1 | 1.21 | 3.99 | 0.37 | 216 | 4.22 |
| A05013 | 韭芽 | 90 | 109 | 26 | 91.8 | 2.4 | 0.4 | 1.4 | 3.2 | 0.8 | 1 410 | 235 | 0.02 | 0.09 | 0.8 | 24 | 0.96 | 0.80 | 0.16 | … | 247 | 8.1 | 42 | 25 | 1.6 | 0.43 | 0.43 | 0.08 | 38 | 1.38 |
| A05014 | 韭菜(韭黄) | 88 | 92 | 22 | 93.2 | 2.3 | 0.2 | 1.2 | 2.7 | 0.4 | 260 | 43 | 0.03 | 0.05 | 0.7 | 15 | 0.34 | 0.34 | … | … | 192 | 6.9 | 25 | 12 | 1.7 | 0.17 | 0.33 | 0.10 | 48 | 0.76 |
| A05015 | 落葵(木耳菜,软浆叶) | 76 | 84 | 20 | 92.8 | 1.6 | 0.3 | 1.5 | 2.8 | 1.0 | 2 020 | 377 | 0.06 | 0.06 | 0.6 | 34 | 1.66 | 1.39 | 0.27 | … | 140 | 47.2 | 166 | 62 | 3.2 | 0.43 | 0.32 | 0.07 | 42 | 2.60 |
| A05016 | 芦笋(石刁柏,龙须菜) | 90 | 75 | 18 | 93.0 | 1.4 | 0.1 | 1.9 | 3.0 | 0.6 | 100 | 17 | 0.04 | 0.05 | 0.7 | 45 | … | … | … | … | 213 | 3.1 | 10 | 10 | 1.4 | 0.17 | 0.41 | 0.07 | 42 | 0.21 |
| A05017 | 荠菜(野荠) | 65 | 46 | 11 | 95.6 | 0.7 | 0.2 | 1.2 | 1.5 | 0.8 | 290 | 48 | 0.02 | 0.02 | 1.8 | 5 | 0.27 | 0.03 | 0.24 | … | 262 | 109.4 | 89 | 9 | 1.1 | 0.19 | 0.42 | 0.05 | 26 | 1.50 |
| A05018 | 芹菜(白茎)(旱芹,药芹) | 66 | 59 | 14 | 94.2 | 0.8 | 0.1 | 1.4 | 2.5 | 1.0 | 60 | 10 | 0.01 | 0.08 | 0.4 | 12 | 2.21 | 1.27 | 0.41 | 0.53 | 154 | 73.8 | 48 | 10 | 0.8 | 0.17 | 0.46 | 0.09 | 103 | — |

| | | | | | | | | | | | | | | | | | | | | | | | | | | | | | | |
|---|---|---|---|---|---|---|---|---|---|---|---|---|---|---|---|---|---|---|---|---|---|---|---|---|---|---|---|---|---|---|
| A05019 | 青蒜 | 84 | 126 | 30 | 90.4 | 2.4 | 0.3 | 1.7 | 4.5 | 0.7 | 590 | 98 | 0.06 | 0.04 | 0.6 | 16 | 0.80 | 0.78 | 0.02 | … | 168 | 9.3 | 24 | 17 | 0.8 | 0.15 | 0.23 | 0.05 | 25 | 1.27 |
| A05020 | 生菜(花叶)叶用莴苣 | 94 | 54 | 13 | 95.8 | 1.3 | 0.3 | 0.7 | 1.3 | 0.6 | 1 790 | 298 | 0.03 | 0.06 | 0.4 | 13 | 1.02 | 0.43 | 0.42 | 0.17 | 170 | 32.8 | 34 | 18 | 0.9 | 0.13 | 0.27 | 0.03 | 27 | 1.15 |
| A05021 | 蒜苗(蒜苔) | 82 | 155 | 37 | 88.9 | 2.1 | 0.4 | 1.8 | 6.2 | 0.6 | 280 | 47 | 0.11 | 0.08 | 0.5 | 35 | 0.81 | 0.41 | 0.28 | 0.12 | 226 | 5.1 | 29 | 18 | 1.4 | 0.17 | 0.46 | 0.05 | 44 | 1.24 |
| A05022 | 茼蒿蓬蒿菜 | 82 | 88 | 21 | 93.0 | 1.9 | 0.3 | 1.2 | 2.7 | 0.9 | 1 510 | 252 | 0.04 | 0.09 | 0.6 | 18 | 0.92 | 0.46 | 0.33 | 0.13 | 220 | 161.3 | 73 | 20 | 2.5 | 0.28 | 0.35 | 0.06 | 36 | 0.60 |
| A05023 | 蕹菜(空心菜/藤藤菜) | 76 | 84 | 20 | 92.9 | 2.2 | 0.3 | 1.4 | 2.2 | 1.0 | 1 520 | 253 | 0.03 | 0.08 | 0.8 | 25 | 1.09 | 0.31 | 0.19 | 0.59 | 243 | 94.3 | 99 | 29 | 2.3 | 0.67 | 0.39 | 0.10 | 38 | 1.20 |
| A05024 | 莴苣笋(莴笋) | 62 | 59 | 14 | 95.5 | 1.0 | 0.1 | 0.6 | 2.2 | 0.6 | 150 | 25 | 0.02 | 0.02 | 0.5 | 4 | 0.19 | 0.08 | 0.08 | 0.03 | 212 | 36.5 | 23 | 19 | 0.9 | 0.19 | 0.33 | 0.07 | 48 | 0.54 |
| A05025 | 莴苣叶(莴笋叶) | 89 | 75 | 18 | 94.2 | 1.4 | 0.2 | 1.0 | 2.6 | 0.6 | 880 | 147 | 0.06 | 0.10 | 0.4 | 13 | 0.58 | 0.42 | 0.16 | … | 148 | 39.1 | 34 | 19 | 1.5 | 0.26 | 0.51 | 0.09 | 26 | 0.78 |
| A05026 | 苋菜紫(紫苋菜红苋) | 73 | 130 | 31 | 88.8 | 2.8 | 0.4 | 1.8 | 4.1 | 2.1 | 1 490 | 248 | 0.03 | 0.10 | 0.6 | 30 | 1.54 | 0.88 | 0.66 | … | 340 | 42.3 | 178 | 38 | 2.9 | 0.35 | 0.70 | 0.07 | 63 | 0.09 |
| A05027 | 香椿(青椿头) | 76 | 197 | 47 | 85.2 | 1.7 | 0.4 | 1.8 | 9.1 | 1.8 | 700 | 117 | 0.07 | 0.12 | 0.9 | 40 | 0.99 | 0.57 | 0.33 | 0.09 | 172 | 4.6 | 96 | 36 | 3.9 | 0.35 | 2.25 | 0.09 | 147 | 0.42 |
| A05028 | 小白菜(青菜白菜) | 81 | 63 | 15 | 94.5 | 1.5 | 0.3 | 1.1 | 1.6 | 1.0 | 1 680 | 280 | 0.02 | 0.09 | 0.7 | 28 | 0.70 | 0.33 | 0.08 | 0.29 | 178 | 73.5 | 90 | 18 | 1.9 | 0.27 | 0.51 | 0.08 | 36 | 1.17 |
| A05029 | 小葱 | 73 | 100 | 24 | 92.7 | 1.6 | 0.4 | 1.4 | 3.5 | 0.4 | 840 | 140 | 0.05 | 0.06 | 0.4 | 21 | 0.59 | 0.59 | … | … | 143 | 10.4 | 72 | 18 | 1.3 | 0.16 | 0.35 | 0.06 | 26 | 1.06 |
| A05030 | 西兰花(绿菜花)(引种) | 83 | 138 | 33 | 90.3 | 4.1 | 0.6 | 1.6 | 2.7 | 0.7 | 7210 | 1202 | 0.09 | 0.13 | 0.9 | 51 | 0.91 | 0.31 | 0.09 | 0.51 | 17 | 18.8 | 67 | 17 | 1.0 | 0.24 | 0.78 | 0.03 | 72 | 0.71 |
| A05031 | 雪里蕻(叶用芥菜)(雪里红雪菜) | 94 | 100 | 24 | 91.5 | 2.0 | 0.4 | 1.6 | 3.1 | 1.4 | 310 | 52 | 0.03 | 0.11 | 0.5 | 31 | 0.74 | 0.63 | 0.11 | … | 281 | 30.5 | 230 | 24 | 3.2 | 0.42 | 0.70 | 0.08 | 47 | 0.70 |
| A05032 | 油菜 | 87 | 96 | 23 | 92.9 | 1.8 | 0.5 | 1.1 | 2.7 | 1.0 | 620 | 103 | 0.04 | 0.11 | 0.7 | 36 | 0.88 | 0.71 | 0.17 | … | 210 | 55.8 | 108 | 22 | 1.2 | 0.23 | 0.33 | 0.06 | 39 | 0.79 |
| A05033 | 圆白菜(甘蓝卷心菜) | 86 | 92 | 22 | 93.2 | 1.5 | 0.2 | 1.0 | 3.6 | 0.5 | 70 | 12 | 0.03 | 0.03 | 0.4 | 40 | 0.50 | 0.21 | 0.21 | 0.08 | 124 | 27.2 | 49 | 12 | 0.6 | 0.18 | 0.25 | 0.04 | 26 | 0.96 |
| A05034 | 芫荽(香菜香荽) | 81 | 130 | 31 | 90.5 | 1.8 | 0.4 | 1.2 | 5.0 | 1.1 | 1 160 | 193 | 0.04 | 0.14 | 2.2 | 48 | 0.80 | 0.68 | 0.12 | … | 272 | 48.5 | 101 | 33 | 2.9 | 0.28 | 0.45 | 0.21 | 49 | 0.53 |

附表2.6　瓜类

| 编码 | 食物名称 | 食部 /% | 能量 /kJ | 能量 /kcal | 水分 /g | 蛋白质 /g | 脂肪 /g | 膳食纤维 /g | 碳水化物 /g | 灰分 /g | 胡萝卜素 /μg | 视黄醇当量/μg | 硫胺素 /mg | 核黄素 /mg | 尼克酸 /mg | 抗坏血酸 /mg | 维生素E 总E /mg | 维生素E αE /mg | 维生素E (β+γ)E /mg | 维生素E δE /mg | 钾 /mg | 钠 /mg | 钙 /mg | 镁 /mg | 铁 /mg | 锰 /mg | 锌 /mg | 铜 /mg | 磷 /mg | 硒 /μg |
|---|---|---|---|---|---|---|---|---|---|---|---|---|---|---|---|---|---|---|---|---|---|---|---|---|---|---|---|---|---|---|
| A06001 | 白兰瓜 | 55 | 88 | 21 | 93.2 | 0.6 | 0.1 | 0.8 | 4.5 | 0.8 | 40 | 7 | 0.02 | 0.03 | 0.6 | 14 | — | | | | — | — | — | — | — | — | — | — | — | — |
| A06002 | 冬瓜 | 80 | 46 | 11 | 96.6 | 0.4 | 0.2 | 0.7 | 1.9 | 0.2 | 80 | 13 | 0.01 | 0.01 | 0.3 | 18 | 0.08 | 0.03 | 0.01 | 0.04 | 78 | 1.8 | 19 | 8 | 0.2 | 0.03 | 0.07 | 0.07 | 12 | 0.22 |
| A06003 | 哈密瓜 | 71 | 142 | 34 | 91.0 | 0.5 | 0.1 | 0.2 | 7.7 | 0.5 | 920 | 153 | … | 0.01 | … | 12 | … | … | … | … | 190 | 26.7 | 4 | 19 | … | 0.01 | 0.13 | 0.01 | 19 | 1.10 |
| A06004 | 黄瓜(胡瓜) | 92 | 63 | 15 | 95.8 | 0.8 | 0.2 | 0.5 | 2.4 | 0.3 | 90 | 15 | 0.02 | 0.03 | 0.2 | 9 | 0.46 | 0.46 | … | … | 102 | 4.9 | 24 | 15 | 0.5 | 0.06 | 0.18 | 0.05 | 24 | 0.38 |
| A06005 | 葫芦(长瓜,蒲瓜,瓠瓜) | 87 | 59 | 14 | 95.3 | 0.7 | 0.1 | 0.8 | 2.7 | 0.4 | 40 | 7 | 0.02 | 0.01 | 0.4 | 11 | … | … | … | … | 87 | 0.6 | 16 | 7 | 0.4 | 0.08 | 0.14 | 0.04 | 15 | 0.49 |
| A06006 | 苦瓜(凉瓜,癞葡萄) | 81 | 79 | 19 | 93.4 | 1.0 | 0.1 | 1.4 | 3.5 | 0.6 | 100 | 17 | 0.03 | 0.03 | 0.4 | 56 | 0.85 | 0.61 | 0.24 | … | 256 | 2.5 | 14 | 18 | 0.7 | 0.16 | 0.36 | 0.06 | 35 | 0.36 |
| A06007 | 木瓜 | 86 | 113 | 27 | 92.2 | 0.4 | 0.1 | 0.8 | 6.2 | 0.3 | 870 | 145 | 0.01 | 0.02 | 0.3 | 43 | 0.30 | … | 0.30 | … | 18 | 28.0 | 17 | 9 | 0.2 | 0.05 | 0.25 | 0.03 | 12 | 1.80 |
| A06008 | 丝瓜 | 83 | 84 | 20 | 94.3 | 1.0 | 0.2 | 0.6 | 3.6 | 0.3 | 90 | 15 | 0.02 | 0.04 | 0.4 | 5 | 0.22 | 0.06 | 0.05 | 0.11 | 115 | 2.6 | 14 | 11 | 0.4 | 0.06 | 0.21 | 0.06 | 29 | 0.86 |
| A06009 | 西瓜(京欣一号) | 59 | 142 | 34 | 91.2 | 0.5 | 微 | 0.2 | 7.9 | 0.2 | 80 | 13 | 0.02 | 0.04 | 0.4 | 7 | 0.03 | 0.03 | … | … | 79 | 4.2 | 10 | 11 | 0.5 | 0.05 | 0.10 | 0.02 | 13 | 0.08 |
| A06010 | 西葫芦 | 73 | 75 | 18 | 94.9 | 0.8 | 0.2 | 0.6 | 3.2 | 0.3 | 30 | 5 | 0.01 | 0.03 | 0.2 | 6 | 0.34 | 0.34 | … | … | 92 | 5.0 | 15 | 9 | 0.3 | 0.04 | 0.12 | 0.03 | 17 | 0.28 |

## 附表 2.7 茄果类

| 编码 | 食物名称 | 食部/% | 能量 | | 水分/g | 蛋白质/g | 脂肪/g | 膳食纤维/g | 碳水化物/g | 灰分/g | 胡萝卜素/μg | 视黄醇当量/μg | 硫胺素/mg | 核黄素/mg | 尼克酸/mg | 抗坏血酸/mg | 维生素 E | | | | 钾/mg | 钠/mg | 钙/mg | 镁/mg | 铁/mg | 锰/mg | 锌/mg | 铜/mg | 磷/mg | 硒/μg |
|---|---|---|---|---|---|---|---|---|---|---|---|---|---|---|---|---|---|---|---|---|---|---|---|---|---|---|---|---|---|---|
| | | | /kJ | /kcal | | | | | | | | | | | | | 总 E/mg | αE/mg | (β+γ)E/mg | δE/mg | | | | | | | | | | |
| A07001 | 长茄子 | 96 | 79 | 19 | 93.1 | 1.0 | 0.1 | 1.9 | 3.5 | 0.4 | 180 | 30 | 0.03 | 0.03 | 0.6 | 7 | 0.20 | 0.14 | 0.01 | 0.05 | 136 | 6.4 | 55 | 15 | 0.4 | 0.14 | 0.16 | 0.07 | 2 | 0.57 |
| A07002 | 灯笼椒(柿子椒,大椒) | 82 | 92 | 22 | 93.0 | 1.0 | 0.2 | 1.4 | 4.0 | 0.4 | 340 | 57 | 0.03 | 0.03 | 0.9 | 72 | 0.59 | 0.49 | 0.05 | 0.05 | 142 | 3.3 | 14 | 12 | 0.8 | 0.12 | 0.19 | 0.09 | 2 | 0.38 |
| A07003 | 番茄(西红柿,番柿) | 97 | 79 | 19 | 94.4 | 0.9 | 0.2 | 0.5 | 3.5 | 0.5 | 550 | 92 | 0.03 | 0.03 | 0.6 | 19 | 0.57 | 0.18 | 0.13 | 0.26 | 163 | 5.0 | 10 | 9 | 0.4 | 0.08 | 0.13 | 0.06 | 2 | 0.15 |
| A07004 | 辣椒(尖,青) | 84 | 96 | 23 | 91.9 | 1.4 | 0.3 | 2.1 | 3.7 | 0.6 | 340 | 57 | 0.04 | 0.04 | 0.5 | 62 | 0.88 | 0.74 | 0.14 | … | 209 | 2.2 | 15 | 15 | 0.7 | 0.14 | 0.22 | 0.11 | 3 | 0.62 |
| A07005 | 茄子 | 93 | 88 | 21 | 93.4 | 1.1 | 0.2 | 1.3 | 3.6 | 0.4 | 50 | 8 | 0.04 | 0.04 | 0.6 | 5 | 1.13 | 1.13 | … | … | 142 | 5.4 | 24 | 13 | 0.5 | 0.13 | 0.23 | 0.10 | 2 | 0.48 |

附表 2.8　咸菜类

| 编码 | 食物名称 | 食部/% | 能量/kJ | 能量/kcal | 水分/g | 蛋白质/g | 脂肪/g | 膳食纤维/g | 碳水化物/g | 灰分/g | 胡萝卜素/μg | 视黄醇当量/μg | 硫胺素/mg | 核黄素/mg | 尼克酸/mg | 抗坏血酸/mg | 维生素E 总E/mg | 维生素E αE/mg | 维生素E (β+γ)E/mg | 维生素E δE/mg | 钾/mg | 钠/mg | 钙/mg | 镁/mg | 铁/mg | 锰/mg | 锌/mg | 铜/mg | 磷/mg | 硒/μg |
|---|---|---|---|---|---|---|---|---|---|---|---|---|---|---|---|---|---|---|---|---|---|---|---|---|---|---|---|---|---|---|
| A08001 | 芥菜头(腌)水芥,水疙瘩 | 100 | 159 | 38 | 70.5 | 2.8 | 0.1 | 2.7 | 6.6 | 17.3 | — | — | 0.07 | 0.02 | 0.8 | … | … | … | … | … | 284 | 7 250.7 | 87 | 17 | 2.9 | 0.40 | 0.46 | 0.15 | 41 | 1.66 |
| A08002 | 萝卜条(辣) | 100 | 155 | 37 | 77.8 | 1.4 | 0.5 | 1.8 | 6.7 | 11.8 | 100 | 17 | 0.03 | 0.06 | 0.5 | … | … | … | … | … | 150 | 2 650.9 | 118 | 23 | 3.3 | 0.28 | 0.34 | 0.12 | 34 | 1.45 |
| A08003 | 乳黄瓜,嫩黄瓜 | 100 | 134 | 32 | 81.3 | 1.7 | 0.3 | 1.8 | 5.6 | 9.3 | — | — | 0.03 | 0.03 | 0.3 | 7 | 0.21 | 0.18 | 0.03 | … | 220 | 3 087.1 | 44 | 33 | 3.1 | 0.24 | 0.55 | 0.29 | 21 | 1.57 |
| A08004 | 蒜头(糖) | 74 | 477 | 114 | 66.1 | 2.1 | 0.2 | 1.7 | 25.9 | 4.0 | — | — | 0.04 | 0.04 | 0.2 | — | 0.71 | 0.20 | 0.51 | … | 174 | 692.2 | 38 | 13 | 1.3 | 0.23 | 0.44 | 0.11 | 44 | 0.80 |
| A08005 | 雪里蕻(腌)(腌雪里红) | 100 | 105 | 25 | 77.1 | 2.4 | 0.2 | 2.1 | 3.3 | 14.9 | 50 | 8 | 0.05 | 0.05 | 0.7 | 4 | 0.24 | | | | 369 | 3 304.2 | 294 | 40 | 5.5 | 0.46 | 0.74 | 0.51 | 36 | 0.77 |

## 附表 2.9 菌藻类

| 编码 | 食物名称 | 食部/% | 能量 | | 水分/g | 蛋白质/g | 脂肪/g | 膳食纤维/g | 碳水化物/g | 灰分/g | 胡萝卜素/μg | 视黄醇当量/μg | 硫胺素/mg | 核黄素/mg | 尼克酸/mg | 抗坏血酸/mg | 维生素 E | | | | 钾/mg | 钠/mg | 钙/mg | 镁/mg | 铁/mg | 锰/mg | 锌/mg | 铜/mg | 磷/mg | 硒/μg |
|---|---|---|---|---|---|---|---|---|---|---|---|---|---|---|---|---|---|---|---|---|---|---|---|---|---|---|---|---|---|---|
| | | | /kJ | /kcal | | | | | | | | | | | | | 总 E/mg | αE/mg | (β+γ)E/mg | δE/mg | | | | | | | | | | |
| A09001 | 草菇(大黑头,细花草) | 100 | 96 | 23 | 92.3 | 2.7 | 0.2 | 1.6 | 2.7 | 0.5 | — | — | 0.08 | 0.34 | 8.0 | — | 0.40 | 0.40 | … | … | 179 | 73.0 | 0.17 | 21 | 1.3 | 0.09 | 0.60 | 0.40 | 33 | 0.02 |
| A09002 | 冬菇(干)毛柄金绒菌 | 86 | 887 | 212 | 13.4 | 17.8 | 1.3 | 32.3 | 32.3 | 2.9 | 30 | 5 | 0.17 | 1.40 | 24.4 | 5 | 3.47 | 3.47 | … | … | 1 155 | 20.4 | 55 | 104 | 10.5 | 5.02 | 4.20 | 0.45 | 469 | 7.45 |
| A09003 | 海带(干)江白菜,昆布 | 98 | 322 | 77 | 70.5 | 1.8 | 0.1 | 6.1 | 17.3 | 4.2 | 240 | 40 | 0.01 | 0.10 | 0.8 | … | 0.85 | 0.44 | … | 0.41 | 761 | 327.4 | 348 | 129 | 4.7 | 1.14 | 0.65 | 0.14 | 52 | 5.84 |
| A09004 | 海带(浸)江白菜,昆布 | 100 | 59 | 14 | 94.1 | 1.1 | 0.1 | 0.9 | 2.1 | 1.7 | 310 | 52 | 0.02 | 0.10 | 0.9 | — | 0.08 | 0.08 | … | … | 222 | 107.6 | 241 | 61 | 3.3 | 1.47 | 0.66 | 0.03 | 29 | 4.90 |
| A09005 | 猴头菇(罐装) | 100 | 54 | 13 | 92.3 | 2.0 | 0.2 | 4.2 | 0.7 | 0.6 | — | — | 0.01 | 0.04 | 0.2 | 4 | 0.46 | … | 0.46 | … | 8 | 175.2 | 19 | 5 | 2.8 | 0.03 | 0.40 | 0.06 | 37 | 1.28 |
| A09006 | 金针菇(智力菇) | 100 | 109 | 26 | 90.2 | 2.4 | 0.4 | 2.7 | 6.0 | 1.0 | 30 | 5 | 0.15 | 0.19 | 4.1 | 2 | 1.14 | | | | 195 | 4.3 | — | 17 | 1.4 | 0.10 | 0.39 | 0.14 | 97 | 0.28 |
| A09007 | 口蘑(白蘑) | 100 | 1 013 | 242 | 9.2 | 38.7 | 3.3 | 17.2 | 14.4 | 17.2 | — | — | 0.07 | 0.08 | 44.3 | … | 8.75 | 3.20 | 4.71 | 0.66 | 3 106 | 5.2 | 169 | 167 | 194 | 5.96 | 9.04 | 5.88 | 1 655 | — |
| A09008 | 木耳(黑木耳,支耳) | 100 | 858 | 205 | 15.5 | 12.1 | 1.5 | 29.9 | 35.7 | 5.3 | 100 | 17 | 0.17 | 0.04 | 2.5 | — | 11.34 | 3.65 | 5.46 | 2.23 | 757 | 48.5 | 247 | 152 | 97.4 | 8.86 | 3.18 | 0.32 | 292 | 3.72 |
| A09009 | 木耳(水发)黑木耳,支耳 | 100 | 88 | 21 | 91.8 | 1.5 | 0.2 | 2.6 | 3.4 | 0.5 | 20 | 3 | 0.01 | 0.05 | 0.2 | 1 | 7.51 | 4.05 | 3.22 | 0.24 | 52 | 8.5 | 34 | 57 | 5.5 | 0.97 | 0.53 | 0.04 | 12 | 0.46 |
| A090010 | 平菇(鲜) 糙皮侧耳,青蘑 | 93 | 84 | 20 | 92.5 | 1.9 | 0.3 | 2.3 | 2.3 | 0.7 | 10 | 2 | 0.06 | 0.16 | 3.1 | 4 | 0.79 | 0.58 | 0.11 | 0.10 | 258 | 3.8 | 5 | 14 | 1.0 | 0.07 | 0.61 | 0.08 | 86 | 1.07 |
| A090011 | 香菇(干)香草冬菇 | 95 | 883 | 211 | 12.3 | 20.0 | 1.2 | 31.6 | 30.1 | 4.8 | 20 | 3 | 0.19 | 1.26 | 20.5 | 5 | 0.66 | … | 0.66 | … | 264 | 11.2 | 83 | 147 | 10.5 | 5.47 | 8.57 | 1.03 | 258 | 6.42 |
| A090012 | 香菇(鲜)香草冬菇 | 100 | 79 | 19 | 91.7 | 2.2 | 0.3 | 3.3 | 1.9 | 0.6 | — | — | 微 | 0.08 | 2.0 | 1 | … | … | … | … | 20 | 1.4 | 2 | 11 | 0.3 | 0.25 | 0.66 | 0.12 | 53 | 2.58 |
| A090013 | 银耳(白木耳) | 96 | 837 | 200 | 14.6 | 10.0 | 1.4 | 30.4 | 36.9 | 6.7 | 50 | 8 | 0.05 | 0.25 | 5.3 | — | 1.26 | … | 0.96 | 0.30 | 1 588 | 82.1 | 36 | 54 | 4.1 | 0.17 | 3.03 | 0.08 | 369 | 2.95 |

**附表 2.10 鲜果及干果类**

| 编码 | 食物名称 | 食部/% | 能量/kJ | 能量/kcal | 水分/g | 蛋白质/g | 脂肪/g | 膳食纤维/g | 碳水化物/g | 灰分/g | 胡萝卜素/μg | 视黄醇当量/μg | 硫胺素/mg | 核黄素/mg | 尼克酸/mg | 抗坏血酸/mg | 维生素E 总E/mg | 维生素E αE/mg | 维生素E (β+γ)E/mg | 维生素E δE/mg | 钾/mg | 钠/mg | 钙/mg | 镁/mg | 铁/mg | 锰/mg | 锌/mg | 铜/mg | 磷/mg | 硒/μg |
|---|---|---|---|---|---|---|---|---|---|---|---|---|---|---|---|---|---|---|---|---|---|---|---|---|---|---|---|---|---|---|
| A10001 | 菠萝(凤梨菠萝) | 68 | 172 | 41 | 88.4 | 0.5 | 0.1 | 1.3 | 9.5 | 0.2 | 200 | 33 | 0.04 | 0.02 | 0.2 | 18 | — | | | | 113 | 0.8 | 12 | 8 | 0.6 | 1.04 | 0.14 | 0.07 | 9 | 0.24 |
| A10002 | 草莓(洋莓,凤阳草莓) | 97 | 126 | 30 | 91.3 | 1.0 | 0.2 | 1.1 | 6.0 | 0.4 | 30 | 5 | 0.02 | 0.03 | 0.3 | 47 | 0.71 | 0.54 | 0.17 | … | 131 | 4.2 | 18 | 12 | 1.8 | 0.49 | 0.14 | 0.04 | 27 | 0.70 |
| A10003 | 橙 | 74 | 197 | 47 | 87.4 | 0.8 | 0.2 | 0.6 | 10.5 | 0.5 | 160 | 27 | 0.05 | 0.04 | 0.3 | 33 | 0.56 | 0.51 | 0.05 | … | 159 | 1.2 | 20 | 14 | 0.4 | 0.05 | 0.14 | 0.03 | 22 | 0.31 |
| A10004 | 柑 | 77 | 213 | 51 | 86.9 | 0.7 | 0.2 | 0.4 | 11.5 | 0.3 | 890 | 148 | 0.08 | 0.04 | 0.4 | 28 | 0.92 | 0.92 | … | … | 154 | 1.4 | 35 | 11 | 0.2 | 0.14 | 0.08 | 0.04 | 18 | 0.30 |
| A10005 | 桂圆(鲜) | 50 | 293 | 70 | 81.4 | 1.2 | 0.1 | 0.4 | 16.2 | 0.7 | 20 | 3 | 0.01 | 0.14 | 1.3 | 43 | — | | | | 248 | 3.9 | 6 | 10 | 0.2 | 0.07 | 0.40 | 0.10 | 30 | 0.83 |
| A10006 | 桂圆(干)龙眼,圆眼 | 37 | 1 142 | 273 | 26.9 | 5.0 | 0.2 | 2.0 | 62.8 | 3.1 | — | — | — | 0.39 | 1.3 | 12 | — | | | | 1 348 | 3.3 | 38 | 81 | 0.7 | 0.30 | 0.55 | 0.28 | 206 | 12.40 |
| A10007 | 红果(山里红,大山楂) | 76 | 397 | 95 | 73.0 | 0.5 | 0.6 | 3.1 | 22.0 | 0.8 | 100 | 17 | 0.02 | 0.02 | 0.4 | 53 | 7.32 | 3.15 | 2.05 | 2.12 | 299 | 5.4 | 52 | 19 | 0.9 | 0.24 | 0.28 | 0.11 | 24 | 1.22 |
| A10008 | 梨 | 75 | 134 | 32 | 90.0 | 0.4 | 0.1 | 2.0 | 7.3 | 0.2 | — | — | 0.01 | 0.04 | 0.1 | 1 | — | | | | 97 | 3.9 | 11 | 5 | — | — | … | 0.06 | 12 | 0.70 |
| A10009 | 梨(雪花梨) | 86 | 172 | 41 | 88.8 | 0.2 | 0.1 | 0.8 | 9.8 | 0.3 | 100 | 17 | 0.01 | 0.01 | 0.3 | 4 | 0.19 | 0.19 | … | … | 85 | 0.6 | 5 | 10 | 0.3 | 0.03 | 0.06 | 0.08 | 6 | 0.18 |
| A10010 | 梨(鸭梨) | 82 | 180 | 43 | 88.3 | 0.2 | 0.2 | 1.1 | 10.0 | 0.2 | 10 | 2 | 0.03 | 0.03 | 0.2 | 4 | 0.31 | 0.15 | 0.16 | … | 77 | 1.5 | 4 | 5 | 0.9 | 0.06 | 0.10 | 0.19 | 14 | 0.28 |
| A10011 | 荔枝(鲜)离枝 | 73 | 293 | 70 | 81.9 | 0.9 | 0.2 | 0.5 | 16.1 | 0.4 | 10 | 2 | 0.10 | 0.04 | 1.1 | 41 | — | | | | 151 | 1.7 | 2 | 12 | 0.4 | 0.09 | 0.17 | 0.16 | 24 | 0.14 |
| A10012 | 苹果 | 76 | 218 | 52 | 85.9 | 0.2 | 0.2 | 1.2 | 12.3 | 0.2 | 20 | 3 | 0.06 | 0.02 | 0.2 | 4 | 2.12 | 1.53 | 0.48 | 0.11 | 119 | 1.6 | 4 | 4 | 0.6 | 0.03 | 0.19 | 0.06 | 12 | 0.12 |
| A10013 | 葡萄 | 86 | 180 | 43 | 88.7 | 0.5 | 0.2 | 0.4 | 9.9 | 0.3 | 50 | 8 | 0.04 | 0.02 | 0.2 | 25 | 0.70 | 0.15 | 0.55 | … | 104 | 1.3 | 5 | 8 | 0.4 | 0.06 | 0.18 | 0.09 | 13 | 0.20 |
| A10014 | 桑葚 | 100 | 205 | 49 | 82.8 | 1.7 | 0.4 | 4.1 | 9.7 | 1.3 | 30 | 5 | 0.02 | 0.06 | — | — | 9.87 | | | | 32 | 2.0 | 37 | … | 0.4 | 0.28 | 0.26 | 0.07 | 33 | 5.65 |
| A10015 | 柿 | 87 | 297 | 71 | 80.6 | 0.4 | 0.1 | 1.4 | 17.1 | 0.4 | 120 | 20 | 0.02 | 0.02 | 0.3 | 30 | 1.12 | 1.03 | 0.09 | … | 151 | 0.8 | 9 | 19 | 0.2 | 0.50 | 0.08 | 0.06 | 23 | 0.24 |
| A10016 | 桃 | 86 | 201 | 48 | 86.4 | 0.9 | 0.1 | 1.3 | 10.9 | 0.4 | 20 | 3 | 0.01 | 0.03 | 0.7 | 7 | 1.54 | … | 1.32 | 0.22 | 116 | 5.7 | 6 | 7 | 0.8 | 0.07 | 0.34 | 0.05 | 20 | 0.24 |
| A10017 | 香蕉 | 59 | 318 | 91 | 75.8 | 1.4 | 0.2 | 1.2 | 20.8 | 0.6 | 60 | 10 | 0.02 | 0.04 | 0.7 | 8 | 0.24 | 0.24 | … | … | 256 | 0.8 | 7 | 43 | 0.4 | 0.65 | 0.18 | 0.14 | 28 | 0.87 |
| A10018 | 杏 | 91 | 151 | 36 | 89.4 | 0.9 | 0.1 | 1.3 | 7.8 | 0.5 | 450 | 75 | 0.02 | 0.03 | 0.6 | 4 | 0.95 | 0.95 | … | … | 226 | 2.3 | 14 | 11 | 0.6 | 0.06 | 0.20 | 0.11 | 15 | 0.20 |
| A10019 | 椰子 | 33 | 967 | 231 | 51.8 | 4.0 | 12.1 | 4.7 | 26.6 | 0.8 | — | — | 0.01 | 0.01 | 0.5 | 6 | … | … | … | … | 475 | 55.6 | 2 | 65 | 1.8 | 0.06 | 0.92 | 0.19 | 90 | — |
| A10020 | 樱桃 | 80 | 192 | 46 | 88.0 | 1.1 | 0.2 | 0.3 | 9.9 | 0.5 | 210 | 35 | 0.02 | 0.02 | 0.6 | 10 | 2.22 | 0.26 | 1.92 | 0.04 | 232 | 8.0 | 11 | 12 | 0.4 | 0.07 | 0.23 | 0.10 | 27 | 0.21 |
| A10021 | 柚(文旦) | 69 | 172 | 41 | 89.0 | 0.8 | 0.2 | 0.4 | 9.1 | 0.5 | 10 | 2 | — | 0.03 | 0.3 | 23 | — | | | | 119 | 3.0 | 22 | 4 | 0.3 | 0.08 | 0.40 | 0.18 | 24 | 0.70 |
| A10022 | 枣(鲜) | 87 | 510 | 122 | 67.4 | 1.1 | 0.3 | 1.9 | 28.6 | 0.7 | 240 | 40 | 0.06 | 0.09 | 0.9 | 243 | 0.78 | 0.42 | 0.26 | 0.10 | 375 | 1.2 | 4 | 25 | 1.2 | 0.32 | 1.52 | 0.06 | 23 | 0.80 |
| A10023 | 枣(干) | 80 | 1 105 | 264 | 26.9 | 3.2 | 0.5 | 6.2 | 61.6 | 1.6 | 10 | 2 | 0.04 | 0.16 | 0.9 | 14 | 3.04 | 0.88 | 2.05 | 0.11 | 524 | 6.2 | 64 | 36 | 2.3 | 0.39 | 0.65 | 0.27 | 51 | 1.02 |
| A10024 | 中华猕猴桃(洋桃) | 83 | 234 | 56 | 83.4 | 0.8 | 0.6 | 2.6 | 11.9 | 0.7 | 130 | 22 | 0.05 | 0.02 | 0.3 | 62 | 2.43 | 0.77 | 0.44 | 1.22 | 144 | 10.0 | 27 | 12 | 1.2 | 0.37 | 0.57 | 1.87 | 26 | 0.28 |

**附表 2.11 坚果类**

| 编码 | 食物名称 | 食部/% | 能量 | | 水分/g | 蛋白质/g | 脂肪/g | 膳食纤维/g | 碳水化物/g | 灰分/g | 胡萝卜素/μg | 视黄醇当量/μg | 硫胺素/mg | 核黄素/mg | 尼克酸/mg | 抗坏血酸/mg | 维生素 E | | | | 钾/mg | 钠/mg | 钙/mg | 镁/mg | 铁/mg | 锰/mg | 锌/mg | 铜/mg | 磷/mg | 硒/μg |
|---|---|---|---|---|---|---|---|---|---|---|---|---|---|---|---|---|---|---|---|---|---|---|---|---|---|---|---|---|---|---|
| | | | /kJ | /kcal | | | | | | | | | | | | | 总 E/mg | αE/mg | (β+γ)E/mg | δE/mg | | | | | | | | | | |
| A11001 | 核桃(干)胡桃 | 43 | 2 623 | 627 | 5.2 | 14.9 | 58.8 | 9.5 | 9.6 | 2.0 | 30 | 5 | 0.15 | 0.14 | 0.9 | 1 | 43.21 | 0.82 | 39.44 | 2.95 | 385 | 6.4 | 56 | 131 | 2.7 | 3.44 | 2.17 | 1.17 | 294 | 4.62 |
| A11002 | 花生(生)落花生,长生果 | 53 | 1 247 | 298 | 48.3 | 12.1 | 25.4 | 7.7 | 5.2 | 1.3 | 10 | 2 | … | 0.04 | 14.1 | 14 | 2.93 | 1.69 | 1.24 | … | 390 | 3.7 | 8 | 110 | 3.4 | 0.65 | 1.79 | 0.68 | 250 | 4.50 |
| A11003 | 葵花子(炒) | 52 | 2 577 | 616 | 2.0 | 22.6 | 52.8 | 4.8 | 12.5 | 5.3 | 30 | 5 | 0.43 | 0.26 | 4.8 | … | 26.46 | 25.04 | 1.42 | … | 491 | 1 322.0 | 72 | 267 | 6.1 | 1.98 | 5.91 | 1.95 | 564 | 2.00 |
| A11004 | 莲子(干) | 100 | 1 439 | 344 | 9.5 | 17.2 | 2.0 | 3.0 | 64.2 | 4.1 | — | — | 0.16 | 0.08 | 4.2 | 5 | 2.71 | 0.93 | 1.78 | … | 846 | 5.1 | 97 | 242 | 3.6 | 8.23 | 2.78 | 1.33 | 550 | 3.36 |
| A11005 | 栗子(鲜)板栗 | 80 | 774 | 185 | 52.0 | 4.2 | 0.7 | 1.7 | 40.5 | 0.9 | 190 | 32 | 0.14 | 0.17 | 0.8 | 24 | 4.56 | … | 4.44 | 0.12 | 442 | 13.9 | 17 | 50 | 1.1 | 1.53 | 0.57 | 0.40 | 89 | 1.13 |
| A11006 | 南瓜子(炒)白瓜子 | 68 | 2 402 | 574 | 4.1 | 36.0 | 46.1 | 4.1 | 0.8 | 5.9 | — | — | 0.08 | 0.16 | 3.3 | — | 27.28 | 1.10 | 9.75 | 16.43 | 672 | 15.8 | 37 | 376 | 6.5 | 3.85 | 7.12 | 1.44 | — | 27.03 |
| A11007 | 松子(炒) | 31 | 2 590 | 619 | 3.6 | 14.1 | 58.5 | 12.4 | 9.0 | 2.4 | 30 | 5 | … | 0.11 | 3.8 | … | 25.20 | 14.30 | 10.34 | 0.56 | 612 | 3.0 | 161 | 186 | 5.2 | 7.40 | 5.49 | 1.21 | 227 | 0.62 |
| A11008 | 西瓜子(炒) | 43 | 2 397 | 573 | 4.3 | 32.7 | 44.8 | 4.5 | 9.7 | 4.0 | — | — | 0.04 | 0.08 | 3.4 | … | 1.23 | 1.23 | … | … | 612 | 187.7 | 28 | 448 | 8.2 | 1.82 | 6.76 | 1.82 | 765 | 23.44 |
| A11009 | 杏仁 | 100 | 2 149 | 514 | 5.6 | 24.7 | 44.8 | 19.2 | 2.9 | 2.8 | — | — | 0.08 | 0.25 | — | 26 | 18.53 | | | | 106 | 7.1 | 71 | … | 1.3 | 0.61 | 3.64 | 0.81 | 27 | 15.65 |
| A11010 | 榛子(炒) | 21 | 2 485 | 594 | 2.3 | 30.5 | 50.3 | 8.2 | 4.9 | 3.8 | 70 | 12 | 0.21 | 0.22 | 9.8 | … | 25.20 | 14.30 | 10.34 | 0.56 | 686 | 153.0 | 815 | 502 | 5.1 | 18.47 | 3.75 | 2.00 | 423 | 2.40 |

**附表 2.12　畜肉类及制品**

| 编码 | 食物名称 | 食部 /% | 能量 | | 水分 /g | 蛋白质 /g | 脂肪 /g | 碳水化物 /g | 灰分 /g | 维生素 A /μgRE | 视黄醇当量 /μg | 硫胺素 /mg | 核黄素 /mg | 尼克酸 /mg | 抗坏血酸 /mg | 维生素 E | | | | 钾 /mg | 钠 /mg | 钙 /mg | 镁 /mg | 铁 /mg | 锰 /mg | 锌 /mg | 铜 /mg | 磷 /mg | 硒 /μg |
|---|---|---|---|---|---|---|---|---|---|---|---|---|---|---|---|---|---|---|---|---|---|---|---|---|---|---|---|---|---|
| | | | /kJ | /kcal | | | | | | | | | | | | 总 E /mg | αE /mg | (β+γ)E /mg | δE /mg | | | | | | | | | | |
| A12001 | 肠(茶肠) | 100 | 1 377 | 329 | 52.4 | 9.0 | 29.6 | 6.7 | 2.3 | — | — | 0.14 | 0.08 | 3.1 | | 0.21 | | | | 178 | 723.2 | 2 | 15 | 2.1 | 0.11 | 2.85 | 0.17 | 150 | 3.28 |
| A12002 | 肠(蛋清肠) | 100 | 1 163 | 278 | 55.1 | 12.5 | 22.8 | 5.8 | 3.8 | 20 | 20 | 0.65 | 0.06 | 10.7 | | … | … | … | … | 161 | 1 143.2 | 26 | 7 | 2.2 | 0.02 | 1.27 | 0.11 | 85 | 5.70 |
| A12003 | 肠(广东香肠) | 100 | 1 812 | 433 | 33.5 | 18.0 | 37.3 | 6.4 | 4.8 | … | — | 0.42 | 0.07 | 5.7 | | … | … | … | … | 356 | 1 477.9 | 5 | 24 | 2.8 | 0.04 | 2.62 | 0.07 | 173 | 7.02 |
| A12004 | 肠(火腿肠) | 100 | 887 | 212 | 57.4 | 14.0 | 10.4 | 15.6 | 2.6 | 5 | 5 | 0.26 | 0.43 | 2.3 | | 0.71 | 0.71 | … | … | 217 | 771.2 | 9 | 22 | 4.5 | 0.14 | 3.22 | 0.36 | 187 | 9.20 |
| A12005 | 叉烧肉 | 100 | 1 167 | 279 | 49.2 | 23.8 | 16.9 | 7.9 | 2.2 | 16 | 16 | 0.66 | 0.23 | 7.0 | | 0.68 | 0.38 | 0.25 | 0.05 | 430 | 818.8 | 8 | 28 | 2.6 | 0.20 | 2.42 | 0.10 | 218 | 8.41 |
| A12006 | 火腿(熟) | 100 | 2 213 | 529 | 24.6 | 12.4 | 50.4 | 6.4 | 6.2 | — | — | 0.17 | — | — | | — | | | | — | — | — | — | — | — | — | — | — | — |
| A12007 | 酱牛肉 | 100 | 1 029 | 246 | 50.7 | 31.4 | 11.9 | 3.2 | 2.8 | 11 | 11 | 0.05 | 0.22 | 4.4 | | 1.25 | 0.99 | 0.19 | 0.07 | 148 | 869.2 | 20 | 27 | 4.0 | 0.25 | 7.12 | 0.14 | 178 | 4.35 |
| A12008 | 酱羊肉 | 100 | 1 138 | 272 | 45.7 | 25.4 | 13.7 | 11.8 | 3.4 | — | — | 0.07 | 0.06 | 8.3 | | 1.28 | 0.93 | 0.35 | … | 134 | 937.8 | 43 | 38 | 4.1 | 0.23 | 3.79 | 0.09 | 169 | 3.20 |
| A12009 | 腊肉(生) | 100 | 2 084 | 498 | 31.1 | 11.8 | 48.8 | 2.9 | 5.4 | 96 | 96 | — | — | — | | 6.23 | | | | 416 | 763.9 | 22 | 35 | 7.5 | 0.05 | 3.49 | 0.08 | 249 | 23.52 |
| A12010 | 牛肉(肥、瘦) | 100 | 795 | 190 | 68.1 | 18.1 | 13.4 | 0 | 1.1 | 9 | 9 | 0.03 | 0.11 | 7.4 | | 0.22 | 0.22 | … | … | 211 | 57.4 | 8 | 25 | 3.2 | 0.03 | 3.67 | 0.13 | 143 | 19.81 |
| A12011 | 牛肉(腑肋)五花肋条(牛) | 100 | 515 | 123 | 75.1 | 18.6 | 5.4 | 0 | 1.0 | 7 | 7 | 0.06 | 0.13 | 3.1 | | 0.37 | 0.37 | … | … | 217 | 66.6 | 19 | 14 | 2.7 | 0.06 | 4.05 | 0.07 | 120 | 2.35 |
| A12012 | 牛肉(后腿) | 100 | 410 | 98 | 77.1 | 19.8 | 2.0 | 0.1 | 1.0 | 2 | 2 | 0.02 | 0.18 | 5.7 | | 0.81 | 0.81 | … | … | 236 | 30.6 | 7 | 15 | 2.1 | … | 1.22 | 0.11 | 194 | 5.09 |
| A12013 | 牛肉干 | 100 | 2 301 | 550 | 9.3 | 45.6 | 40.0 | 1.9 | 3.2 | — | — | 0.06 | 0.26 | 15.2 | | — | | | | 510 | 412.4 | 43 | 107 | 15.6 | 0.19 | 7.26 | 0.29 | 464 | 9.80 |
| A12014 | 兔肉 | 100 | 427 | 102 | 76.2 | 19.7 | 2.2 | 0.9 | 1.0 | 212 | 212 | 0.11 | 0.10 | 5.8 | | 0.42 | 0.16 | 0.05 | 0.21 | 284 | 45.1 | 12 | 15 | 2.0 | 0.04 | 1.30 | 0.12 | 165 | 10.93 |
| A12015 | 午餐肉 | 100 | 958 | 229 | 59.9 | 9.4 | 15.9 | 12.0 | 2.8 | … | — | 0.24 | 0.05 | 11.1 | | … | … | … | … | 146 | 981.9 | 57 | 18 | — | 0.06 | 1.39 | 0.08 | 81 | 4.30 |
| A12016 | 羊肝 | 100 | 561 | 134 | 69.7 | 17.9 | 3.6 | 7.4 | 1.4 | 20 972 | 20 972 | 0.21 | 1.75 | 22.1 | | 29.93 | 2.34 | 26.75 | 0.84 | 241 | 123.0 | 8 | 14 | 7.5 | 0.26 | 3.45 | 4.51 | 299 | 17.68 |
| A12017 | 羊肉(肥、瘦) | 90 | 828 | 198 | 66.9 | 19.0 | 14.1 | 0 | 1.2 | 22 | 22 | 0.05 | 0.14 | 4.5 | | 0.26 | 0.05 | 0.09 | 0.12 | 232 | 80.6 | 6 | 20 | 2.3 | 0.02 | 3.22 | 0.75 | 146 | 32.20 |
| A12018 | 羊肉(瘦) | 90 | 494 | 118 | 74.2 | 20.5 | 3.9 | 0.2 | 1.2 | 11 | 11 | 0.15 | 0.16 | 5.2 | | 0.31 | … | … | … | 403 | 69.4 | 9 | 22 | 3.9 | 0.03 | 6.06 | 0.12 | 196 | 7.18 |
| A12019 | 羊肉(后腿) | 77 | 427 | 102 | 78.8 | 15.5 | 4.0 | 0.9 | 0.8 | 8 | 8 | 0.06 | 0.22 | 4.8 | | 0.37 | 0.37 | … | … | 147 | 90.6 | 11 | 17 | 1.7 | 0.08 | 2.21 | 0.11 | 145 | 3.47 |
| A12020 | 羊肉串(炸) | 100 | 908 | 217 | 57.4 | 18.3 | 11.5 | 10.0 | 2.8 | 40 | 10 | 0.04 | 0.41 | 4.7 | | 6.56 | 0.74 | 1.35 | 4.47 | 297 | 580.8 | 38 | 29 | 4.2 | 0.20 | 3.84 | 0.12 | 194 | 6.53 |
| A12021 | 猪肝(卤煮) | 100 | 849 | 203 | 56.4 | 26.4 | 8.3 | 5.6 | 3.3 | 37 | 37 | 0.36 | 0.42 | — | | 0.14 | … | … | … | 188 | 674.7 | 68 | 12 | 2.0 | 0.27 | 0.35 | 0.39 | 153 | 28.70 |
| A12022 | 猪肉(脖子)血脖(猪)猪颈 | 90 | 2 412 | 576 | 35.8 | 8.0 | 60.5 | 0 | 0.4 | 18 | 18 | 0.21 | 0.07 | 1.7 | | 0.61 | 0.55 | … | 0.06 | 99 | 54.0 | 4 | 7 | 1.2 | … | 0.59 | 0.14 | 77 | 2.21 |
| A12023 | 猪肉(肥) | 100 | 3 414 | 816 | 8.8 | 2.4 | 90.4 | 0 | 0.2 | 29 | 29 | 0.08 | 0.5 | 0.9 | | 0.24 | … | 0.12 | 0.12 | 23 | 19.5 | 3 | 2 | 1.0 | 0.03 | 0.69 | 0.05 | 18 | 7.78 |
| A12024 | 猪肉(肥、瘦) | 100 | 1 654 | 395 | 46.3 | 13.2 | 37.0 | 2.4 | 0.6 | 18 | 18 | 0.22 | 0.16 | 3.5 | | 0.49 | 0.35 | … | … | 204 | 59.4 | 6 | 16 | 1.6 | 0.03 | 2.06 | 0.06 | 162 | 11.97 |
| A12025 | 猪肉(后臀尖) | 97 | 1 385 | 331 | 55.1 | 14.6 | 30.8 | 0 | 0.6 | 16 | 16 | 0.26 | 0.11 | 2.8 | | 0.95 | 0.95 | … | … | 178 | 57.5 | 5 | 12 | 1.0 | … | 0.84 | 0.13 | 130 | 2.94 |
| A12026 | 猪肉(肋条肉) | 96 | 2 377 | 568 | 34.0 | 9.3 | 59.0 | 0 | 0.6 | 10 | 10 | 0.09 | 0.04 | 2.4 | | 0.05 | 0.05 | … | … | 214 | 80.0 | 6 | 17 | 1.0 | 0.02 | 1.61 | 0.05 | 96 | 3.70 |
| A12027 | 猪蹄(熟)爪尖(熟) | 43 | 1 088 | 260 | 55.8 | 23.6 | 17.0 | 3.2 | 0.4 | … | — | 0.13 | 0.04 | 2.8 | | … | … | … | … | 18 | 363.2 | 32 | 3 | 2.4 | … | 0.78 | 0.08 | 52 | 4.20 |
| A12028 | 猪小排(排骨)(猪) | 72 | 1 163 | 278 | 58.1 | 16.7 | 23.1 | 0.7 | 1.4 | 5 | 5 | 0.30 | 0.16 | 4.5 | | 0.11 | 0.11 | … | … | 230 | 62.6 | 14 | 14 | 1.4 | 0.02 | 3.36 | 0.17 | 135 | 11.05 |
| A12029 | 猪心 | 97 | 498 | 119 | 76.0 | 16.6 | 5.3 | 1.1 | 1.0 | 13 | 13 | 0.19 | 0.48 | 6.8 | 4 | 0.74 | 0.73 | 0.01 | … | 260 | 71.2 | 12 | 17 | 4.3 | 0.05 | 1.90 | 0.37 | 189 | 14.94 |
| A12030 | 猪血 | 100 | 230 | 55 | 85.8 | 12.2 | 0.3 | 0.9 | 0.8 | — | — | 0.03 | 0.04 | 0.3 | | 0.20 | 0.10 | 0.10 | … | 56 | 56.0 | 4 | 5 | 8.7 | 0.03 | 0.28 | 0.10 | 16 | 7.94 |

附表 2.13 禽肉类及制品

| 编码 | 食物名称 | 食部/% | 能量/kJ | 能量/kcal | 水分/g | 蛋白质/g | 脂肪/g | 碳水化物/g | 灰分/g | 维生素A/μgRE | 视黄醇当量/μg | 硫胺素/mg | 核黄素/mg | 尼克酸/mg | 抗坏血酸/mg | 维生素E 总E/mg | 维生素E αE/mg | 维生素E (β+γ)E/mg | 维生素E δE/mg | 钾/mg | 钠/mg | 钙/mg | 镁/mg | 铁/mg | 锰/mg | 锌/mg | 铜/mg | 磷/mg | 硒/μg |
|---|---|---|---|---|---|---|---|---|---|---|---|---|---|---|---|---|---|---|---|---|---|---|---|---|---|---|---|---|---|
| A13001 | 鹌鹑 | 58 | 460 | 110 | 75.1 | 20.2 | 3.1 | 0.2 | 1.4 | 40 | 40 | 0.04 | 0.32 | 6.3 | | 0.44 | 0.23 | 0.15 | 0.06 | 204 | 48.4 | 48 | 20 | 2.3 | 0.08 | 1.19 | 0.10 | 179 | 11.67 |
| A13002 | 扒鸡 | 66 | 900 | 215 | 56.5 | 29.6 | 11.0 | 0 | 3.4 | 32 | 32 | 0.02 | 0.17 | 9.2 | | … | … | … | … | 149 | 1 000.7 | 31 | 24 | 2.9 | 0.01 | 3.23 | 0.05 | 157 | 8.10 |
| A13003 | 北京烤鸭 | 80 | 1 824 | 436 | 38.2 | 16.6 | 38.4 | 6.0 | 0.8 | 36 | 36 | 0.04 | 0.32 | 4.5 | | 0.97 | 0.09 | 0.82 | 0.06 | 247 | 83.0 | 35 | 13 | 2.4 | … | 1.25 | 0.12 | 175 | 10.32 |
| A13004 | 鹅 | 63 | 1 025 | 245 | 62.9 | 17.9 | 19.9 | 0 | 0.8 | 42 | 42 | 0.07 | 0.23 | 4.9 | | 0.22 | 0.22 | … | … | 232 | 58.8 | 4 | 18 | 3.8 | 0.04 | 1.36 | 0.43 | 144 | 17.68 |
| A13005 | 鸽 | 42 | 841 | 201 | 66.6 | 16.5 | 14.2 | 1.7 | 1.0 | 53 | 53 | 0.06 | 0.20 | 6.9 | | 0.99 | 0.70 | 0.29 | … | 334 | 63.6 | 30 | 27 | 3.8 | 0.05 | 0.82 | 0.24 | 136 | 11.08 |
| A13006 | 鸡 | 66 | 699 | 167 | 69.0 | 19.3 | 9.4 | 1.3 | 1.0 | 48 | 48 | 0.05 | 0.09 | 5.6 | | 0.67 | 0.57 | 0.05 | 0.05 | 251 | 63.3 | 9 | 19 | 1.4 | 0.03 | 1.09 | 0.07 | 156 | 11.75 |
| A13007 | 鸡(土鸡,家养) | 58 | 519 | 124 | 73.5 | 21.6 | 4.5 | 0 | 1.2 | 64 | 64 | 0.09 | 0.08 | 15.7 | | 2.02 | 1.70 | 0.32 | … | 276 | 74.1 | 9 | 40 | 2.1 | 0.05 | 1.06 | 0.10 | 141 | 12.75 |
| A13008 | 鸡(乌骨鸡) | 48 | 464 | 111 | 73.9 | 22.3 | 2.3 | 0.3 | 1.2 | 微 | 微 | 0.02 | 0.20 | 7.1 | | 1.77 | | | | 323 | 64.0 | 17 | 51 | 2.3 | 0.05 | 1.60 | 0.26 | 210 | 7.73 |
| A13009 | 酱鸭 | 80 | 1 113 | 266 | 53.6 | 18.9 | 18.4 | 6.3 | 2.8 | 11 | 11 | 0.06 | 0.22 | 3.7 | | … | … | … | … | 236 | 981.3 | 14 | 13 | 4.1 | 0.02 | 2.69 | 0.26 | 140 | 15.74 |
| A13010 | 鸡翅 | 69 | 812 | 194 | 65.4 | 17.4 | 11.8 | 4.6 | 0.8 | 68 | 68 | 0.01 | 0.11 | 5.3 | | 0.25 | 0.25 | … | … | 205 | 50.8 | 8 | 17 | 1.3 | 0.03 | 1.12 | 0.05 | 161 | 10.98 |
| A13011 | 鸡肝 | 100 | 506 | 121 | 74.4 | 16.6 | 4.8 | 2.8 | 1.4 | 10 414 | 10 414 | 0.33 | 1.10 | 11.9 | | 1.88 | 1.88 | … | … | 222 | 92.0 | 7 | 16 | 12.0 | 0.24 | 2.40 | 0.32 | 263 | 38.55 |
| A13012 | 鸡腿 | 69 | 757 | 181 | 70.2 | 16.4 | 13.0 | 0 | 0.8 | 44 | 44 | 0.02 | 0.14 | 6.0 | | 0.03 | | | | 242 | 64.4 | 6 | 34 | 1.5 | 0.03 | 1.12 | 0.09 | 172 | 12.40 |
| A13013 | 鸡心 | 100 | 720 | 172 | 70.8 | 15.9 | 11.8 | 0.6 | 0.9 | 910 | 910 | 0.46 | 0.26 | 11.5 | | … | … | … | … | 220 | 108.4 | 54 | 11 | 4.7 | 0.04 | 1.94 | 0.27 | 176 | 4.10 |
| A13014 | 鸡爪 | 60 | 1 063 | 254 | 56.4 | 23.9 | 16.4 | 2.7 | 0.6 | 37 | 37 | 0.01 | 0.13 | 2.4 | | 0.32 | 0.25 | 0.07 | … | 108 | 169.0 | 36 | 7 | 1.4 | 0.03 | 0.90 | 0.05 | 76 | 9.95 |
| A13015 | 鸭 | 68 | 1 004 | 240 | 63.9 | 15.5 | 19.7 | 0.2 | 0.7 | 52 | 52 | 0.08 | 0.22 | 4.2 | | 0.27 | 0.17 | 0.10 | … | 191 | 45.5 | 6 | 14 | 2.2 | 0.06 | 1.33 | 0.21 | 122 | 12.25 |
| A13016 | 鸭(北京填鸭) | 75 | 1 774 | 424 | 45.0 | 9.3 | 41.3 | 3.9 | 0.5 | 30 | 30 | … | | 4.2 | | 0.53 | 0.26 | 0.27 | … | 139 | 755.0 | 15 | 6 | 1.6 | … | 1.31 | … | 149 | 5.80 |
| A13017 | 炸鸡(肯德基) | 70 | 1 167 | 279 | 49.4 | 20.3 | 17.3 | 10.5 | 2.5 | 23 | 23 | 0.03 | 0.17 | 16.7 | | 6.44 | 0.80 | 3.68 | 1.96 | 232 | | 109 | 28 | 2.2 | 0.12 | 1.66 | 0.11 | 530 | 11.20 |

## 附表 2.14　乳类及制品

| 编码 | 食物名称 | 食部/% | 能量/kJ | 能量/kcal | 水分/g | 蛋白质/g | 脂肪/g | 碳水化物/g | 灰分/g | 维生素A/μgRE | 视黄醇当量/μg | 硫胺素/mg | 核黄素/mg | 尼克酸/mg | 抗坏血酸/mg | 维生素E 总E/mg | 维生素E αE/mg | 维生素E (β+γ)E/mg | 维生素E δE/mg | 钾/mg | 钠/mg | 钙/mg | 镁/mg | 铁/mg | 锰/mg | 锌/mg | 铜/mg | 磷/mg | 硒/μg |
|---|---|---|---|---|---|---|---|---|---|---|---|---|---|---|---|---|---|---|---|---|---|---|---|---|---|---|---|---|---|
| A14001 | 黄油 | 100 | 3 732 | 892 | 0.5 | 1.4 | 98.8 | 0 | 0.1 | — | — | — | 0.02 | — | — | — | | | | 39 | 40.3 | 35 | 7 | 0.8 | 0.05 | 0.11 | 0.01 | 8 | 1.60 |
| A14002 | 炼乳(罐头,甜) | 100 | 1 389 | 332 | 26.2 | 8.0 | 8.7 | 55.4 | 1.7 | 41 | 41 | 0.03 | 0.16 | 0.3 | 2 | 0.28 | 0.28 | … | … | 309 | 211.9 | 242 | 24 | 0.4 | 0.04 | 1.53 | 0.04 | 200 | 3.26 |
| A14003 | 母乳 | 100 | 274 | 65 | 87.6 | 1.3 | 3.4 | 7.4 | 0.3 | 11 | 11 | 0.01 | 0.05 | 0.2 | 5 | — | | | | — | — | 30 | 32 | 0.1 | — | 0.28 | 0.03 | 13 | — |
| A14004 | 奶酪(干酪) | 100 | 1 372 | 328 | 43.5 | 25.7 | 23.5 | 3.5 | 3.8 | 152 | 152 | 0.06 | 0.91 | 0.6 | — | 0.60 | 0.60 | … | … | 75 | 584.6 | 799 | 57 | 2.4 | 0.16 | 6.97 | 0.13 | 326 | 1.50 |
| A14005 | 牛乳(强化VA,VD) | 100 | 213 | 51 | 89.0 | 2.7 | 2.0 | 5.6 | 0.7 | 66 | 66 | 0.02 | 0.08 | 0.1 | 3 | … | | | | 130 | 42.6 | 140 | 14 | 0.2 | 0.03 | 0.38 | 0.04 | 60 | 1.36 |
| A14006 | 牛乳粉(全脂,速溶)[速溶奶粉] | 100 | 1 950 | 466 | 2.3 | 19.9 | 18.9 | 54.0 | 4.9 | 272 | 272 | 0.08 | 0.80 | 0.5 | 7 | 1.29 | … | … | … | 541 | 247.6 | 659 | 73 | 2.9 | 0.05 | 2.16 | 0.12 | 571 | 7.98 |
| A14007 | 酸奶 | 100 | 301 | 72 | 84.7 | 2.5 | 2.7 | 9.3 | 0.8 | 26 | 26 | 0.03 | 0.15 | 0.2 | 1 | 0.12 | 0.12 | … | … | 150 | 39.8 | 118 | 12 | 0.4 | 0.02 | 0.53 | 0.03 | 85 | 1.71 |

**附表 2.15 蛋类及制品**

| 编码 | 食物名称 | 食部/% | 能量 | | 水分/g | 蛋白质/g | 脂肪/g | 碳水化物/g | 灰分/g | 维生素A/μgRE | 视黄醇当量/μg | 硫胺素/mg | 核黄素/mg | 尼克酸/mg | 抗坏血酸/mg | 维生素E | | | | 钾/mg | 钠/mg | 钙/mg | 镁/mg | 铁/mg | 锰/mg | 锌/mg | 铜/mg | 磷/mg | 硒/μg |
|---|---|---|---|---|---|---|---|---|---|---|---|---|---|---|---|---|---|---|---|---|---|---|---|---|---|---|---|---|---|
| | | | /kJ | /kcal | | | | | | | | | | | | 总E/mg | αE/mg | (β+γ)E/mg | δE/mg | | | | | | | | | | |
| A15001 | 鹌鹑蛋 | 86 | 669 | 160 | 73.0 | 12.8 | 11.1 | 2.1 | 1.0 | 337 | 337 | 0.11 | 0.49 | 0.1 | | 3.08 | 1.67 | 1.23 | 0.18 | 138 | 106.6 | 47 | 11 | 3.2 | 0.04 | 1.61 | 0.09 | 180 | 25.48 |
| A15002 | 鹅蛋 | 87 | 820 | 196 | 69.3 | 11.1 | 15.6 | 2.8 | 1.2 | 192 | 192 | 0.08 | 0.30 | 0.4 | | 4.50 | 3.57 | 0.93 | … | 74 | 90.6 | 34 | 12 | 4.1 | 0.04 | 1.43 | 0.09 | 130 | 27.24 |
| A15003 | 鸡蛋(红皮) | 88 | 653 | 156 | 73.8 | 12.8 | 11.1 | 1.3 | 1.0 | 194 | 194 | 0.13 | 0.32 | 0.2 | | 2.29 | 1.90 | 0.39 | … | 121 | 125.7 | 44 | 11 | 2.3 | 0.04 | 1.01 | 0.07 | 182 | 14.98 |
| A15004 | 鸡蛋白 | 100 | 251 | 60 | 84.4 | 11.6 | 0.1 | 3.1 | 0.8 | 微 | — | 0.04 | 0.31 | 0.2 | | 0.01 | 0.01 | … | … | 132 | 79.4 | 9 | 15 | 1.6 | 0.02 | 0.02 | 0.05 | 18 | 6.97 |
| A15005 | 鸡蛋黄 | 100 | 1 372 | 328 | 51.5 | 15.2 | 28.2 | 3.4 | 1.7 | 438 | 438 | 0.33 | 0.29 | 0.1 | | 5.06 | 2.57 | 2.44 | 0.05 | 95 | 54.9 | 112 | 41 | 6.5 | 0.06 | 3.79 | 0.28 | 240 | 27.01 |
| A15006 | 松花蛋(鸭)(皮蛋) | 90 | 715 | 171 | 68.4 | 14.2 | 10.7 | 4.5 | 2.2 | 215 | 215 | 0.06 | 0.18 | 0.1 | | 3.05 | 2.80 | 0.25 | … | 152 | 542.7 | 63 | 13 | 3.3 | 0.06 | 1.48 | 0.12 | 165 | 25.24 |
| A15007 | 鸭蛋(咸) | 88 | 795 | 190 | 61.3 | 12.7 | 12.7 | 6.3 | 7.0 | 134 | 134 | 0.16 | 0.33 | 0.1 | | 6.25 | 5.68 | 0.57 | | 184 | 2 706.1 | 118 | 30 | 3.6 | 0.10 | 1.74 | 0.14 | 231 | 24.04 |

**附表 2.16 鱼类**

| 编码 | 食物名称 | 食部/% | 能量/kJ | 能量/kcal | 水分/g | 蛋白质/g | 脂肪/g | 碳水化物/g | 灰分/g | 维生素A/μgRE | 视黄醇当量/μg | 硫胺素/mg | 核黄素/mg | 尼克酸/mg | 抗坏血酸/mg | 维生素E 总E/mg | 维生素E αE/mg | 维生素E (β+γ)E/mg | 维生素E δE/mg | 钾/mg | 钠/mg | 钙/mg | 镁/mg | 铁/mg | 锰/mg | 锌/mg | 铜/mg | 磷/mg | 硒/μg |
|---|---|---|---|---|---|---|---|---|---|---|---|---|---|---|---|---|---|---|---|---|---|---|---|---|---|---|---|---|---|
| A16001 | 鲅鱼(马鲅鱼)燕鲅鱼 巴鱼 | 80 | 509 | 122 | 72.5 | 21.2 | 3.1 | 2.2 | 1.1 | 19 | 19 | 0.03 | 0.04 | 2.1 | | 0.71 | 0.44 | 0.16 | 0.11 | 370 | 74.2 | 35 | 50 | 0.8 | 0.03 | 1.39 | 0.37 | 130 | 51.81 |
| A16002 | 八爪鱼(八角鱼) | 78 | 565 | 135 | 65.4 | 18.9 | 0.4 | 14.0 | 1.3 | … | — | 0.04 | 0.06 | 5.4 | | 1.34 | 1.34 | … | … | 447 | 65.4 | 21 | 50 | 0.6 | — | 0.68 | 0.24 | 63 | 27.30 |
| A16003 | 鳊鱼(鲂鱼,武昌鱼) | 59 | 565 | 135 | 73.1 | 18.3 | 6.3 | 1.2 | 1.1 | 28 | 28 | 0.02 | 0.07 | 1.7 | | 0.52 | 0.52 | … | … | 215 | 41.1 | 89 | 17 | 0.7 | 0.05 | 0.89 | 0.07 | 188 | 11.59 |
| A16004 | 草鱼(白鲩,草包鱼) | 58 | 469 | 112 | 77.3 | 16.6 | 5.2 | 0 | 1.1 | 11 | 11 | 0.04 | 0.11 | 2.8 | | 2.03 | 2.03 | … | … | 312 | 46.0 | 38 | 31 | 0.8 | 0.05 | 0.87 | 0.05 | 203 | 6.66 |
| A16005 | 鲳鱼(平鱼,银鲳,刺鱼) | 70 | 594 | 142 | 72.8 | 18.5 | 7.8 | 0 | 1.4 | 24 | 24 | 0.04 | 0.07 | 2.1 | | 1.26 | 0.30 | 0.96 | … | 328 | 62.5 | 46 | 39 | 1.1 | 0.07 | 0.80 | 0.14 | 155 | 27.21 |
| A16006 | 大黄鱼(大黄花鱼) | 66 | 402 | 96 | 77.7 | 17.7 | 2.5 | 0.8 | 1.3 | 10 | 10 | 0.03 | 0.10 | 1.9 | | 1.13 | 0.20 | 0.72 | 0.21 | 260 | 120.3 | 53 | 39 | 0.7 | 0.02 | 0.58 | 0.04 | 174 | 42.57 |
| A16007 | 带鱼(白带鱼,刀鱼) | 76 | 531 | 127 | 13.3 | 17.7 | 4.9 | 3.1 | 1.0 | 29 | 29 | 0.02 | 0.06 | 2.8 | | 0.82 | 0.82 | … | … | 280 | 150.1 | 28 | 43 | 1.2 | 0.17 | 0.70 | 0.08 | 191 | 36.57 |
| A16008 | 大麻哈鱼(大马哈鱼) | 72 | 598 | 143 | 74.1 | 17.2 | 8.6 | 0 | 0.9 | 45 | 45 | 0.07 | 0.18 | 4.4 | | 0.78 | | | | 361 | — | 13 | 36 | 0.3 | 0.02 | 1.11 | 0.03 | 154 | 29.47 |
| A16009 | 鲽(比目鱼,凸眼鱼) | 72 | 448 | 107 | 74.6 | 21.1 | 2.3 | 0.5 | 1.5 | 117 | 117 | 0.03 | 0.04 | 1.5 | | 2.35 | 0.69 | 1.66 | … | 264 | 150.4 | 107 | 32 | 0.4 | 0.11 | 0.92 | 0.06 | 135 | 29.45 |
| A16010 | 鳜鱼(桂鱼) | 61 | 490 | 117 | 74.5 | 19.9 | 4.2 | 0 | 1.5 | 12 | 12 | 0.02 | 0.07 | 5.9 | | 0.87 | … | 0.09 | 0.78 | 295 | 68.6 | 63 | 32 | 1.0 | 0.03 | 1.07 | 0.10 | 217 | 26.50 |
| A16011 | 海鳗(海鳗鱼,鲫勾) | 67 | 510 | 122 | 74.6 | 18.8 | 5.0 | 0.5 | 1.1 | 22 | 22 | 0.06 | 0.07 | 3.0 | | 1.70 | 0.21 | 0.62 | 0.87 | 266 | 95.8 | 28 | 27 | 0.7 | 0.03 | 0.80 | 0.07 | 159 | 25.85 |
| A16012 | 黄姑鱼(皮鲫,黄婆鸡(鱼)) | 63 | 556 | 133 | 74.0 | 18.4 | 7.0 | 0 | 1.4 | … | … | 0.04 | 0.09 | 3.6 | | 1.09 | 0.31 | 0.78 | … | 282 | 101.9 | 94 | 29 | 0.9 | 0.04 | 0.61 | 0.06 | 196 | 63.60 |
| A16013 | 黄鳝(鳝鱼) | 67 | 372 | 89 | 78.0 | 18.0 | 1.4 | 1.2 | 1.4 | 50 | 50 | 0.06 | 0.98 | 3.7 | | 1.34 | 1.34 | … | … | 263 | 70.2 | 42 | 18 | 2.5 | 2.22 | 1.97 | 0.05 | 206 | 34.56 |
| A16014 | 鲫鱼(喜头鱼海鲋鱼) | 54 | 452 | 108 | 75.4 | 17.1 | 2.7 | 3.8 | 1.0 | 17 | 17 | 0.04 | 0.09 | 2.5 | | 0.68 | 0.35 | 0.16 | 0.17 | 290 | 41.2 | 79 | 41 | 1.3 | 0.06 | 1.94 | 0.08 | 193 | 14.31 |
| A16015 | 链鱼(白链,胖子,连子鱼) | 61 | 427 | 102 | 77.8 | 17.8 | 3.6 | 0 | 1.2 | 20 | 20 | 0.03 | 0.07 | 2.5 | | 1.23 | 0.75 | … | 0.48 | 277 | 57.5 | 53 | 23 | 1.4 | 0.9 | 1.17 | 0.06 | 190 | 15.68 |
| A16016 | 鲤鱼(鲤拐子) | 54 | 456 | 109 | 76.7 | 17.6 | 4.1 | 0.5 | 1.1 | 25 | 25 | 0.03 | 0.09 | 2.7 | | 1.27 | 0.35 | 0.44 | 0.48 | 334 | 53.7 | 50 | 33 | 1.0 | 0.05 | 2.08 | 0.06 | 204 | 15.38 |
| A16017 | 鲈鱼(鲈花) | 58 | 418 | 100 | 77.7 | 18.6 | 304 | 0 | 1.5 | 19 | 19 | 0.03 | 0.17 | 3.1 | | 0.75 | 0.38 | 0.37 | … | 205 | 144.1 | 138 | 37 | 2.0 | 0.04 | 2.83 | 0.05 | 242 | 33.06 |
| A16018 | 泥鳅 | 60 | 402 | 96 | 76.6 | 17.9 | 2.0 | 1.7 | 1.8 | 14 | 14 | 0.10 | 0.33 | 6.2 | | 0.79 | 0.25 | 0.13 | 0.41 | 202 | 74.8 | 299 | 28 | 2.9 | 0.47 | 2.76 | 0.09 | 302 | 35.30 |
| A16019 | 鲆(片口鱼,比目鱼) | 68 | 439 | 105 | 75.9 | 20.8 | 3.2 | 0 | 1.9 | … | — | 0.11 | 微 | 4.5 | | 0.50 | 0.16 | 0.34 | … | 317 | 66.7 | 55 | 55 | 1.0 | 0.04 | 0.53 | 0.02 | 178 | 36.97 |
| A16020 | 小黄鱼(小黄花鱼) | 63 | 414 | 99 | 77.9 | 17.9 | 3.0 | 0.1 | 1.1 | … | … | 0.04 | 0.04 | 2.3 | | 1.19 | 1.19 | … | … | 228 | 103.0 | 78 | 28 | 0.9 | 0.05 | 0.94 | 0.04 | 188 | 55.20 |
| A16021 | 鳕鱼(鳕狭)(明太鱼) | 45 | 368 | 88 | 77.4 | 20.4 | 0.5 | 0.5 | 1.2 | 14 | 14 | 0.04 | 0.13 | 2.7 | | … | … | … | … | 321 | 130.3 | 42 | 84 | 0.5 | 0.01 | 0.86 | 0.01 | 232 | 24.80 |
| A16022 | 鱼(胖头鱼,摆佳鱼,花鲢鱼) | 61 | 418 | 100 | 76.5 | 15.3 | 2.2 | 4.7 | 1.3 | 34 | 34 | 0.04 | 0.11 | 2.8 | | 2.65 | 2.65 | … | … | 229 | 60.6 | 82 | 26 | 0.8 | 0.08 | 0.76 | 0.07 | 180 | 19.47 |
| A16023 | 鱼子酱(大麻哈鱼) | 100 | 1 054 | 525 | 49.4 | 10.9 | 16.8 | 14.4 | 8.5 | 111 | 111 | 0.33 | 0.19 | 0.5 | | 12.25 | | | | 171 | — | 23 | 73 | 2.8 | 0.05 | 2.69 | 0.60 | 359 | 203.09 |
| A16024 | 鳟鱼(红鳟鱼) | 57 | 414 | 99 | 77.0 | 18.6 | 2.6 | 0.2 | 1.6 | 206 | 206 | 0.08 | — | — | | 3.55 | | | | 688 | 110.0 | 34 | 45 | — | 0.07 | 4.30 | 0.18 | 374 | 20.40 |

## 附表 2.17 软体动物类

| 编码 | 食物名称 | 食部/% | 能量 |  | 水分/g | 蛋白质/g | 脂肪/g | 碳水化物/g | 灰分/g | 维生素A/μgRE | 视黄醇当量/μg | 硫胺素/mg | 核黄素/mg | 尼克酸/mg | 维生素 E |  |  |  | 钾/mg | 钠/mg | 钙/mg | 镁/mg | 铁/mg | 锰/mg | 锌/mg | 铜/mg | 磷/mg | 硒/μg |
|---|---|---|---|---|---|---|---|---|---|---|---|---|---|---|---|---|---|---|---|---|---|---|---|---|---|---|---|---|
|  |  |  | /kJ | /kcal |  |  |  |  |  |  |  |  |  |  | 总 E/mg | αE/mg | (β+γ)E/mg | δE/mg |  |  |  |  |  |  |  |  |  |  |
| A17001 | 鲍鱼(干) | 100 | 1 347 | 322 | 18.3 | 54.1 | 5.6 | 13.7 | 8.3 | 28 | 28 | 0.02 | 0.13 | 7.2 | 0.85 | 0.85 | … | … | 366 | 2 316.2 | 143 | 352 | 6.80 | 0.32 | 1.68 | 0.45 | 251 | 66.60 |
| A17002 | 蛙子 | 57 | 167 | 40 | 88.4 | 7.3 | 0.3 | 2.1 | 1.9 | 59 | 59 | 0.02 | 0.12 | 1.2 | 0.59 | 0.59 | … | … | 140 | 175.9 | 134 | 35 | 33.6 | 193 | 2.01 | 0.38 | 114 | 55.14 |
| A17003 | 淡菜(干) | 100 | 1 485 | 355 | 15.6 | 47.8 | 9.3 | 20.1 | 7.2 | 36 | 36 | 0.04 | 0.32 | 4.3 | 7.35 | 1.67 | 2.49 | 0.19 | 264 | 779.0 | 157 | 169 | 12.5 | 1.27 | 6.71 | 0.73 | 454 | 120.47 |
| A17004 | 干贝 | 100 | 1 105 | 264 | 27.4 | 55.6 | 2.4 | 5.1 | 9.5 | 11 | 11 | 微 | 0.21 | 2.5 | 1.53 | 1.53 | … | … | 969 | 306.4 | 77 | 106 | 5.6 | 1.43 | 5.05 | 0.10 | 504 | 76.35 |
| A17005 | 海蛎肉 | 100 | 276 | 66 | 85.6 | 8.4 | 2.3 | 2.9 | 0.8 | 微 | — | 0.03 | 0.07 | 1.7 | 7.66 | 6.14 | 1.25 | 0.27 | 195 | 194.0 | 167 | 15 | 5.4 | 0.35 | 47.05 | — | 86 | 46.95 |
| A17006 | 海参 | 93 | 1 096 | 262 | 18.9 | 50.2 | 4.8 | 4.5 | 21.6 | 39 | 39 | 0.04 | 0.13 | 1.3 | — |  |  |  | 356 | 4 967.8 | — | 1 047 | 9.0 | 0.43 | 2.24 | 0.27 | 94 | 150.00 |
| A17007 | 蛤蜊(杂色蛤) | 40 | 222 | 53 | 87.7 | 7.5 | 2.2 | 0.8 | 1.9 | 微 | — | 0.01 | 0.21 | 1.5 | 3.86 | 2.72 | 1.14 | … | 97 | 494.6 | 177 | 59 | 12.7 | 0.41 | 5.13 | 0.11 | 161 | 40.60 |
| A17008 | 墨鱼 | 69 | 343 | 82 | 79.2 | 15.2 | 0.9 | 3.4 | 1.3 | … | — | 0.02 | 0.04 | 1.8 | 1.49 | 1.49 | … | … | 400 | 165.5 | 15 | 39 | 1.0 | 0.10 | 1.34 | 0.69 | 165 | 37.52 |
| A17009 | 牡蛎 | 100 | 305 | 73 | 82.0 | 5.3 | 2.1 | 8.2 | 2.4 | 27 | 27 | 0.01 | 0.13 | 1.4 | 0.81 | 0.81 | … | … | 200 | 462.1 | 131 | 65 | 7.1 | 0.85 | 9.38 | 8.13 | 115 | 86.64 |
| A17010 | 乌贼(鲜)(鱿鱼,台湾枪,乌贼,枪乌贼) | 97 | 351 | 84 | 80.4 | 17.4 | 1.6 | 0 | 1.1 | 35 | 35 | 0.02 | 0.06 | 1.6 | 1.68 | 1.68 | … | … | 290 | 110.0 | 44 | 42 | 0.9 | 0.08 | 2.38 | 0.45 | 19 | 38.18 |

**附表 2.18　虾蟹类**

| 编码 | 食物名称 | 食部/% | 能量 | | 水分/g | 蛋白质/g | 脂肪/g | 碳水化物/g | 灰分g | 维生素A/μgRE | 视黄醇当量/μg | 硫胺素/mg | 核黄素/mg | 尼克酸/mg | 维生素E | | | | 钾/mg | 钠/mg | 钙/mg | 镁/mg | 铁/mg | 锰/mg | 锌/mg | 铜/mg | 磷/mg | 硒/μg |
|---|---|---|---|---|---|---|---|---|---|---|---|---|---|---|---|---|---|---|---|---|---|---|---|---|---|---|---|---|
| | | | /kJ | /kcal | | | | | | | | | | | 总E/mg | αE/mg | (β+γ)E/mg | δE/mg | | | | | | | | | | |
| A18001 | 白米虾(水虾米) | 57 | 339 | 81 | 77.3 | 17.3 | 0.4 | 2.0 | 3.0 | 54 | 54 | 0.05 | 0.03 | — | 3.34 | 0.01 | 0.12 | 3.21 | 255 | 90.7 | 403 | 26 | 2.10 | 0.25 | 2.03 | 0.99 | 267 | — |
| A18002 | 东方对虾(中国对虾) | 67 | 351 | 84 | 78.0 | 18.3 | 0.5 | 1.6 | 1.6 | 87 | 87 | 0.02 | 0.11 | 0.9 | 3.92 | 3.92 | … | … | 217 | 133.6 | 35 | 37 | 1.0 | 0.08 | 1.14 | 0.50 | 253 | 19.10 |
| A18003 | 海虾 | 51 | 331 | 79 | 79.3 | 16.8 | 0.6 | 1.5 | 1.8 | … | — | 0.01 | 0.05 | 1.9 | 2.79 | 0.33 | 2.38 | 0.08 | 228 | 302.2 | 146 | 46 | 3.0 | 0.11 | 1.44 | 0.44 | 196 | 56.41 |
| A18004 | 河虾 | 86 | 351 | 84 | 78.1 | 16.4 | 2.4 | 0 | 3.9 | 48 | 48 | 0.04 | 0.03 | … | 5.33 | 0.06 | 0.43 | 4.84 | 329 | 133.8 | 325 | 60 | 4.0 | 0.27 | 2.24 | 0.64 | 186 | 29.65 |
| A18005 | 基围虾 | 60 | 423 | 101 | 75.2 | 18.2 | 1.4 | 3.9 | 1.3 | 微 | 微 | 0.02 | 0.07 | 2.9 | 1.69 | 1.40 | 0.29 | 0.00 | 250 | 172.0 | 83 | 45 | 2.0 | 0.05 | 1.18 | 0.50 | 139 | 39.70 |
| A18006 | 龙虾 | 46 | 377 | 90 | 77.6 | 18.9 | 1.1 | 1.0 | 1.4 | … | — | 微 | 0.03 | 4.3 | 3.58 | 3.55 | 0.03 | … | 257 | 190.0 | 21 | 22 | 1.3 | … | 2.79 | 0.54 | 221 | 39.36 |
| A18007 | 虾皮 | 100 | 640 | 153 | 42.4 | 30.7 | 2.2 | 2.5 | 22.2 | 19 | 19 | 0.02 | 0.14 | 3.1 | 0.92 | 0.42 | 0.50 | … | 617 | 5 057.7 | 991 | 265 | 6.7 | 0.82 | 1.93 | 1.08 | 582 | 74.43 |
| A18008 | 蟹(河蟹) | 42 | 431 | 103 | 75.8 | 17.5 | 2.6 | 2.3 | 1.8 | 389 | 389 | 0.06 | 0.28 | 1.7 | 6.09 | 5.79 | 0.30 | … | 181 | 193.5 | 126 | 23 | 2.9 | 0.42 | 3.68 | 2.97 | 182 | 56.72 |
| A18009 | 蟹(梭子蟹) | 49 | 397 | 95 | 77.5 | 15.9 | 3.1 | 0.9 | 2.6 | 121 | 121 | 0.03 | 0.30 | 1.9 | 4.56 | 4.56 | … | … | 208 | 481.4 | 280 | 65 | 2.5 | 0.26 | 5.50 | 1.25 | 152 | 90.96 |

**附表 2.19 油脂类**

| 编码 | 食物名称 | 食部/% | 能量 | | 水分/g | 蛋白质/g | 脂肪/g | 碳水化物/g | 灰分/g | 胡萝卜素/μg | 视黄醇当量/μg | 硫胺素/mg | 核黄素/mg | 尼克酸/mg | 维生素 E | | | | 钾/mg | 钠/mg | 钙/mg | 镁/mg | 铁/mg | 锰/mg | 锌/mg | 铜/mg | 磷/mg | 硒/μg |
|---|---|---|---|---|---|---|---|---|---|---|---|---|---|---|---|---|---|---|---|---|---|---|---|---|---|---|---|---|
| | | | /kJ | /kcal | | | | | | | | | | | 总 E/mg | αE/mg | (β+γ)E/mg | δE/mg | | | | | | | | | | |
| A19001 | 菜籽油 | 100 | 3 761 | 899 | 0.1 | … | 99.9 | 0 | … | | — | … | … | 微 | 60.89 | 10.81 | 38.21 | 11.87 | 2.4 | 7.0 | 9 | 2.9 | 3.7 | 0.11 | 0.54 | 0.18 | 9 | 2.34 |
| A19002 | 茶油 | 100 | 3 761 | 899 | 0.1 | … | 99.9 | 0 | … | | — | … | 微 | … | 27.90 | 1.45 | 10.30 | 16.15 | 2 | 0.7 | 5 | 2 | 1.1 | 1.17 | 0.34 | 0.03 | 8 | 2.80 |
| A19003 | 豆油 | 100 | 3 761 | 899 | 0.1 | … | 99.9 | 0 | … | | — | … | 微 | 微 | 93.08 | … | 57.55 | 35.53 | 3 | 4.9 | 13 | 3 | 2.0 | 0.43 | 1.09 | 0.16 | 7 | 3.32 |
| A19004 | 花生油 | 100 | 3 761 | 899 | 0.1 | … | 99.9 | 0 | 0.1 | | — | … | 微 | 微 | 42.06 | 17.45 | 19.31 | 5.30 | 1 | 3.5 | 12 | 2 | 2.9 | 0.33 | 8.48 | 0.15 | 15 | 2.29 |
| A19005 | 葵花籽油 | 100 | 3 761 | 899 | 0.1 | … | 99.9 | 0 | … | | — | … | … | … | 54.60 | 38.35 | 13.41 | 2.84 | 1 | 2.8 | 2 | 4 | 1.0 | 0.02 | 0.11 | … | 4 | 0.02 |
| A19006 | 辣椒油 | 100 | 1 883 | 450 | … | — | 100.0 | 0 | — | | — | — | — | — | 87.24 | 10.09 | 59.01 | 18.14 | — | — | — | — | — | — | — | — | — | — |
| A19007 | 牛油 | 100 | 3 494 | 835 | 6.2 | — | 92.0 | 1.8 | — | | 54 | — | — | — | … | … | … | … | 3 | 9.4 | 9 | 1 | 3.0 | … | 0.79 | 0.01 | 9 | — |
| A19008 | 色拉油 | 100 | 3 757 | 898 | 0.2 | … | 99.8 | 0 | … | … | — | … | … | 微 | 24.01 | 9.25 | 12.40 | 2.36 | 3 | 5.1 | 18 | 1 | 1.7 | 0.01 | 0.23 | 0.05 | 1 | 1.87 |
| A19009 | 羊油 | 100 | 3 448 | 824 | 4.0 | — | 88.0 | 8.0 | — | | 33 | — | — | — | 1.08 | 1.08 | … | … | 12 | 13.2 | … | 1 | 1.0 | … | … | 0.06 | 18 | — |
| A19010 | 玉米油 | 100 | 3 745 | 895 | 0.2 | … | 99.2 | 0.5 | — | | — | … | … | … | 51.94 | 14.42 | 35.13 | 1.39 | 2 | 1.4 | 1 | 3 | 1.4 | 0.04 | 0.26 | 0.23 | 18 | 3.86 |
| A19011 | 芝麻油(香油) | 100 | 3 757 | 898 | 0.1 | … | 99.7 | 0.2 | … | | — | … | … | 微 | 68.53 | 1.77 | 64.65 | 2.11 | … | 1.1 | 9 | 3 | 2.2 | 0.76 | 0.17 | 0.05 | 4 | 8.41 |
| A19012 | 猪油(未炼) | 100 | 3 460 | 827 | 4.0 | … | 88.7 | 7.2 | 0.1 | | 89 | — | — | — | 21.83 | 0.63 | 15.00 | 6.20 | 14 | 138.5 | … | 1 | 2.1 | 0.63 | 0.80 | 0.05 | 10 | — |
| A19013 | 棕榈油 | 100 | 3 766 | 900 | … | — | 100.0 | 0 | — | — | — | — | — | — | 15.24 | 12.62 | 2.62 | … | … | 1.3 | … | … | 3.1 | 0.01 | 0.08 | … | 8 | — |

**附表 2.20　糕点及小吃类**

| 编码 | 食物名称 | 食部 /% | 能量 | | 水分 /g | 蛋白质 /g | 脂肪 /g | 膳食纤维 /g | 碳水化物 /g | 灰分 /g | 视黄醇当量/μg | 维生素A /μgRE | 胡萝卜素 /μg | 硫胺素 /mg | 核黄素 /mg | 尼克酸 /mg | 维生素 E | | | | 钾 /mg | 钠 /mg | 钙 /mg | 镁 /mg | 铁 /mg | 锰 /mg | 锌 /mg | 铜 /mg | 磷 /mg | 硒 /μg |
|---|---|---|---|---|---|---|---|---|---|---|---|---|---|---|---|---|---|---|---|---|---|---|---|---|---|---|---|---|---|---|
| | | | /kJ | /kcal | | | | | | | | | | | | | 总 E /mg | αE /mg | (β+γ)E /mg | δE /mg | | | | | | | | | | |
| A20001 | 饼干 | 100 | 1 812 | 433 | 5.7 | 9.0 | 12.7 | 1.1 | 70.6 | 0.9 | 37 | 24 | 80 | 0.08 | 0.04 | 4.7 | 4.57 | 1.28 | 2.22 | 1.07 | 85 | 204.1 | 73 | 50 | 1.9 | 0.87 | 0.91 | 0.23 | 88 | 12.47 |
| A20002 | 饼干(曲奇饼) | 100 | 2 284 | 546 | 1.9 | 6.5 | 31.6 | 0.2 | 58.9 | 0.9 | — | … | — | 0.06 | 0.06 | 1.3 | 6.04 | 3.26 | 2.36 | 0.42 | 67 | 174.6 | 45 | 19 | 1.9 | 0.29 | 0.31 | 0.12 | 64 | 12.80 |
| A20003 | 蚕豆(炸)[开花豆] | 100 | 1 866 | 446 | 10.5 | 26.7 | 20.0 | 0.5 | 39.9 | 2.4 | 5 | … | 30 | 0.16 | 0.12 | 7.7 | 5.15 | 2.36 | 2.79 | … | 742 | 547.9 | 207 | 69 | 3.6 | 0.18 | 2.83 | 0.96 | 330 | 2.10 |
| A20004 | 蛋糕(奶油) | 100 | 1 582 | 378 | 21.9 | 7.2 | 13.9 | 0.6 | 55.9 | 0.5 | 175 | 113 | 370 | 0.13 | 0.11 | 1.4 | 3.31 | 1.49 | 1.68 | 0.14 | 67 | 80.7 | 38 | 19 | 2.3 | 1.19 | 1.88 | 0.17 | 90 | 8.06 |
| A20005 | 绿豆糕 | 100 | 1 460 | 349 | 11.5 | 12.8 | 1.0 | 1.2 | 72.2 | 1.3 | 47 | … | 280 | 0.23 | 0.02 | 6.1 | 3.68 | … | 3.68 | … | 416 | 11.6 | 24 | 87 | 7.3 | 0.78 | 1.04 | 0.34 | 121 | 4.96 |
| A20006 | 面包 | 100 | 1 305 | 312 | 27.4 | 8.3 | 5.1 | 0.5 | 58.1 | 0.6 | — | — | | 0.03 | 0.06 | 1.7 | 1.66 | 0.38 | 0.36 | 0.92 | 88 | 230.4 | 49 | 31 | 2.0 | 0.37 | 0.75 | 0.24 | 107 | 3.15 |
| A20007 | 面包(法式牛角) | 100 | 1 569 | 375 | 21.3 | 8.4 | 14.3 | 1.5 | 53.1 | 1.4 | — | … | 3.75 | 0.05 | 0.01 | 5.0 | 3.75 | 0.37 | 2.27 | 1.11 | 103 | 352.3 | 83 | 29 | 1.7 | 0.38 | 0.61 | 0.24 | 93 | 18.20 |
| A20008 | 年糕 | 100 | 644 | 154 | 60.9 | 3.3 | 0.6 | 0.8 | 33.9 | 0.5 | — | … | 1.15 | 0.03 | — | 1.9 | 1.15 | … | 0.32 | 0.83 | 81 | 56.4 | 31 | 43 | 1.6 | 0.38 | 1.36 | 0.14 | 52 | 2.30 |

## 附表 2.21 茶及饮料

| 编码 | 食物名称 | 食部/% | 能量 | | 水分/g | 蛋白质/g | 脂肪/g | 膳食纤维/g | 碳水化物/g | 灰分/g | 胡萝卜素/μg | 维生素A/μgRE | 视黄醇当量/μg | 硫胺素/mg | 核黄素/mg | 尼克酸/mg | 抗坏血酸/mg | 维生素E | | | | 钾/mg | 钠/mg | 钙/mg | 镁/mg | 铁/mg | 锰/mg | 锌/mg | 铜/mg | 磷/mg | 硒/μg |
|---|---|---|---|---|---|---|---|---|---|---|---|---|---|---|---|---|---|---|---|---|---|---|---|---|---|---|---|---|---|---|---|
| | | | /kJ | /kcal | | | | | | | | | | | | | | 总E/mg | αE/mg | (β+γ)E/mg | δE/mg | | | | | | | | | | |
| A21001 | 冰淇淋 | 100 | 527 | 126 | 74.4 | 2.4 | 5.3 | | 17.3 | 0.6 | — | 48 | 48 | 0.01 | 0.03 | 0.2 | — | 0.24 | 0.24 | … | … | 125 | 54.2 | 126 | 12 | 0.5 | 0.05 | 0.37 | 0.02 | 67 | 1.73 |
| A21002 | 茶水 | 100 | | | 99.8 | 0.1 | … | — | | 0.1 | — | — | — | … | … | … | … | … | … | … | … | 6 | 3.9 | 2 | 3 | 0.1 | 0.12 | 0.03 | 0.01 | 1 | 0.08 |
| A21003 | 橘汁(浓缩蜜橘) | 100 | 983 | 235 | 41.3 | 0.8 | 0.3 | — | 57.3 | 0.3 | 730 | — | 122 | 0.04 | 0.02 | 0.3 | 80 | 0.04 | | | | 140 | 4.4 | 21 | 23 | 0.7 | 0.13 | 0.13 | 0.15 | 8 | 0.79 |
| A21004 | 巧克力豆奶 | 100 | 163 | 39 | 90.4 | 2.9 | 0.5 | | 5.9 | 0.4 | | … | … | 0.01 | 0.03 | 0.2 | … | 6.00 | 4.15 | 1.85 | … | 57 | 25.4 | 17 | 19 | 0.4 | 0.04 | 0.18 | 0.07 | 36 | 0.43 |
| A21005 | 杏仁露 | 100 | 192 | 46 | 89.7 | 0.9 | 1.1 | — | 8.1 | 0.2 | — | — | — | 微 | 0.02 | — | 1 | — | | | | 1 | 9.2 | 4 | — | — | — | 0.02 | — | 1 | 0.17 |

附表 2.22　酒类

| 编码 | 食物名称 | 酒容量/% | 精重量/% | 灰分/g | 蛋白质/g | 能量 | | 硫胺素/mg | 核黄素/mg | 尼克酸/mg | 钾/mg | 钠/mg | 钙/mg | 镁/mg | 铁/mg | 锰/mg | 锌/mg | 铜/mg | 磷/mg | 硒/μg |
|---|---|---|---|---|---|---|---|---|---|---|---|---|---|---|---|---|---|---|---|---|
| | | | | | | /kJ | /kcal | | | | | | | | | | | | | |
| A22001 | 二锅头(58 度) | 58.0 | 50.1 | 0.2 | — | 1 473 | 352 | 0.05 | — | — | — | 0.5 | 1 | 1 | 0.1 | — | 0.04 | 0.02 | — | — |
| A22002 | 白葡萄酒(11 度) | 11.0 | 8.8 | 0.1 | 0.1 | 259 | 62 | 0.01 | — | — | 12 | 2.8 | 23 | 4 | — | 0.01 | — | 0.03 | 1 | 0.06 |
| A22003 | 中国红葡萄酒(16 度) | 16.0 | 12.9 | 0.1 | 0.1 | 381 | 91 | — | 0.01 | — | 46 | 1.8 | 27 | 11 | 0.3 | 0.08 | 0.18 | | 5 | 0.10 |
| A22004 | 黄酒 | 5.5 | 4.4 | — | — | 130 | 31 | 0.03 | — | — | — | — | — | — | — | — | — | — | — | — |
| A22005 | 北京啤酒 | 5.4 | 4.3 | 0.4 | 0.4 | 138 | 33 | — | 0.03 | — | 85 | | | — | — | — | 0.29 | — | | |
| A22006 | 五星级啤酒 | 5.5 | 4.4 | 0.1 | 0.3 | 142 | 34 | — | 0.01 | — | 75 | 25.0 | | — | — | — | 0.25 | — | | — |

## 附表 2.23 糖及制品

| 编码 | 食物名称 | 食部/% | 能量 | | 水分/g | 蛋白质/g | 脂肪/g | 膳食纤维/g | 碳水化物/g | 灰分/g | 胡萝卜素/μg | 视黄醇当量/μg | 硫胺素/mg | 核黄素/mg | 尼克酸/mg | 抗坏血酸/mg | 维生素 E | | | | 钾/mg | 钠/mg | 钙/mg | 镁/mg | 铁/mg | 锰/mg | 锌/mg | 铜/mg | 磷/mg | 硒/μg |
|---|---|---|---|---|---|---|---|---|---|---|---|---|---|---|---|---|---|---|---|---|---|---|---|---|---|---|---|---|---|---|
| | | | /kJ | /kcal | | | | | | | | | | | | | 总 E/mg | αE/mg | (β+γ)E/mg | δE/mg | | | | | | | | | | |
| A23001 | 白糖(绵白糖) | 100 | 1 657 | 396 | 0.9 | 0.1 | … | … | 98.9 | 0.1 | — | — | 微 | — | 0.2 | — | … | … | … | … | 2 | 2.0 | 6 | 2 | 0.2 | 0.08 | 0.07 | 0.02 | 3 | 0.38 |
| A23002 | 冰糖 | 100 | 1 661 | 397 | 0.6 | … | … | … | 99.3 | 0.1 | — | — | 0.03 | 0.03 | … | — | … | … | … | … | 1 | 2.7 | 23 | 2 | 1.4 | … | 0.21 | 0.03 | … | — |
| A23003 | 蜂蜜 | 100 | 1 343 | 321 | 22.0 | 0.4 | 1.9 | — | 75.6 | 0.1 | — | — | … | 0.05 | 0.1 | 3 | — | | | | 28 | 0.3 | 4 | 2 | 1.0 | 0.07 | 0.37 | 0.03 | 3 | 0.15 |
| A23004 | 红糖 | 100 | 1 628 | 389 | 1.9 | 0.7 | … | — | 96.6 | 0.8 | — | — | 0.01 | — | 0.3 | — | — | | | | 240 | 18.3 | 157 | 54 | 2.2 | 0.27 | 0.35 | 0.15 | 11 | 4.20 |
| A23005 | 奶糖 | 100 | 1 703 | 407 | 5.6 | 2.5 | 6.6 | … | 84.5 | 0.8 | — | — | 0.08 | 0.17 | 0.6 | — | … | … | … | … | 75 | 222.5 | 50 | 20 | 3.4 | 0.09 | 0.29 | 0.14 | 26 | 0.94 |
| A23006 | 巧克力 | 100 | 2 452 | 586 | 1.0 | 4.3 | 40.1 | 1.5 | 51.9 | 1.2 | — | — | 0.06 | 0.08 | 1.4 | 3 | 1.62 | … | 1.14 | 0.48 | 254 | 111.8 | 111 | 56 | 1.7 | 0.61 | 1.02 | 0.23 | 114 | 1.20 |

**附表 2.24 淀粉类及制品**

| 编码 | 食物名称 | 食部/% | 能量 | | 水分/g | 蛋白质/g | 脂肪/g | 膳食纤维/g | 碳水化物/g | 灰分/g | 硫胺素/mg | 核黄素/mg | 尼克酸/mg | 钾/mg | 钠/mg | 钙/mg | 镁/mg | 铁/mg | 锰/mg | 锌/mg | 铜/mg | 磷/mg | 硒/μg |
|---|---|---|---|---|---|---|---|---|---|---|---|---|---|---|---|---|---|---|---|---|---|---|---|
| | | | /kJ | /kcal | | | | | | | | | | | | | | | | | | | |
| A24001 | 淀粉(玉米) | 100 | 1 443 | 345 | 13.5 | 1.2 | 0.1 | 0.1 | 84.9 | 0.2 | 0.03 | 0.04 | 1.1 | 8 | 6.3 | 18 | 6 | 4.0 | 0.05 | 0.09 | 0.07 | 25 | 0.70 |
| A24002 | 粉皮 | 100 | 268 | 64 | 84.3 | 0.2 | 0.3 | — | 15.0 | 0.2 | 0.03 | 0.01 | … | 15 | 3.9 | 5 | 2 | 0.5 | 0.03 | 0.27 | 0.38 | 2 | 0.50 |
| A24003 | 粉条 | 100 | 1 410 | 337 | 14.3 | 0.5 | 0.1 | 0.6 | 83.6 | 0.9 | 0.01 | … | 0.1 | 18 | 9.6 | 35 | 11 | 5.2 | 0.16 | 0.83 | 0.18 | 23 | 2.18 |
| A24004 | 凉粉 | 100 | 155 | 37 | 90.5 | 0.2 | 0.3 | 0.6 | 8.3 | 0.1 | 0.02 | 0.01 | 0.2 | 5 | 2.8 | 9 | 3 | 1.3 | 0.01 | 0.24 | 0.06 | 1 | 0.73 |
| A24005 | 藕粉 | 100 | 1 556 | 372 | 6.4 | 0.2 | … | 0.1 | 92.9 | 0.4 | … | 0.01 | 0.4 | 35 | 10.8 | 8 | 2 | 17.9 | 0.28 | 0.15 | 0.22 | 9 | 2.10 |

## 附表 2.25 调味品类

| 编码 | 食物名称 | 食部/% | 能量 | | 水分/g | 蛋白质/g | 脂肪/g | 膳食纤维/g | 碳水化物/g | 灰分/g | 胡萝卜素/μg | 视黄醇当量/μg | 硫胺素/mg | 核黄素/mg | 尼克酸/mg | 维生素 E | | | | 钾/mg | 钠/mg | 钙/mg | 镁/mg | 铁/mg | 锰/mg | 锌/mg | 铜/mg | 磷/mg | 硒/μg |
|---|---|---|---|---|---|---|---|---|---|---|---|---|---|---|---|---|---|---|---|---|---|---|---|---|---|---|---|---|---|
| | | | /kJ | /kcal | | | | | | | | | | | | 总 E/mg | αE/mg | (β+γ)E/mg | δE/mg | | | | | | | | | | |
| A25001 | 醋(均值) | 100 | 130 | 31 | 90.6 | 2.1 | 0.3 | … | 4.9 | 2.1 | — | — | 0.03 | 0.05 | 1.4 | — | | | | 351 | 262.1 | 17 | 13 | 6.0 | 2.97 | 1.25 | 0.04 | 96 | 2.43 |
| A25002 | 黄酱(大酱) | 100 | 548 | 131 | 50.6 | 12.1 | 1.2 | 3.4 | 17.9 | 14.8 | 80 | 13 | 0.05 | 0.28 | 2.4 | 14.12 | 0.71 | 10.33 | 3.08 | 508 | 3 606.1 | 70 | 48 | 7.0 | 1.11 | 1.25 | 0.48 | 160 | 12.26 |
| A25003 | 酱油(均值) | 100 | 264 | 63 | 67.3 | 5.6 | 0.1 | 0.2 | 9.9 | 16.9 | — | — | 0.05 | 0.13 | 1.7 | … | … | … | … | 337 | 5 757.0 | 66 | 156 | 8.6 | 1.11 | 1.17 | 0.06 | 204 | 1.39 |
| A25004 | 豆瓣辣酱 | 100 | 247 | 59 | 64.5 | 3.6 | 2.4 | 7.2 | 5.7 | 16.6 | 2 500 | 417 | 0.02 | 0.20 | 1.5 | 13.62 | 5.47 | 6.62 | 1.53 | 234 | 1 268.7 | 207 | 33 | 5.3 | 0.34 | 0.20 | 0.13 | 37 | 30.39 |
| A25005 | 郫县辣酱 | 100 | 372 | 89 | 51.4 | 4.0 | 1.0 | 8.88 | 15.9 | 18.8 | 1 040 | 173 | 0.04 | 0.22 | 2.1 | 8.33 | 6.35 | 1.33 | 0.65 | 585 | 5 658.1 | 106 | 121 | 11.8 | 0.76 | 0.56 | 0.35 | 125 | 1.23 |
| A25006 | 甜面酱 | 100 | 569 | 136 | 53.9 | 5.5 | 0.6 | 1.4 | 27.1 | 11.5 | 30 | 5 | 0.03 | 0.14 | 2.0 | 2.16 | 2.03 | 0.13 | … | 189 | 2 097.2 | 29 | 26 | 3.6 | 0.73 | 1.38 | 0.12 | 76 | 5.81 |
| A25007 | 精盐 | 100 | 0 | 0 | 0.1 | … | … | … | 0 | 99.9 | — | — | — | — | — | — | | | | 14 | 39 311.0 | 22 | 2 | 1.0 | 0.29 | 0.24 | 0.14 | — | 1.00 |
| A25008 | 芝麻酱 | 100 | 2 586 | 618 | 0.3 | 19.2 | 52.7 | 5.9 | 16.8 | 5.1 | 100 | 17 | 0.16 | 0.22 | 5.8 | 35.09 | 9.57 | 23.21 | 2.31 | 342 | — | 1 170 | 238 | 9.8 | 1.64 | 4.01 | 0.97 | 626 | 4.86 |

# 附录三　中国居民膳食营养素参考摄入量



## 中国居民膳食营养素参考摄入量

## 前　言

从 20 世纪 40 年代营养学家开始根据相关知识,建议营养素的参考摄入量,以预防营养素摄入量不足或过多的危险。我国自 1955 开始制定了“每日膳食中营养素供给量(RDA)”,开始建议中国居民的膳食营养素摄入水平,作为计划食物供应和评价膳食质量的依据。随着科学研究和社会实践的发展,特别是营养素补充剂的发展,国际上自 20 世纪 90 年代初期逐渐开展了关于 RDA 的性质和适用范围的讨论。很多学者认为 RDA 这样一套参考数值已经不能满足当前形势的需要;并在欧、美各国先后提出了一些新的术语的基础上,逐步形成了膳食营养素参考摄入量(DRIs)的新概念。

中国营养学会研究了这一领域的新进展,认为制定中国居民 DRIs 的时机已经成熟。遂于 1998 年成立了中国居民膳食营养素参考摄入量专家委员会及秘书组,着手制定工作。委员会下设 5 个工作组,即:①能量及宏量营养素工作组;②常量元素工作组;③微量元素工作组;④维生素工作组;⑤其他膳食成分工作组,分别负责 5 个部分的工作。经两年多的努力,于 2000 年 10 月出版了《中国居民膳食营养素参考摄入量 Chinese DRIs》。在该书的编著过程中得到了中国达能营养中心的大力协助。

该书是一部系统论述营养素参考摄入量的专著。它共分十章,分别对各种营养素的理化性质、代谢、功能、营养状况评价及主要食物来源等进行了讨论。但是,由于各营养素的推荐值都分布在有关章节中,不便日常随时查阅。故“中国居民膳食营养素参考摄入量专家委员会”根据读者的要求,将一些主要数据集中和简化成《中国居民膳食营养素参考摄入量表》并附上各项推荐的定义和应用原则,以便读者放在手边,随时参考。本表包括:

(1)能量和蛋白质的 RNIs 及脂肪供能比。

(2)常量和微量元素的 RNIs 或 AIs。

(3)脂溶性和水溶性维生素的 RNIs 或 AIs。

(4)某些微量营养素的 ULs。

(5)蛋白质及某些微量营养素的 EARs。

# 膳食营养素参考摄入量的概念

## Dietary Reference Intakes, DRLS

DRIs 是在 RDAs 基础上发展起来的一组每日平均膳食营养素摄入量的参考值,包括 4 项内容:平均需要量(EAR)、推荐摄入量(RNI)、适宜摄入量(AI)和可耐受最高摄入量(UL)。

(一)平均需要量(Estimated Average Requirement, EAR)

EAR 是某一特定性别、年龄及生理状况群体中对某营养素需要量的平均值。摄入量达到 EAR 水平可以满足群体中半数个体对该营养素的需要,而不能满足另外半数个体的需要。

ERA 是 RNI 的基础,如果个体摄入量呈常态分布,一个人群的 RNI = EAR + 2SD。针对人群,EAR 可以用于评估群体中摄入不足的发生率。针对个体,可以检查其摄入不足的可能性。

(二)推荐摄入量(Recommended Nutrient Intake, RNI)

RNI 相当于传统使用的 RDA,它可以满足某一特定群体中绝大多数(97% ~98%)个体的需要。长期摄入 RNI 水平,可以维持组织中有适当的储备。

RNI 是健康个体的膳食营养素摄入量目标,个体摄入量低于 RNI 时并不一定表明该个体未达到适宜营养状态。如果某个体的平均摄入量达到或超过了 RNI,可以认为该个体没有摄入不足的危险。

(三)适宜摄入量(Adequate Intake, AI)

AI 是通过观察或实验获得的健康人群某种营养素的摄入量。AI 应能满足目标人群中几乎所有个体的需要。AI 的准确性远不如 RNI,可能显著高于 RNI。

AI 主要用作个体的营养素摄入目标,同时用作限制过多摄入的标准。当健康个体摄入量达到 AI 时,出现营养缺乏的危险性很小。如长期摄入超过 AI,则有可能产生毒副作用。

(四)可耐受最高摄入量(Tolerable Upper Intake Level, UL)

UL 是平均每日可以摄入该营养素的最高量。这个量对一般人群中的几乎所有个体都不致于损害健康。

UL 的主要用途是检查个体摄入量过高的可能,避免发生的中毒。当摄入量超过 UL 时,发生毒副作用的危险性会增加。在大多数情况下,UL 包括膳食、强化食物和添加剂等各种来源的营养素之和。

附表 3.1　能量和蛋白质的 RNIs 及脂肪供能比

| 年龄/岁 | 能量 | | | | 蛋白质 | | 脂肪 |
|---|---|---|---|---|---|---|---|
| | RNI/MJ | | RNI/kcal | | RNI/g | | 占能量百分比/% |
| | 男 | 女 | 男 | 女 | 男 | 女 | |
| 0～ | 0.4 MJ/Kg | | 95 kcal/kg* | | 1.5～3 g/(kg·d) | | 45～50 |
| 0.5～ | 0.4 MJ/Kg | | 95 kcal/kg* | | 1.5～3 g/(kg·d) | | 35～40 |
| 1～ | 4.60 | 4.40 | 1 100 | 1 050 | 35 | 35 | 35～40 |
| 2～ | 5.02 | 4.81 | 1 200 | 1 150 | 40 | 40 | 30～35 |
| 3～ | 5.64 | 5.43 | 1 350 | 1 300 | 45 | 45 | 30～35 |
| 4～ | 6.06 | 5.83 | 1 450 | 1 400 | 50 | 50 | 30～35 |
| 5～ | 6.70 | 6.27 | 1 600 | 1 500 | 55 | 55 | 30～35 |
| 6～ | 7.10 | 6.67 | 1 700 | 1 600 | 55 | 55 | 30～35 |
| 7～ | 7.53 | 7.10 | 1 800 | 1 700 | 60 | 60 | 25～30 |
| 8～ | 7.94 | 7.53 | 1 900 | 1 800 | 65 | 65 | 25～30 |
| 9～ | 8.36 | 7.94 | 2 000 | 1 900 | 65 | 65 | 25～30 |
| 10～ | 8.80 | 8.36 | 2 100 | 2 000 | 70 | 65 | 25～30 |
| 11～ | 10.04 | 9.20 | 2 400 | 2 200 | 75 | 75 | 25～30 |
| 14～ | 12.00 | 9.62 | 2 900 | 2 400 | 85 | 80 | 25～30 |
| 18～ | | | | | | | |
| 体力活动 PAL▲ | | | | | | | |
| 轻 | 10.03 | 8.80 | 2 400 | 2 100 | 75 | 65 | 20～30 |
| 中 | 11.29 | 9.62 | 2 700 | 2 300 | 80 | 70 | 20～30 |
| 重 | 13.38 | 11.30 | 3 200 | 2 700 | 90 | 80 | 20～30 |
| 孕妇 | | +0.84 | | +200 | | +5，+15，+20， | 20～30 |
| 乳母 | | +2.09 | | +500 | | +20 | 20～30 |

| | | | | | | | |
|---|---|---|---|---|---|---|---|
| 50 ~ | | | | | | | |
| 体力活动 PAL▲ | | | | | | | |
| 轻 | 9.62 | 8.00 | 2 300 | 1 900 | 75 | 65 | 20 ~ 30 |
| 中 | 10.87 | 8.36 | 2 600 | 2 000 | 80 | 70 | 20 ~ 30 |
| 重 | 13.0 | 9.20 | 3 100 | 2 200 | 90 | 80 | 20 ~ 30 |
| 60 ~ | | | | | | | |
| 体力活动 PAL▲ | | | | | | | |
| 轻 | 7.94 | 7.53 | 1 900 | 1 800 | 75 | 65 | 20 ~ 30 |
| 中 | 9.20 | 8.36 | 2 200 | 2 000 | 75 | 65 | 20 ~ 30 |
| 70 ~ | | | | | | | |
| 体力活动 PAL▲ | | | | | | | |
| 轻 | 7.94 | 7.10 | 1 900 | 1 700 | 75 | 65 | 20 ~ 30 |
| 中 | 8.80 | 8.00 | 2 100 | 1 900 | 55 | 65 | 20 ~ 30 |
| 80 ~ | 7.74 | 7.10 | 1 900 | 1 700 | 75 | 65 | 20 ~ 30 |

注：各年龄组能量的 RNI 与其 EAR 相同。
  * 为 AI，非母乳喂养应增加 20%。
  PAL▲，体力活动水平。
  （凡表中数字空缺之处表示未制定该参考值）。

**附表 3.2　常量和微量元素的 RNIs 或 AIs**

| 年龄/岁 | 钙 Ca AI/mg | 磷 P AI/mg | 钾 K AI/mg | 钠 Na AI/mg | 镁 Mg AI/mg | 铁 Fe AI/mg | | 碘 I RNI/μg | 锌 Zn RNI/mg | | 硒 Se RNI/μg | 铜 Cu AI/mg | 氟 F AI mg | 铬 Cr AI/μg | 锰 Mn AI mg | 钼 Mo AI/μg |
|---|---|---|---|---|---|---|---|---|---|---|---|---|---|---|---|---|
| 0 ~ | 300 | 150 | 500 | 200 | 30 | 0.3 | | 50 | 1.5 | | 15(AI) | 0.4 | 0.1 | 10 | | |
| 0.5 ~ | 400 | 300 | 700 | 500 | 70 | 10 | | 50 | 8.0 | | 20(AI) | 0.6 | 0.4 | 15 | | |
| 1 ~ | 600 | 450 | 1 000 | 650 | 100 | 12 | | 50 | 9.0 | | 20 | 0.8 | 0.6 | 20 | | 15 |
| 4 ~ | 800 | 500 | 1 500 | 900 | 150 | 12 | | 90 | 12.0 | | 25 | 1.0 | 0.8 | 30 | | 20 |
| 7 ~ | 800 | 700 | 1 500 | 1 000 | 250 | 12 | | 90 | 13.5 | | 35 | 1.2 | 1.0 | 30 | | 30 |
| | | | | | | 男 | 女 | | 男 | 女 | | | | | | |
| 11 ~ | 1 000 | 1 000 | 1 500 | 1 200 | 350 | 16 | 18 | 120 | 18.0 | 15.0 | 45 | 1.8 | 1.2 | 40 | | 50 |
| 14 ~ | 1 000 | 1 000 | 2 000 | 1 800 | 350 | 20 | 25 | 150 | 19.0 | 15.5 | 50 | 2.0 | 1.4 | 40 | | 50 |
| 18 ~ | 800 | 700 | 2 000 | 2 200 | 350 | 15 | 20 | 150 | 15.0 | 11.5 | 50 | 2.0 | 1.5 | 50 | 3.5 | 60 |
| 50 ~ | 1 000 | 700 | 2 000 | 2 200 | 350 | 15 | | 150 | 11.5 | | 50 | 2.0 | 1.5 | 50 | 3.5 | 60 |
| 孕妇 | | | | | | | | | | | | | | | | |
| 早期 | 800 | 700 | 2 500 | 2 200 | 400 | 20 | | 200 | 11.5 | | 50 | | | | | |
| 中期 | 1 000 | 700 | 2 500 | 2 200 | 400 | 25 | | 200 | 16.5 | | 50 | | | | | |
| 晚期 | 1 200 | 700 | 2 500 | 2 200 | 400 | 35 | | 200 | 16.5 | | 50 | | | | | |
| 乳母 | 1 200 | 700 | 2 500 | 2 200 | 400 | 25 | | 200 | 21.5 | | 65 | | | | | |

注：凡表中数字空缺之处表示未制定该参考值。

**附表 3.3 脂溶性和水溶性维生素 RNIs 或 AIs**

| 年龄/岁 | 维生素 A VA RNI /μgRE | | 维生素 D VD RNI /μg | 维生素 E VE AI /mgα-TE* | 维生素 $B_1$ $VB_1$ RNI /mg | | 维生素 $B_2$ $VB_2$ RNI /mg | | 维生素 $B_6$ $VB_6$ AI /mg | 维生素 $B_{12}$ $VB_{12}$ AI /μg | 维生素 C VC RNI /mg | 泛酸 Pantothenic acid AI /mg | 叶酸 Folic acid RNI /μgDFE* | 烟酸 Niacin RNI /mgNE | | 胆碱 Choline AI /mg | 生物素 Biotin AI /μg |
|---|---|---|---|---|---|---|---|---|---|---|---|---|---|---|---|---|---|
| 0～ | 400(AI) | | 10 | 3 | 0.2(AI) | | 0.4(AI) | | 0.1 | 0.4 | 40 | 1.7 | 65(AI) | 2(AI) | | 100 | 5 |
| 0.5～ | 400(AI) | | 10 | 3 | 0.3(AI) | | 0.5(AI) | | 0.3 | 0.5 | 50 | 1.8 | 80(AI) | 3(AI) | | 150 | 6 |
| 1～ | 500 | | 10 | 4 | 0.6 | | 0.6 | | 0.5 | 0.9 | 60 | 2.0 | 150 | 6 | | 200 | 8 |
| 4～ | 600 | | 10 | 5 | 0.7 | | 0.7 | | 0.6 | 1.2 | 70 | 3.0 | 200 | 7 | | 250 | 12 |
| 7～ | 700 | | 10 | 7 | 0.9 | | 1.0 | | 0.7 | 1.2 | 80 | 4.0 | 200 | 9 | | 300 | 16 |
| 11～ | 700 | | 5 | 10 | 1.2 | | 1.2 | | 0.9 | 1.8 | 90 | 5.0 | 300 | 12 | | 350 | 20 |
| | 男 | 女 | | | 男 | 女 | 男 | 女 | | | | | | 男 | 女 | | |
| 14～ | 800 | 700 | 5 | 14 | 1.5 | 1.2 | 1.5 | 1.2 | 1.1 | 2.4 | 100 | 5.0 | 400 | 15 | 12 | 450 | 25 |
| 18～ | 800 | 700 | 5 | 14 | 1.4 | 1.3 | 1.4 | 1.2 | 1.2 | 2.4 | 100 | 5.0 | 400 | 14 | 13 | 500 | 30 |
| 50～ | 800 | 700 | 10 | 14 | 1.3 | | 1.4 | | 1.5 | 2.4 | 100 | 5.0 | 400 | 13 | | 500 | 30 |
| 孕妇 | | | | | | | | | | | | | | | | | |
| 早期 | 800 | | 5 | 14 | 1.5 | | 1.7 | | 1.9 | 2.6 | 100 | 6.0 | 600 | 15 | | 500 | 30 |
| 中期 | 900 | | 10 | 14 | 1.5 | | 1.7 | | 1.9 | 2.6 | 130 | 6.0 | 600 | 15 | | 500 | 30 |
| 晚期 | 900 | | 10 | 14 | 1.5 | | 1.7 | | 1.9 | 2.6 | 130 | 6.0 | 600 | 15 | | 500 | 30 |
| 乳母 | 1 200 | | 10 | 14 | 1.8 | | 1.7 | | 1.9 | 2.8 | 130 | 7.0 | 500 | 18 | | 500 | 35 |

注：* α-TE 为 α-生育酚当量；DFE 为膳食叶酸当量。

**附表 3.4　某些微量营养素的 ULs**

| 年龄/岁 | 钙 Ca /mg | 磷 P /mg | 镁 Mg /mg | 铁 Fe /mg | 碘 I /μg | 锌 Zn /mg | | 硒 Se /μg | 铜 Cu /mg | 氟 F /mg | 铬 Cr /μg | 锰 Mn /mg | 钼 Mo /μg | 维生素 A VA /μgRE | 维生素 D VD /μg | 维生素 $B_1$ $VB_1$ /mg | 维生素 C VC /mg | 叶酸 Folic acid /μgDFE# | 烟酸 Niacin /mgNE* | 胆碱 Choline /mg |
|---|---|---|---|---|---|---|---|---|---|---|---|---|---|---|---|---|---|---|---|---|
| 0 ~ | | | | 10 | | | | 55 | | 0.4 | | | | | | | 400 | | | 600 |
| 0.5 ~ | | | | 30 | | 13 | | 80 | | 0.8 | | | | | | | 500 | | | 800 |
| 1 ~ | 2 000 | 3 000 | 200 | 30 | | 23 | | 120 | 1.5 | 1.2 | 200 | | 80 | | | 50 | 600 | 300 | 10 | 1 000 |
| 4 ~ | 2 000 | 3 000 | 300 | 30 | | 23 | | 180 | 2.0 | 1.6 | 300 | | 110 | 2 000 | 20 | 50 | 700 | 400 | 15 | 1 500 |
| 7 ~ | 2 000 | 3 000 | 500 | 30 | 800 | 28 | | 240 | 3.5 | 2.0 | 300 | | 160 | 2 000 | 20 | 50 | 800 | 400 | 20 | 2 000 |
| | | | | | | 男 | 女 | | | | | | | | | | | | | |
| 11 ~ | 2 000 | 3 500 | 700 | 50 | 800 | 37 | 34 | 300 | 5.0 | 2.4 | 400 | | 280 | 2 000 | 20 | 50 | 900 | 600 | 30 | 2 500 |
| 14 ~ | 2 000 | 3 500 | 700 | 50 | 800 | 42 | 35 | 360 | 7.0 | 2.8 | 400 | | 280 | 2 000 | 20 | 50 | 1 000 | 800 | 30 | 3 000 |
| 18 ~ | 2 000 | 3 500 | 700 | 50 | 1 000 | 45 | 37 | 400 | 8.0 | 3.0 | 500 | 10 | 350 | 3 000 | 20 | 50 | 1 000 | 1 000 | 35 | 3 500 |
| 50 ~ | 2 000 | 3 500▲ | 700 | 50 | 1 000 | 37 | 37 | 400 | 8.0 | 3.0 | 500 | 10 | 350 | 3 000 | 20 | 50 | 1 000 | 1 000 | 35 | 3 500 |
| 孕妇 | 2 000 | 3 000 | 700 | 60 | 1 000 | 35 | | 400 | | | | | | 2 400 | 20 | | 1 000 | 1 000 | | 3 500 |
| 乳母 | 2 000 | 3 500 | 700 | 50 | 1 000 | 35 | | 400 | | | | | | | 20 | | 1 000 | 1 000 | | 3 500 |

注：* NE 为烟酸当量。
#DEF 膳食叶酸当量。
▲60 岁以上磷的 UL 为 3 000 mg。
（凡表中数字空缺之处表示未制定该参考值）。

**附表 3.5 蛋白质及某些微量营养素的 EARs**

| 年龄/岁 | 蛋白质 Protein /(g·kg$^{-1}$) | 锌 Zn /mg | | 硒 Se /μg | 维生素 A VA /μgRE# | 维生素 D VD /μg | 维生素 $B_1$ $VB_1$ /mg | | 维生素 $B_2$ $VB_2$ /mg | | 维生素 C VC /mg | 叶酸 Folic acid /μgDFE |
|---|---|---|---|---|---|---|---|---|---|---|---|---|
| 0 ~ | 2.25 ~ 1.25 | 1.5 | | | 250 | 8.8* | | | | | | |
| 0.5 ~ | 1.25 ~ 1.15 | 6.7 | | | 300 | 13.8* | | | | | | |
| 1 ~ | | 7.4 | | 17 | 400 | | 0.4 | | 0.5 | | 13 | 320 |
| 4 ~ | | 8.7 | | 20 | | | 0.5 | | 0.6 | | 22 | 320 |
| 7 ~ | | 9.7 | | 26 | 400 | | 0.5 | | 0.8 | | 39 | 320 |
| | | 男 | 女 | | | | 男 | 女 | 男 | 女 | | |
| 11 ~ | | 13.1 | 10.8 | 36 | 500 | | 0.7 | | 1.0 | | | 320 |
| 14 ~ | | 13.9 | 11.2 | 40 | | | 1.0 | 0.9 | 1.3 | 1.0 | 13 | 320 |
| 18 ~ | 0.92 | 13.2 | 8.3 | 41 | | | 1.4 | 1.3 | 1.2 | 1.0 | 75 | 320 |
| 孕妇 | | | | | | | 1.3 | | 1.45 | | 66 | 520 |
| 早期 | | 8.3 | | 50 | | | | | | | | |
| 中期 | | +5 | | 50 | | | | | | | | |
| 晚期 | | +5 | | 50 | | | | | | | | |
| 乳母 | +0.18 | +10 | | 65 | | | 1.3 | | 1.4 | | 96 | 450 |
| 50 ~ | 0.92 | | | | | | | | | | 75 | 320 |

注：*0 ~ 2.9 岁南方地区为 8.88 μg，北方地区为 13.8 μg。
#RE 为视黄醇当量。
（凡表中数字空缺之处表示未制定该参考值）。

# 参考文献


[1] 糜漫天.军队营养与食品卫生学[M].2版.北京:军事医学科学出版社,2009.
[2] 孙长颢.营养与食品卫生学[M].6版.北京:人民卫生出版社,2007.
[3] 中国营养学会.中国居民膳食指南[M].拉萨:西藏人民出版社,2008.
[4] 杨月欣.中国食物成分表2002[M].北京:北京大学医学出版社,2002.
[5] 葛可佑.中国营养科学全书[M].北京:人民卫生出版社,2004.
[6] 中国营养学会.中国居民膳食营养素参考摄入量[M].北京:中国轻工业出版社,2001.
[7] 葛可佑.中国营养科师培训教材[M].北京:人民卫生出版社,2005.
[8] 杨月欣.公共营养师国家职业资格三级[M].北京:中国劳动社会保障出版社,2007.
[9] 杨月欣.公共营养师国家职业资格四级[M].北京:中国劳动社会保障出版社,2007.
[10] 杨月欣.中国食物成分表2004[M].北京:北京大学医学出版社,2004.